药事法概论

田 侃 喻小勇 主编

浙江工商大学出版社
ZHEJIANG GONGSHANG UNIVERSITY PRESS

图书在版编目(CIP)数据

药事法概论 / 田侃,喻小勇主编. —杭州 : 浙江工商大学出版社, 2015.9

(卫生法学系列丛书)

ISBN 978-7-5178-1008-7

Ⅰ. ①药… Ⅱ. ①田… ②喻… Ⅲ. ①药事法规—基本知识—中国 Ⅳ. ①R951

中国版本图书馆 CIP 数据核字(2015)第 074092 号

药事法概论

田　侃　喻小勇　主编

责任编辑　庞铁博　梁春晓　何海峰

封面设计　王妤驰

责任印制　包建辉

出版发行　浙江工商大学出版社

(杭州市教工路 198 号　邮政编码 310012)

(E-mail:zjgsupress@163.com)

(网址:http://www.zjgsupress.com)

电话:0571-88904980,88831806(传真)

排　　版　杭州朝曦图文设计有限公司

印　　刷　浙江云广印业股份有限公司

开　　本　710mm×1000mm　1/16

印　　张　24

字　　数　443 千

版 印 次　2015 年 9 月第 1 版　2015 年 9 月第 1 次印刷

书　　号　ISBN 978-7-5178-1008-7

定　　价　49.00 元

“卫生法学系列丛书”工作指导委员会

“卫生法学系列丛书”编纂委员会

前　言

药事法是研究药事法律规范及其发展规律的一门法学分支学科，是我国卫生法体系中的一个重要组成部分，其法学属性更多地具有行政法的特征。随着我国经济社会的快速发展，人们越来越关注自身的生命质量，尤其是自身的健康状况。而谈到健康，自然离不开“药事”二字。由此，在政府、民众、立法者等各方的持续关注和努力下，我国药事领域的法制化得到了长足的发展，尤其体现在药事法律法规执行较以往更加科学、全面、具体上。目前，我国所有的医药类院系几乎都开设了药事法律法规类课程；依据党的十八届四中全会提出的依法治国的理念，相关行政主管部门、科研机构等愈发重视对药事法的理论研究与法治实践；药事法律法规也早已被列为国家执业药师资格考试的必考科目。

依照党的十八届四中全会审议通过的《中共中央关于全面推进依法治国若干重大问题的决定》的要求，我们不应简单地将依法治国理解为依照法律治理国家，也不应狭隘地理解为只有法官、政府公务员等才应依法治国。事实上，依法治国作为一种理念，和每个人都息息相关。每个人都应按照法律办事，都应在统一的法制框架内解决问题，每个人都应是依法治国的主体。具体到药事专业领域，则是药事法律法规制定者的依法立法，药事执法者的依法执法，药事从业人员的依法守法，此外，普通患者或消费者在接受药事服务的过程中也需要谨守相关药事法律法规。

本书基于法治理念，立足于法，但并不是将药事法律法规进行简单罗列。本书的编写坚持逻辑脉络清晰、阐述有理有据、内容明晰实用的原则，在此基础上按照概念界定、充实内容的方式编写各章节的内容。在充实内容方面注重内容的准确性、及时性、完整性，以及具体内容之间编排的逻辑关联性。本书包括药事法概述、药事法的制定与实施、药事行政救济的法律规定、药品与药品标准的法律规定、药品监督的法律规定、执业药师的法律规定、药品生产管理的法律规定、药品经营管理的法律规定、医疗机构药事管理的法律规定、药品不良反应报告和监测的法律规定、药品注册的法律规定、特殊药品管理的法律规定、中药管理的法律规定、药事知识产权的法律规定、药事相关的其他法律规定、药学新领域的法律与伦理和境外药事管理共十七章内容，力求将药事法理论体系尽可能全面系统地展现给读者，以便读者更为全面地掌握我国药事法的结构和内容。

本书的编写自始至终得到了中国卫生法学会及其副会长兼秘书长吴崇其教授的鼓励、支持与帮助。全书初稿完成后，他耗费许多精力逐章逐句审读，提出了大量专业、细致、具体的宝贵修改意见，为本书最终的顺利完稿奠定了坚实的基础，他对后学的提携与关爱也让我们感佩至深！此外，南京中医药大学医药法研究方向的研究生臧运森、戈志强、李浩、王辰旸、闵晓青、杨莉、王雪云、崔璨、刘义胜等同学做了大量编写的辅助性工作，浙江工商大学出版社负责本书编辑工作的同志和南京中医药大学经贸管理学院也为本书的顺利完成做出了贡献，在此，一并向他们致以真诚的谢意！希望这一册药学专业法制书，能为我国医药卫生领域法治的推进尽一份绵薄之力。

限于编著者水平，书中定有疏漏之处，恳请读者朋友批评指正，以利于我们的改正和进步。

田　侃　喻小勇

二〇一五年四月于南京栖霞仙林

目　录

绪　论

一、药事法的概念、性质和任务

(一)药事法的概念

药事法是研究药事法律规范及其发展规律的一门法律分支学科。20世纪以来,自然科学和社会科学逐渐出现两大领域汇流、不断融合渗透的历史趋势,60年代后期,传统的生物医学模式日渐式微,新的"生物—心理—社会医学"模式兴起,随着医药经济的发展和医药市场的繁荣,药事法律规范也日益发达与复杂。药事法就是在这一深刻的社会历史背景下孕育和成长起来的一门新兴的复合型学科。从药学角度来看,药事法属于经济与社会药学的范畴;从法学角度来看,药事法则属于法律科学中有关药事问题的法律应用科学范畴。我们在学习、研究药事法的时候,首先应该了解"药事"和"法律"的含义。

1.药事。药事是一个具有悠久历史的专业用词。据《册府元龟》记载:"北齐门下省尚药局,有典御药二人,侍御药二人,尚药监四人,总御药之事。"反映出古时的药事活动主要是政府尚药局主管的与皇帝用药有关的事项。药事是一个动态用词,其含义随国家的法律、政策、规范、准则等的变化而不断变化。根据《中华人民共和国药品管理法》(以下简称《药品管理法》)中关于适用范围、管理对象及内容的规定,"药事"一般是指与药品的研制、生产、经营、流通、使用、监督、安全与环保、价格与广告等所有与涉药活动有关的事项。

2.法律。我国古代就对法律有比较深层次的认知。东汉许慎在《说文解字》中解释:"灋,刑也。平之如水,从水;廌,所以触不直者去之,从去。""律,均布也。"后世法律有进一步的发展,如唐朝有《唐律》,明朝有《大明律》,清朝有《大清律例》。现代意义上的法律是一种社会规范,是指由国家制定或认可,并由国家强制力保证实施的,以规范人们权利、义务为主要内容的,具有普遍约束力的行为规范的总称。法律是伴随私有制和国家出现而产生的,从本质上讲,是经济上占统治地位的阶级,为了维护国家利益而制定的社会规范;但法律同时具有公平、正义、秩序、平等、自由等属性。

(1)法律的特征:①法律是调整人们的行为或社会关系的规范。法律作为一种社会规范,调整人与人、人与社会之间的关系。②法律是由国家制定或认可的、具有特定形式的社会规范。法律主要由国家最高权力机关依照法定权限和程序制度，以规范性文件形式出现，具有国家意志性。③法律是以国家强制力为后盾，通过法律程序保证实施的社会规范，具有国家强制性。国家强制力，主要指国家的军队、警察、监狱、法庭等国家暴力机关。法律规定人们行为所应该遵循的准则、权利和义务能否在现实中得以实施，必须依靠国家强制力予以保证，这是法律区别于其他社会规范的最重要的特征。④法律是具有普遍性的社会规范。在国家权力所及范围内，法律具有普遍约束力，要求法律面前人人平等。⑤法律是以权利义务为内容的社会规范。法律作为社会规范，通过规定人们的权利和义务等要素，影响人们的行为动机、指引规范人们的行为、调节社会关系。⑥法律具有可诉性。法律可以被任何人在法律规定的机构中，通过诉讼、复议的解决程序加以运用，以维护自身的合法权益。

（2）法律的作用：法律的作用是指法律对社会产生的影响，可分为规范作用和社会作用。法律的规范作用分为指引、评价、预测、教育、强制五种。社会作用可概括为两个基本职能：①政治职能，指统治阶级运用法律开展政治斗争，维护其政权的统治职能；②社会职能，指统治阶级基于其根本利益及维护全体社会居民的公共利益的目的，运用法律执行社会公共事务的职能。

（二）药事法的性质和任务

对药事法的性质从总体职能理解，具有阶级性；从立法的根本宗旨理解，具有社会性；从科学技术进步和调整纷繁复杂的社会关系理解，具有综合性；从药事法复合型学科理解，具有融合、交叉性；从药学高科技发展的角度理解，又具有规范发展、指引保障和时代性。因此，药事法的任务就是将药学、生物学、医学、药事管理、药物经济学等基本理论、知识和法学的基本理论、知识结合起来，运用于医药实践中，用法律手段促进医药事业的发展，维护和保障公民的生命和健康权益。

二、药事法的研究对象

药事法以药事法律规范为研究对象，主要研究药事法的产生及其发展规律；研究药事法的调整对象、特征、基本原理、药事法体系；研究药事法的制定和实施；研究药事法与相关学科的关系；研究国内外药事法的理论与实践；研究运用药事法理论来解决药事改革、药事伦理和药学科技发展中的新问题等。随着社会的不断进步、科学技术的飞速发展以及药事活动内容的日益丰富，健康在人们实际生活和工作过程中的作用也受到更加广泛的关注和重视，这就为全面地、系统地研究药事活动中的客观规律和一般方法提供了必要的基础和条件，从而使药事法的研究不断得到充实和发展。

三、药事法体系

药事法的内容涉及药事及医药工作的各个方面。科学技术发展的日新月异，促使药学的外延不断扩大，药事法的内容也在逐渐增加。目前，我国已有一部相对较为适用的药品基本法——《药品管理法》，药事法是包含国家有关药事、医药问题的所有法律规范的总称。要建立药事法的体系，就必须从众多的药事法律规范中归纳和总结出一般性问题而加以研究。根据我国药事法界的观点，一般认为药事法由以下几部分构成：

（一）绪论部分

主要阐述药事法的概念、性质和任务及研究对象，药事法与相关学科的关系，学习药事法的目的、意义和方法。

（二）总论部分

主要阐述药事法的基本理论，包括概念、调整对象、药事法的产生和历史发展、药事法的地位和作用、药事法的基本原则、药事法的表现形式、药事法律关系、药事法律责任、药事法的制定和实施、药事行政救济等。

（三）分论部分

主要阐述我国现行的药事法律制度，包括我国药品基本法、执业药师法律规定、药品研制与注册管理的法律规定、药品生产与经营管理的法律规定、药品监督的法律规定、药品分类与药品标准的法律规定、特殊药品管理的法律规定、进口药品的法律规定、医疗机构药事管理的法律规定以及药学高科技发展引起的有关法律问题等。药事法是一门新型的复合型学科，体系尚属初创，许多理论问题有待进一步研究和探讨，在不断总结实践经验的基础上，药事法体系必将进一步发展和完善。

四、药事法与相关学科的关系

（一）药事法与法学

药事法是一门以药事法为研究对象的法学分支学科。法学是一门以法和法律现象及其发展规律为研究对象的社会科学。两者之间是特殊与一般的关系。药事法在法学基础理论的指导下开拓和发展自己的专门研究领域，而法学则可以吸收药事法中带有普遍意义的原则和规律来丰富自己。因而学习和研究药事法应该努力掌握法学基础理论和基本知识。

（二）药事法与药学

药事法属社会科学范畴。药学是研究医药产品对人类生命过程的影响以及防治疾病的科学，药学属自然科学范畴。药事法和药学的共同使命都是为了维护人体生命和健康，从这一点来说，两者之间是相通融合的，因而药事法与药学又有着必然的联系。表现在：①药学的发展使药事立法思想受到影响和启迪，促进了许多药事法律、法规的产生，使药事法逐步形成了自己的结构和体系，并使其从原有的法律体系中脱颖而出，有可能在未来构成一个新的法律部门。药学理论与知识及其研究成果推进立法进程，使药事法的内容更具科学性和规范性。②药事法律为药学发展、成果转化发挥了重要保障作用。通过药事法律可以引领药学与药事管理的发展方向，保证国家药学战略的实施，规定药事机构的设置、组织原则、权限、职能和活动方式，规范现代药事活动中的无序、失控和异化，防止对社会带来危害。③国家以适应药学特点的法律来调整药事活动领域中的社会关系，不断探索现代药学发展催生的法律问题。

（三）药事法与药事伦理

药事法是研究药事法律关系的学科，药事伦理学是研究药学引发的伦理关系的学科。两者都是调整人们行为的准则，共同使命都是通过调整社会关系，维护社会秩序和公众利益。两者的联系表现在：药事法体现了药学伦理的要求，是培养、传播和实现药学道德的有力武器；药学伦理体现了药事法的要求，是维护、加强和实施药事法的重要精神力量。所以，药事法和药学伦理相互渗透，互为补充，相辅相成。然而，药事法与药学伦理又是有区别的，表现在：

1.表现形式。药事法是拥有立法权的国家机关依照法定程序制定的，一般都是成文的；药学伦理一般是不成文的，存在于人们的意识和行为习惯之中。

2.调整范围。药学伦理调整的范围要宽于药事法，凡是药事法所禁止的行为，一般也是药学伦理所谴责的行为；但违反药学伦理的行为不一定要受到药事法的制裁。

3.实施手段。药事法的实施以国家强制力为后盾，通过追究法律责任来制止一切伤害人体健康的行为；药学伦理主要依靠社会舆论、人们的内心信念和传统习俗来发挥作用。

（四）药事法与药事政策

药事政策是指党和国家在一定历史时期内，为实现一定药事目标和任务而制定的行为准则。药事法和药事政策都是建立在社会主义经济基础之上的上层建筑，在本质上是一致的，体现了广大人民群众的意志和利益，都具有规范性，是调整社会关系的行为准则。两者的联系主要体现在：药事政策是药事法的灵魂和依据。药事法的制定要体现药事政策的精神和内容，药事法属于药事政策的一部分，是药事政策的具体化、条文化、规范化和法制化。

（五）药事法与药事管理

药事管理是研究药事管理工作普遍应用的基本管理理论、知识和方法的学科。药事管理的方法有多种,法律方法是其中的一种。药事管理中的法律方法是指运用立法、司法和守法教育等手段,规范和约束药事组织及其成员的行为,以使药事管理目标顺利实现,即通常说的药事法制管理。所以,药事法律规范是药事管理工作的活动准则和依据,药事管理工作中的法律方法和其他方法的最显著区别在于它具有国家强制性。

五、学习药事法的意义

(一)依法治国,建设社会主义法治国家的需要

药学事业是社会主义事业的重要组成部分,依法管理药学事业是实现依法治国,建设社会主义法治国家的重要内容,只有加强法制宣传教育,包括药事法制教育,不断提高广大人民群众的法制观念和法律意识,才能实现依法治国、建设社会主义法治国家的目标。

(二)维护人生命健康权利的需要

药学事业以维护人的健康权益为核心。对执法人员和管理者而言,学习药事法有利于正确及时地处理目前日益增多的药事纠纷,科学合理地调解医患矛盾冲突,更好地维护人的健康权利。对广大公众来说,通过学习和了解药事法基本理论、医药知识,树立药事法律理念,可以在自己的生命健康权利受到侵害时,正确运用法律武器来维护自己的合法权益。同时,对生命健康权、医药行业及行为的特殊性有一个全面、科学、系统的认识,能进一步提高遵守药事法律规范的自觉性。

(三)发展药学事业的需要

市场经济就是法治经济,21 世纪的社会将是法制比较健全的社会。药学事业的发展需要法律予以保障,药学事业也将逐步走向法制管理的轨道,不仅药事机构的设置、各类药学人员的执业要进行法制管理,社会公众的问药行为和用药行为也将全面纳入法制管理的轨道。因此,对于药学技术人员和医药相关专业人员来说,学习药事法可以调整知识结构,拓宽治学领域,了解与自己从事的工作密切相关的药事法律规范,明确自己在药学工作中享有的权利和承担的义务,增强法律意识,正确履行岗位职责,为保护人体生命和健康、促进药学事业的发展做出贡献。

(四)提高行政执法水平的需要

行政执法是政府管理全社会药事活动的基本方式,是实现预防疾病、保护人体生命健康的基本手段。行政执法水平,不仅关系到改善社会公共药事状况、提高社会药学水平和人民生活质量,而且关系到规范市场经济秩序、优化投资环境、促进经济发展。因此,提高行政执法水平,必须要有一支既有丰富的专业知

识，又熟悉药事法律规范，乃至了解整个药事法律体系基本情况的高素质药品行政执法队伍。学习药事法理论和知识，将有助于行政执法人员更好地依法行政，不断提高药品管理行政执法水平。

六、学习药事法的方法

（一）理论联系实际的方法

药事法是一门应用性的理论学科，具有很强的实践性。这里的理论，就是指药事法的基本理论、基本知识和相关学科的知识。所谓联系实际，一是联系客观的事实、制度、现象及实际存在的问题；二是密切结合我国药事体制改革和药事法制建设的实践；三是联系各种社会思潮、认识及流行的观点和见解；四是结合个人的思想实际和专业工作实际。只有广泛地联系和深入地考察社会实际，才能开拓我们的思路，避免认识僵化。同时，我们也可以检验理性认识的准确性，提高运用理论解决实际问题的能力。

（二）历史分析的方法

法是人类社会发展到一定历史阶段的产物，同当时的社会物质生活条件有着密切联系，受当时社会政治、经济、文化、宗教等社会意识形态的影响。药事法律规范的确定和实施都是基于具体的历史条件和特定的历史背景，如果脱离了时间和空间，问题就得不到正确的认识和解决。因此，学习药事法一定要坚持历史分析的方法，把对法律现象及法律关系的研究与一定的社会经济关系、意识形态以及药事的发展实际等联系起来，深入研究不同药事法律产生与发展的基础，探究其产生与发展的根源和条件。

（三）比较分析的方法

比较分析方法是学习药事法的重要方法之一。比较可以分纵向比较和横向比较两种。纵向比较，是指要了解古今药事法律规范的历史演变，用批判分析的态度借鉴历史；横向比较，是指要了解世界各国的药事法律制度和国际药事立法的情况，既要吸收国外成功经验、科学成果，又要剔除其中不合国情的成分。做到有分析、有比较、有选择，这样才能形成和发展具有中国特色的社会主义药事法体系。

第一章　药事法概述

第一节　药事法的概念、调整对象和作用

一、药事法的概念

药事法是指由国家制定或认可,并由国家强制力保证实施的旨在调整和保护民众在药事活动中维护人体健康生命权益而形成的各种社会关系法律规范的总和。药事法有狭义和广义之分。狭义的药事法,是指由全国人民代表大会及其常务委员会制定的各种药事法律。广义的药事法,不仅包括上述各种药事法律,还包括被授权的其他国家机关制定颁布的从属于药事法律的在其所辖范围内普遍有效的药事法规和规章,以及《中华人民共和国宪法》(以下简称《宪法》)和其他规范性法律文件中涉及药事法的内容。本书所指的药事法是指广义的药事法。

二、药事法的调整对象

药事法的调整对象是指各种药事法所调整的社会关系,包括由药事管理行政机关、医药卫生保健组织、企事业单位、社会团体、自然人、国际组织之间及其内部在药事活动中维护人体健康生命权益而形成的各种社会关系,具有多层次、多形式的特点。根据不同的调整范围,形成了不同的药事法律社会关系。一般来说,药事法主要调整以下三个方面的社会关系:

(一)药事组织关系

药事法把各级药事管理行政机关和各级各类药事组织的法律地位、组织形式、隶属关系、职权范围以及权利义务等以法律条文的形式固定下来,以形成规范的管理体系和制度,从而使国家能够有效地对药事工作进行组织和领导,并使药事组织的活动有序,同时保障了药事组织的药事法律活动。

(二)药事管理关系

药事管理关系指国家药事管理行政机关及其他有关机关,根据法律的规定,在进行组织、领导、监督、评估等药事活动时与企事业单位、社会团体或者公众之

间形成的权利义务关系，这是一种纵向的行政关系，受药事法的调整。如药事管理行政机关与行政管理相对人的监督管理关系。在药事法中，药事管理关系通常表现为药事法行政隶属关系和药事法职能管辖关系。

（三）药事服务关系

药事服务关系指药事管理行政机关、药事组织、企事业单位、社会团体和自然人在向社会提供药事咨询指导、药事保健服务过程中，与接受服务者所结成的一种平等主体间的权利义务关系；也包括从事健康相关药品的生产经营单位等，就提供的药品安全、有效和卫生服务质量，与接受服务者所结成的一种平等主体间的权利义务关系。药事服务关系是一种横向的社会关系。

三、药事法的作用

随着我国法制建设的发展，药事法已逐渐成为我国社会主义法律体系的重要组成部分，并在社会发展中起着十分重要的作用。

（一）贯彻党的卫生政策，保证国家对医药卫生工作的领导

药事法是党和国家的医药卫生政策的具体化和法制化，是药事活动的依据和指导。根据药事法律规范，可以厘清合法行为与违法行为的界限，合法行为受到法律的保护，违法行为则受到法律的制裁，切实保护社会组织和公众的合法权益。

（二）促进技术发展，推动药学科学的进步

药学的存在是药事法立法的基础，药事法的制定与实施是药学发展的重要保障。我国已颁布的药事法律、法规和规章，推进了药事行政法制化管理，也从一般技术规范和职业规范提升到法制化规范，对药学科学进步和发展发挥了强有力的法律保障作用。随着新的科学技术不断引用到医学领域中，当代医学科学也向药事立法提出了新的课题。例如，基因药品问题就需要用法律手段加以调整。只有通过药事立法，才能确保药学科学新技术和新成果得以合法控制，不被滥用。

（三）增强公众的药事法制观念，保护公众健康

药事工作的根本目的是维护公众的生命健康，我国的药事法律规范就是国家围绕并为了实现这一目的而制定的。在药事行政管理中，对药事法制的宣传教育，可以使国家机关、企事业单位、社会团体和公众增强药事法制观念，明确自己在药事活动中的权利和义务，同时积极地与违反药事法的行为做斗争。

（四）促进国际药事的交流和合作

随着世界经济发展和对外开放扩大，我国与其他国家的友好往来也在日益增多。为了推动世界医药卫生事业的发展，我国政府正式承认了《国际卫生公

约》,并且参加和缔结了《麻醉品单一公约》和《精神药物公约》等国际公约。除此之外,在药事立法问题上,我国还注意与有关的国际条例、协约、公约相协调,既维护国家主权,保护人民的生命健康,又履行国际义务,有利于促进国际药事交流与合作。

第二节 药事法的发展和历史沿革

我国药事法律制度源远流长,研究并借鉴不同历史时期、不同社会阶段的药事法律特点及其发展规律,对完善和发展社会主义药事法律理论有着重要的意义。

早在2000多年前,我国就有了药事方面的法律规范,西周的《周礼》详实地记载了当时的卫生管理制度,包括司理药事的机构等。从《秦律》《唐律》《元典章》到《大明会典》《大清律例》,都有涉及医药机构管理、传染病防治、药学教育、公共卫生、医疗事故等方面的规定。宋朝开设了太医局,制定了生产药品的国家标准《太平惠民和剂局方》,这是我国医学史上第一部中成药典籍。

民国时期,设立了卫生部负责全国医药卫生工作,制定了《卫生行政大纲》和涉及公共卫生、医政、药政、食品卫生和药学教育等多方面内容的一系列法规,医药卫生管理制度日趋完备。

新民主主义革命时期,中国共产党在革命根据地也先后颁布实施了《药事法规》《卫生运动纲要》《卫生防疫条例》《战时卫生勤务条例》等,为中华人民共和国成立后的药事立法奠定了基础。

新中国成立后,党和政府为促进药学事业发展、保障公众身体健康,先后制定、颁布了《中央人民政府卫生组织条例》《管理麻醉药品暂行条例》等多部药事法规文件。20世纪五六十年代,依据《宪法》精神,国务院和原卫生部先后制定、颁布了《管理毒药、限制性剧药暂行规定》等上百个系列药事规范性文件,使我国医药卫生事业逐步从行政管理、技术管理向法制化管理发展。

改革开放推动医药卫生立法进入迅速发展的新时期。1982年《宪法》第21条规定:“国家发展医疗卫生事业,保证人民健康。”这为新时期的药事立法提供了依据。1984年9月20日,经第六届全国人大常委会第七次会议审议通过、1985年7月1日起正式实施的《药品管理法》是新中国历史上第一部由国家最高权力机关制定颁布的药事法律。随后,国务院制定并发布了《麻醉药品管理办法》《精神药品管理办法》等20余部药事行政法规,国家卫生主管部门和国家药品监督管理部门也出台了相应的部门规章。

进入21世纪,国家及地方各级政府更加重视药品的质量与安全,积极推动药事立法。2001年2月，全国人大正式颁布《药品管理法》修正案，并于2001年12月1日正式施行。为了进一步规范药品管理行为，国务院于2002年8月4日颁布了《中华人民共和国药品管理法实施条例》(以下简称《药品管理法实施条例》)，并于2002年9月15日正式施行。国家卫生行政部门等机构制定和颁布的如《药品卫生标准》等数十部药事规章也相继问世。地方人大和政府也结合实际制定了一大批地方性药事法规、规章。上述规范性文件初步形成了我国的药事法律体系。2003年，原国家药品监督管理局因工作职能的调整扩充改称国家食品药品监督管理局。2013年3月10日，原国家食品药品监督管理局更名为国家食品药品监督管理总局。药品监督管理机构设置统一，职能完善，促进了药品监督和管理的科学化。

第三节　药事法律关系

一、药事法律关系的概念

药事法律关系是指药事法律法规所调整的，在药事管理和药事预防保健服务过程中国家机关、企事业单位、社会团体或者自然人之间的权利与义务关系。药事法律关系和药事关系既有联系又有区别，药事关系是一种未经药事法调整的社会关系，这种关系一旦纳入药事法调整的范围就成为药事法律关系，并受到药事法的保护，但在实际生活中药事关系往往同时也是药事法律关系。

二、药事法律关系的特征

由于药事法的调整对象主要为药事管理关系和药事服务关系，因此，药事法律关系除了具备一般法律关系的共同特征外，还具有其自身的特征：

(一)药事法律关系是基于保障和维护人体健康而形成的法律关系

药事法律关系是以保障和维护人体健康为目的的法律关系。从药事法律关系形成的过程看，药事法律关系是在药事管理和使用药品维护健康过程中形成的各种关系，但无论是在药事行政管理中，在药事服务中，还是在生产经营过程中形成的药事法律关系，其内容都体现了人类的健康权益，其目的都是保障人体健康。

(二)药事法律关系具有特定的范围

药事法律关系必须以相应的药事法律规范的存在为前提。国家为了确保公共卫生安全和人体健康，通过药事立法对那些直接关系人体健康的卫生关系加以具体规定，保护其不受非法行为的侵害。在实践中，当这些药事关系为药事法所确认和保护时，就上升为药事法律关系。药事法律关系是药事法调整的健康权益的实质内容和药事法律形式的统一，因此药事法律关系的范围取决于药事法调整对象的范围。

（三）药事法律关系是一种纵横交错的法律关系

药事法律关系是一种既存在于平等主体之间，又存在于不平等主体之间的法律关系。其中既有国家管理活动中领导和从属关系，又有各个法律关系主体之间的平等权利义务关系。药事法律关系的这一特点，是由药事法所调整的药品管理行政部门与药品管理机构、其他行政相对人的不平等性和医疗卫生机构等在提供药事服务或保证药事服务过程中与接受服务者之间的平等关系所决定的。纵向的药事法律关系，是指国家机关在药事管理监督过程中，与企事业单位、社会组织和公众之间发生的行政法律关系；横向的药事法律关系，是指医药卫生机构及医药企业同国家机关、企事业单位、社会组织和公众之间，在提供药事服务与商品的过程中所发生的民事权利义务关系。

三、药事法律关系构成要素

药事法律关系构成要素是指构成每一个具体的药事法律关系所必须具备的因素。药事法律关系同其他法律关系一样，都由主体、内容和客体三方面的要素构成。三要素必须同时具备，缺一不可，如果缺乏其中任何一要素，该药事法律关系就无法形成或继续存在。

（一）药事法律关系的主体

药事法律关系的主体是指参加药事法律关系，并在其中享有药事权利、承担药事义务的人，一般称为当事人。在我国，药事法律关系的主体包括药品监督管理机构、医疗卫生机构、企事业单位、社会团体和自然人。

1. 药品监督管理机构。国家药品监督管理机构包括国家食品药品监督管理总局、国家卫生和计划生育委员会、国家中医药管理局以及所属的各级医药行政部门。药品监督管理机构通过制定和颁布各种药事法规、政策，采用法律手段或者行政手段管理药事工作。这种在国家药事工作中的地位和作用决定了它们同其他主体之间形成的主要是一种命令与服从的管理关系。这种行政关系包括两种情况：一是各级药事行政机关依法与其管辖范围内的其他国家机关、企事业单位、社会团体、自然人等形成的药事行政法律关系；二是各级药事行政管理机关之间、各级药事行政管理机关与法律授权承担药事管理的事业单位之间形成的药事行政法律关系。此外，各级各类国家机关因需要药事保健服务，同提供药事保健服务的企事业单位形成的是药事服务法律关系。

2. 医疗卫生机构。指依法设立的各级各类医疗卫生组织，包括医疗机构、药检所、妇幼保健院(所)等机构。

3.企事业单位和社会团体。主要包括依据药事法的规定,作为行为人的食品、药品、化妆品生产经营单位、医药院校、工矿企业和医药协会等。

4.自然人。公民作为药事法律关系的主体有两种情况:一种是以特殊身份成为药事法律关系的主体,如医药机构内部的药学工作人员,一方面同药事管理行政部门结成药事行政法律关系;另一方面在提供药事保健服务时,他们与患者还结成医患法律关系。另一种是以个人的身份参加药事法律关系而成为主体,如药事服务关系中的病人。此外,居住在我国的外国人和无国籍人,如果参与到我国的药事法律关系中,也可以成为我国药事法律关系的主体。

(二)药事法律关系的内容

药事法律关系的内容是指药事法律关系的主体依法享有的权利和应承担的义务。其中,药事权利指由药事法规定的,药事法律关系主体根据自己的意愿实现某种利益的可能性。它包含三层含义:①权利主体有权在药事法规定的范围内,根据自己的意愿为一定行为或者不为一定行为;②权利主体有权在药事法规定的范围内,要求义务主体为一定行为或者不为一定行为,以便实现自己的某种利益;③权利主体有权在自己的药事权利遭受侵害或者义务主体不履行药事义务时,请求人民法院给予法律保护。药事义务指依照药事法的规定,药事法律关系中的义务主体,为了满足权利主体的某种利益而为一定行为或者不为一定行为的必要性。它也包含三层含义:①义务主体应当依据药事法的规定,为一定行为或者不为一定行为,以便实现权利主体的某种利益;②义务主体负有的义务是在药事法规定的范围内为一定行为或者不为一定行为,对于权利主体超出法定范围的要求,义务主体不承担义务;③药事义务是一种法定义务,受到国家强制力的约束,如果义务主体不履行或者不适当履行,就要承担相应的法律责任。药事权利和药事义务是药事法律关系的两个不同方面,两者相互依存、密不可分。当义务人拒不履行义务或不依法履行义务时,权利人可以依法请求司法机关或药事行政机关采取必要的强制措施,以保障其权利的享有;当权利人的权利受到对方的侵害时,受害人可以依法请求司法机关或药事管理行政部门给予法律保护,要求依法追究对方的民事责任、行政责任或刑事责任。

(三)药事法律关系的客体

药事法律关系的客体,是指药事法律关系主体的药事权利和药事义务所共同指向的对象。药事法的目的是保障公共药事安全和人体健康,其调整范围涉及与人体健康相关的各个领域,因此药事法律关系的客体具有广泛性和多层次性。药事法律关系的客体大致可分为几类,即生命健康权益、行为、物和智力成果等。

1.生命健康权益。它是人身权的一部分,包括人的生命、身体、生理功能等。生命健康是每一个人生存的客观基础,是人正常生活和从事各种活动的重要前提。保障人的生命健康权利是我国药事法的基本目的,因此,人的生命健康权利是药事法律关系的最高层次的客体,也是各种药事法律关系的共同客体。

2.行为。指药事法律关系中的主体行使药事权利和履行药事义务的活动,如药品审批、申请药品生产经营许可等。行为包括合法行为和违法行为两种形式。前者应受到法律的确认和保护,如在医疗服务关系中,医疗机构向患者提供药事服务的行为。后者则要承担相应的法律责任,要受到法律的制裁,如在药事管理关系中,管理相对人违反有关法律规定,不设置卫生防护设施、不组织药学从业人员进行健康检查,或者故意拆除卫生防护设施等。

3.物。指现实存在的各种药事服务和药事管理活动中所需要的生产资料和生活资料,如药品、化妆品、保健品、医疗器械等。

4.智力成果。指人的智力活动所创造的药学著作或论文、医疗仪器的发明、新药的发明等智力成果。

四、药事法律关系的产生、变更和消灭

在实际生活中,各种各样的药事法律关系不是自然产生、永恒不变的,而是处于不断产生、变更和消灭的运行过程中。产生,指在药事法律关系主体之间形成某种权利和义务的联系;变更,指药事法律关系主体、客体及内容发生变化;消灭,指主体之间权利义务关系的终止。药事法律关系只有在一定条件下才能产生、变更和消灭,这种条件就是法律事实的实现。所谓法律事实,是指法律规定的能够引起法律关系产生、变更和消灭的行为和事件,包括法律行为和法律事件。其中,法律关系基于当事人意愿表示实现的法律事实,称为法律行为;不以法律关系当事人的主观意志为转移的法律事实,称为法律事件。

(一)法律行为

法律行为分为合法行为和违法行为,是药事法律关系产生、变更或消灭的最普遍的法律事实。合法行为是指药事法律关系主体实施的符合药事法律规范、能够产生行为人预期后果的行为,如药事行政管理机关依法对相对人进行行政处罚等。合法行为受到法律的确认和保护。违法行为是指药事法律关系主体实施的为药事法所禁止的、侵犯他人合法权益从而引起某种药事法律关系的产生、变更和消灭的行为,如制售假药、劣药的行为。违法行为不能产生行为人预期的法律后果,是无效行为,为法律所禁止,必须承担相应的法律责任。

(二)法律事件

法律事件分为两类:一类是不可抗力事件,如作为药事行政相对人的企事业

单位因地震、台风、水灾等自然灾害或战争而被迫停业，病人因非医疗因素死亡而终止医患法律关系；另一类是社会事件，如药事管理政策的重大调整、修改，地方政府药事行政措施的颁布实施等。

第四节 药事法的渊源

药事法的渊源是药事法律规范的具体表现形式。由于这些形式的权威性质，渊源于这些形式的规范具有相应的法律效力。根据我国《宪法》和法律的规定，我国药事法的渊源主要有以下几种：

一、《宪法》

《宪法》是国家的根本大法，所规定的内容是社会和国家生活中最根本的问题，是国家一切立法的基础，也是我国制定药品管理规范性文件的基本渊源。《宪法》关于药事方面的条款主要有：国家发展医疗卫生事业，发展现代医药和我国传统医药等。

二、药事法律

法律是由全国人大及其常委会所制定的，规定的都是国家政治、经济、文化教育等某一方面的基本问题。我国现有的药事方面的基本法律是《药品管理法》，它是我国药事监管法律的直接渊源。在《刑法》《传染病防治法》《执业医师法》等法律中所涉及的有关药事方面的条款，也是药事法的渊源。

三、药事法规

药事法规主要包括以下几种形式：①国务院根据《宪法》和相关法律的要求，为执行法律的规定需要而制定的；②由国家食品药品监督管理总局提出法规草案，经国务院批准，由国家卫生和计划生育委员会、国家食品药品监督管理总局发布的；③省、自治区、直辖市及省会所在地的市和经国务院批准的较大的市人大及其常委会，根据国家授权或为贯彻执行国家法律，结合当地的实际情况，制定的药品监管方面的地方性法规。

四、药事规章

药事规章是对相关的法律、法规的补充。国务院的各部委，如国家食品药品监督管理总局，根据法律和国务院的行政法规、决定、命令，在本部门的权限范围内，制定部门规章，如《药品召回管理办法》等。此外，省、自治区、直辖市和较大的市的人民政府，可以根据法律、行政法规和本省、自治区、直辖市的地方性法规，制定地方法规，如《重庆市药品储备管理办法》等。

五、药品标准

药品标准是国家对药品质量规格及检验方法所做的技术性规定，是药品生产、经营、使用、监督和管理部门共同遵守的法定依据。国务院药品监督管理部门颁布的《中华人民共和国药典》(以下简称《中国药典》)和药品标准为国家药品标准，由国家药典委员会负责组织制定和修订，我国现使用统一的国家药品标准。药品标准的法律效力虽然不及法律、法规，但由于法律、法规只是针对其中的一些问题做了原则性的规定，对具体行为仍然需要相关的标准予以控制，所以药品标准的地位具有无可替代的法律效力。

六、药事自治条例和单行条例

药事自治条例和单行条例指民族自治地方的人大依法在其职权范围内根据当地民族的经济、政治、文化的特点，制定发布的有关药品监管的行政管理法律文件，如西藏自治区人大常委会颁布的《西藏自治区实施〈中华人民共和国药品管理法〉办法》。

七、国际药事条约

国际药事条约指我国与外国签订的或批准、承认的某些国际条约或协定，如《麻醉品单一公约》《精神药品公约》，这些条约或协定往往由全国人大常委会批准承认或同外国缔结，国务院按照职权范围代表中国政府签署承认或同外国缔结。

第五节　药事法律的适用

在药事活动中，依据不同的法律、法规、规章等规范性文件，所做出的行为会产生不同的法律后果。正因如此，如果在对待同一法律事件的时候，适用不同的规范性文件产生不同的结论，就此导致法律适用冲突，致使法律适用的混乱，依法对药品实施监管就难以实现。为了解决这个现实问题，《中华人民共和国立法法》(以下简称《立法法》)在第五章“适用和备案”中对法律适用冲突和选择适用规则做了最基本的原则性规定，可以作为适用药事工作中的指导。

一、层级冲突适用规则

层级冲突适用规则指不同效力等级的规范性文件在适用产生冲突的时候，

选择何种等级的规范性文件的规则。根据《立法法》的规定,《宪法》具有最高的法律效力,一切法律、行政法规、地方性法规、自治条例和单行条例、规章都不得同《宪法》相抵触,《宪法》的效力高于法律、行政法规、地方性法规、自治条例和单行条例、规章。法律的效力高于行政法规。行政法规的效力高于地方性法规、规章。地方性法规的效力高于本级和下级地方政府规章。省、自治区、直辖市的人民政府制定的规章效力高于本行政区域内的较大的市的人民政府制定的规章。自治条例、单行条例以及经济特区法规依法只是在本自治地方或本经济特区内适用。我国承认的国际相关药品监管条约除了我国声明保留的条款外,对我国产生约束力。部门规章之间、部门规章与地方政府规章之间具有同等效力,在各自权限范围内施行,如上述规章对同一事项的规定不一致,不能确定如何适用时,由国务院裁决。根据授权制定的法规与法律规定不一致,不能确定如何适用时,由全国人大常委会裁决。地方性法规和部门规章之间对同一事项的规定不一致,不能确定如何适用时,由国务院提出意见,国务院裁决应当适用地方性法规的,应当决定在该地方适用地方性法规,此为终局裁决;如裁决应当适用部门规章的,应当提请全国人大常委会做出终局裁决。在审理相关的行政诉讼中,法律、法规作为审理依据,而规章只能是参照,参照与否取决于人民法院。

二、特别冲突适用规则

特别冲突适用规则是指在对同一事项,确定适用普通法还是特别法的规则。一般来说,特别法优于一般法,这是遇到普通法和特别法冲突时的运用原则。所谓普通法是指对某一大的领域内适用的法律规定,而特别法是指对这个领域内某一方面的具体法律规定。药品是产品的一种,但是由于其直接关系到人类生命健康,所以有其特殊性,如药品作用的两重性、药品质量的极其重要性等。如《产品质量法》和《药品管理法》虽然在效力等级上是一样的,但在遇到药品监管方面的事项时,前者属于普通法,后者是特殊法,所以优先适用《药品管理法》。如《药品管理法》第 87 条规定:“药品检验机构出具虚假检验报告,构成犯罪的,依法追究刑事责任;不构成犯罪的,责令改正,给予警告,对单位并处 3 万元以上 5 万元以下的罚款;对直接负责的主管人员和其他直接责任人员依法给予降级、撤职、开除的处分,并处 3 万元以下的罚款;有违法所得的,没收违法所得;情节严重的,撤销其检验资格。药品检验机构出具的检验结果不实,造成损失的,应当承担相应的赔偿责任。”而《产品质量法》第 57 条则规定:“产品质量检验机构、认证机构伪造检验结果或者出具虚假证明的,责令改正,对单位处以 5 万元以上 10 万元以下的罚款,对直接负责的主管人员和其他直接责任人员处 1 万元以上 5 万元以下的罚款;有违法所得的,没收违法所得;情节严重的,取消其检验资格、认证资格；构成犯罪的，依法追究刑事责任。”就出具虚假检验报告这同一违法行为，两者对相关人员的单位的罚款并未统一，所以在处理药品监管活动中，适用《药品管理法》而不是《产品质量法》。但如果《药品管理法》未能对某一事项进行明确，在《产品质量法》中有相关条款予以规定时，适用《产品质量法》。

三、新旧适用规则

新旧适用规则是指对同一事项新法和旧法的规定不同，而如何适用的规则。根据我国《立法法》的规定，同一机关制定的法律、行政法规、地方性法规、自治条例和单行条例、规章，新的规定和旧的规定不一致的，适用新的规定。所以新旧适用规则主要就是新法优于旧法的原则。在药品监管实践中，当新的法律规范和旧的法律规范发生冲突时，药品监管部门一般是优先适用新的法律规范。在新旧法适用过程中还需要考虑法不溯及既往的规则，如法律关系发生在新法生效之后，适用新法；如发生在旧法生效期间，而纠纷或后果发生于新法生效后，仍只适用旧法，但新法明确规定有溯及力而适用新法的除外。另外，如果法律之间对同一事项的新的一般规定与旧的特别规定不一致，不能确定如何适用时，由全国人大常委会裁决；行政法规之间对同一事项的新的一般规定与旧的特别规定不一致，不能确定如何适用时，由国务院裁决；同一机关制定的新的一般规定与旧的特别规定不一致，不能确定如何适用时，由制定机关裁决。

第二章　药事法的制定与实施

第一节　药事法的制定

一、药事法制定的概念

药事法的制定又称药事立法活动，是指有权国家机关依照法定的权限和程序，制定、认可、修改、补充或废止规范性药事法律文件的活动。药事法的制定有狭义和广义之分。狭义的药事法的制定，专指全国人大及其常委会制定药事法律的活动。广义的药事法的制定，不仅包括全国人大及其常委会制定药事法律的活动，还包括国家行政机关、地方权力机关等制定药事法规、规章和其他相关规范性文件的活动。药事法的制定是药事行政执法、药事司法和药事守法的前提和基础，在国家法制建设中占有重要的地位。我国十分重视药事管理的立法工作，1984 年 9 月 20 日，第六届全国人大常委会第七次会议通过了《药品管理法》，并于 1985 年 7 月 1 日起实施。2001 年 2 月 28 日第九届全国人大常委会第二十次会议及 2013 年 12 月 28 日第十二届全国人大常委会第六次会议，对《药品管理法》又做了相应的修订。此外，《医疗用毒性药品管理办法》《放射性药品管理办法》《麻醉药品和精神药品管理条例》等相关行政法规，《处方药与非处方药分类管理办法(试行)》《药物临床试验质量规范》《药品进口管理办法》《药品召回管理办法》等相关部门规章及规范性文件相继出台。

二、药事法制定的基本原则

药事法制定的基本原则，是指药事立法活动应当遵循的指导思想和方针。它反映了药事立法工作的一般规律，是我国社会主义立法原则在医药领域中的具体体现。

（一）实事求是，从实际出发

药事法的制定，最根本的就是从我国国情出发，深入实际进行调查研究，正确认识和充分考虑到我国的社会发展水平、各地的医药条件、人员素质等状况，从而科学地反映医药事业的发展规律。

（二）原则性与灵活性相结合

我国药事法的制定，首先应当维护《宪法》和法律的权威，维护国家法制的统一。在整体坚持统一的前提下，又在立法上留有余地，允许各地区、各部门根据具体情况，在一定范围内和一定程度上做出变通的规定，制定符合本地区、本部门特点的法规、规章和文件。

（三）遵循药学科学发展的客观规律

法律是一门社会科学，药学是一门具有社会属性的自然科学，因此药事法必须在遵循法律科学的基础上，遵循药学科学的客观规律，遵循人与自然环境、社会环境及人的生理、心理环境相协调的规律，体现药学科学的自然属性和社会属性，使立法更为科学。

（四）民主立法，走群众路线

药事立法旨在形成保护人民生命健康的法律规范，与人民的切身利益密切相关，因此一定要充分体现人民的意志。在药事立法的过程中，要坚持群众路线，充分发扬民主，广泛听取人民群众的意见，集思广益，使药事立法不仅更具有民主性，而且更能够在现实生活中得到切实的遵守。

（五）总结我国经验与借鉴国外经验相结合

一方面，药事法的制定要从中国现阶段的国情出发，使药事法律、法规与我国的国情和医药事业的发展相适应，体现中国特色；另一方面，在制定过程中，还要借鉴国外先进成熟的药事立法经验，使我国的药事法与国际接轨，在国际药事法律体系中具有较强的先进性。

三、药事立法体制

药事立法体制是有关国家药事立法权限的划分及其立法机构设置的制度。根据《宪法》《立法法》及其他相关的法律，我国的药事立法体制可以概括为：一元、二级、多层次。“一元”是指我国的药事立法体制是统一的，全国只存在一个统一的药事法律体系。“二级”是指我国药事立法体制分中央和地方两个立法权等级。“多层次”是指无论中央级立法，还是地方级立法，都可再各自分成若干效力不等的层次和类别。如中央级立法可以分为：全国人大及人大常委会制定的药事法律、国务院制定的药事行政法规等；地方级立法可以分为：地方人大制定的地方药事法规、地方政府制定的地方药事规章等。

（一）药事法律及其制定机关

《宪法》规定，全国人大有权制定《宪法》和法律，全国人大常委会有权制定和修改除应当由全国人大制定的法律以外的其他法律。国家药事管理的基本制度及变更，药事资源的开发利用，药品的生产与经营，相关公民和社会组织基本权利义务的行使与履行,只能由全国人大及其常委会制定法律加以规范。

(二)药事行政法规及其制定机关

根据《宪法》的规定,国务院有权就药事管理事项制定行政法规,向全国人大常委会提出药事立法议案,有权依法制定药事法律的实施细则,改变或撤销国务院各部委和地方政府制定的不适当的规章。因此,一方面,国务院可以就药事管理活动中的某些事项制定和发布行政法规;另一方面,作为最高权力机关的执行机关,国务院还可以依法为实施药事法律制定相应的执行性行政法规,如 2002 年 8 月 4 日发布的《药品管理法实施条例》。

(三)药事行政规章及其制定机关

国务院各部、各委员会有权根据法律和国务院的行政法规、决定、命令,在本部门的权限范围内制定规章。国家食品药品监督管理总局是我国药事工作的主要主管行政机关,有权就药事管理事宜制定和发布药事行政规章。

(四)地方性药事法规、药事规章及其制定机关

根据《宪法》、地方各级人民代表大会和地方各级人民政府组织法的规定,省、自治区、直辖市、省会所在地人大以及国务院批准的较大的市的人大及人大常委会是地方性药事法规的制定机关,在不与《宪法》、法律、行政法规相抵触的前提下,有权制定和公布地方性药事法规,报全国人大常委会和国务院备案。各省、自治区、直辖市、省会所在地政府以及国务院批准的较大的市的人民政府是地方性药事规章的制定机关,根据本辖区的具体情况和实际需要,在不与《宪法》、法律、行政法规、地方性法规相抵触的前提下,有权制定和颁布地方性药事规章。

四、药事法制定的程序

《立法法》对全国人大和全国人大常委会的立法程序做了明确的规定,对行政法规、地方性法规和规章的立法程序也做了原则性规定。药事立法并无特别的程序,依照上述规定,药事立法程序也包括四个环节:法律案的提出、审议、表决和公布。以全国人大的立法程序为例,其步骤一般为:

1.药事立法的准备。主要包括:编制药事立法规划、做出药事立法决策、起草药事法律案等。

2.药事法律案的提出和审议。主要包括:列入全国人大常委会会议议程的药事法律案,由有关专门委员会进行审议,提出审议意见,印发人大常委会会议。一般应当经三次人大常委会会议审议后再交付表决。

3.药事法律案的表决和通过。药事法律案经过全国人大常委会审议,形成药事法律草案修改稿。经人大常委会分组会议审议后,由法律委员会根据常委

会组成人员的审议意见对法律草案修改稿做进一步修改，形成法律草案表决稿，可交付常委会全体会议投票表决，以全体组成人员的过半数为通过。

4.药事法律的公布施行。全国人大常委会通过的药事法律，由中华人民共和国主席签署主席令予以公布。

第二节　药事法的实施

一、药事法实施的概念

药事法的实施是指通过一定的方式使药事法律规范在社会实际生活中贯彻与实现的活动。包括执法、司法、守法和法律监督四个方面。药事执法即药事法的适用，有广义和狭义之分。广义的药事法的适用，是指国家机关或者法律、法规授权的社会组织依照法定的职权和程序，将药事法律规范运用到具体案件，以解决具体问题的一种专门活动。它包括药事行政执法部门的行政执法活动和司法机关依法处理有关药事违法和犯罪案件的司法活动。狭义的药事法的适用仅指药事司法活动。这里指的是广义的药事法的适用。药事司法是指人民法院依照有关法律审理药事管理方面的案件的活动。药事守法即药事法的遵守，是指有关公民和社会组织自觉遵守药事法律规范，依法行使权利、履行义务的行为。药事法律监督是指有关国家机关或社会团体及公民等依照法律规定和法定程序，对药事法律、法规实施过程中的情况进行监察和督促的活动。

二、药事法的适用及效力范围

（一）药事法的适用

药事法的适用是一项国家活动，不同于一般公民、法人或社会组织实现药事法律规范的活动。药事法在适用中要求做到：准确、合法、及时。“准确”是指在适用药事法律、法规时，事实要清楚，证据要确凿，定性要准确，处理要适当。“合法”是指在法律规定的范围内行事，不能滥用职权和超越职权。“及时”则是在准确、合法的前提下，在法定的期限内处理完案件。以上三个原则，在药事法的适用中相互联系，缺一不可。

（二）药事法的效力范围

药事法的效力范围是指药事法在何时、何地和对何人适用，它分为时间效力、空间效力、对人的效力。

1.时间效力。指药事法何时生效、何时失效，以及是否有溯及力。药事法的生效时间通常有三种情况：①在法律、法规中明确规定在其颁布后的某一具体时间生效。②在法律、法规中规定自公布之日起生效。③在法律、法规中没有规定生效时间,则以颁布之日为生效日期。药事法的失效时间有以下三种情况:①新法颁布施行后,相应的旧法即自行废止。②新法取代旧法,在新法条文中明确宣布废止旧法。③立法机关通过发布专门的决议或命令,对某些已过适用期,与现实不符的药事法律、法规或者规章,明令废止。法律的溯及力是指某一法律对它生效以前的事件和行为是否可以适用。如果适用,该法律就具有溯及力,反之就没有溯及力。除法律、法规另有规定外,我国药事法采取法不溯及既往的原则,一般没有溯及力。

2.空间效力。指药事法生效的地域范围,即药事法在哪些地方具有拘束力。它根据立法机关的不同而有区别:①全国人大及其常委会制定的药事法律,国务院及其各部门发布的药事行政法规、规章等,在全国范围内有效。②地方人大及人大常委会、民族自治机关颁布的地方性药事法规、自治条例、单行条例,以及地方人民政府制定的药事规章,只在其行政管辖区域范围内有效。③中央国家机关制定的药事法律、法规,明确规定了特定的适用范围的,在其规定的范围内有效。

3.对人的效力。指药事法律、法规适用于哪些人,对哪些人有效。我国药事法对人的效力,分为以下几种情况:①在我国领域内的中华人民共和国公民,一律适用我国药事法。②在我国领域内的外国人、无国籍人,也都适用我国的药事法,一般不享有豁免权。③在我国领域以外的中华人民共和国公民,原则上适用我国的药事法,法律有特别规定的除外。

三、药事法的解释

药事法的解释为完备药事立法和正确实施药事法所必需,它是指有关国家机关、组织或个人,为适用或遵守药事法,根据立法原意对现行的药事法律规范的含义、内容、概念术语以及适用条件等所做的分析、说明和解答。按照解释的主体和解释的法律效力的不同,药事法的解释可以分为正式解释和非正式解释。

(一)正式解释

正式解释又称法定解释、有权解释,是指特定的国家机关依据《宪法》和法律所赋予的职权,对药事法有关的法律条文所进行的解释。正式解释具有法律上的效力,是立法活动的继续,具有填补法律漏洞的作用。正式解释在我国主要有:

1.立法解释。指依法有权制定药事法律、法规和规章的立法机关,对有关药事法律规范所做的进一步解释。包括全国人大常委会对《宪法》和药事法律的解释、国务院对其制定的药事行政法规的解释、地方人大及其常委会对地方性药事法规的解释、国家授权的其他国家机关的解释。

2. 司法解释。指司法机关对在工作中如何具体应用药事法律、法规所做的解释。常见的有最高人民法院所做的审判解释和最高人民检察院所做的检察解释。

3. 行政解释。指国家行政机关在依法行使职权时，对有关药事法律、法规如何具体应用问题所做的解释。包括国务院及其所属各部门及地方人民政府行使职权时，对如何具体应用药事法律的问题所做的解释。

（二）非正式解释

非正式解释也称无权解释、无效解释，是指社会团体或公民对药事法所做的解释。它虽然不具有法律效力，不能直接引用，但对法律、法规的实际适用有参考价值。非正式解释可以分为学理解释和任意解释。

1. 学理解释。指教学、科研以及法制宣传活动对药事法所进行的理论性、知识性和常识性解释。

2. 任意解释。指一般公民或者社会组织、当事人、辩护人、代理人等对药事法所做的说明。

四、药事法的遵守

药事法的遵守，又称药事守法，是指一切国家机关、企事业单位、社会团体和其他组织以及全体公民都必须遵守药事法的规定，严格依法办事。它是药事法实施的一种重要形式，也是法治的基本内容和要求。

（一）药事法遵守的主体

药事法遵守的主体，包括一切国家机关、社会组织和全体中国公民，以及在中国领域内活动的国际组织、外国组织、外国人和无国籍人。

（二）药事法遵守的范围

药事守法的范围极其广泛，不仅包括广义上的药事法律，而且包括在药事法适用过程中有关国家机关依法做出的、具有法律效力的决定书，如人民法院的判决书、调解书，药事行政执法部门颁发的许可证、做出的行政处罚决定书等非规范性文件等。

（三）药事法遵守的内容

药事守法的内容包含权利和义务两个方面。它要求作为主体的国家机关、社会组织和公民依法享有和行使药事权利，依法承担和履行药事义务。

第三节　药事行政执法

一、药事行政执法的概念和特征

药事行政执法是指国家药事行政执法机关依照药事法律、法规和规章的规定，适用法律，实施国家药事管理的活动。它具有以下特征：

1. 强制性。药事行政执法是执法人代表国家进行药事管理的活动，它体现国家意志。具有国家强制性是药事行政执法的根本保证。

2. 主动性。在药事行政执法过程中，执法人与相对人之间所形成的法律关系，属于管理与被管理的行政关系。因此，在大多数情况下，药事行政执法主体仅依自己一方的意思表示，无须征得相对人的同意就可以实施产生一定法律后果的行为。

3. 合法性。首先，药事行政执法的主体必须是法律规定的特定职权机关，其他任何单位和个人都不得进行执法活动。其次，执法主体只能在法律规定的职权范围内，严格地依照法律、法规规定的条件和程序履行其责任，不得超越职权或者滥用职权。

二、药事行政执法主体

药品监督管理体制是国家对药品实施监督管理采取的组织形式和基本制度，它是国家有关药品的法律、法规和方针政策的有效贯彻落实的组织保障和制度保障。2001 年修订的《药品管理法》第 5 条规定："国务院药品监督管理部门主管全国药品监督管理工作。国务院有关部门在各自的职责范围内负责与药品有关的监督管理工作。"其目的在于明确我国的药品监督管理体制，分清国务院药品监督管理部门与国务院其他部门的职责。国家食品药品监督管理总局是一个重要的药事行政执法主体，并不是唯一的主体。目前，我国的药品管理工作涉及多个部委，除国家食品药品监督管理总局外，商务部负责药品的生产规划和产业政策及生化制药的生产，国家发改委负责药品价格的管理，科技部负责新药的研制管理，国家卫生计生委负责医院的制剂和参与药品的再评价，国家中医药管理局负责中药的制剂和参与再评价以及民间习用药材的管理，工商行政管理总局负责药品生产经营企业的流通和广告管理，公安部负责组织指导食品药品犯罪案件侦查工作。上述各有关部门在国务院规定的职责范围内参与国家的药品监督管理工作。

三、药事行政执法行为的分类

药事行政执法行为有多种类型，这里重点介绍以下几种：

（一）药品行政监督检查

药品行政监督检查是指药事行政执法机关为了实现行政管理职能，对有关单位或公民是否遵守药事法律、法规和是否执行药事行政决定的情况所进行的监督检查。例如，药品监督管理部门对药品生产企业生产的药品的质量进行的抽检。它具有以下特征：

1.药品监督检查的对象是相对人的守法情况。包括相对人是否遵守药事法律、法规以及是否履行药事行政机关依法做出的行政决定。

2.药品监督检查不直接影响相对人的实体权利和义务。它只是监督相对人是否正确行使权利或者履行义务，如果发现确有违法行为，则需要另行做出相应的制裁性行政决定或者采取某种强制措施。药品监督是国家监督的重要组成部分，是药事行政执法的重要手段。相对人是否遵守有关法律、法规，是否执行法律行政决定，要靠监督检查来查证。药事行政机关通过药事监督检查，如果发现相对人有违法行为，应当依法对其进行行政处罚或者行政强制执行。因此可以说，药品行政监督检查是正确做出行政处理行为的前提，是药事行政执法的首要环节。

（二）药事行政许可

药事行政许可是指药事行政执法主体根据相对人的申请，依法进行审查，对符合法定手续和技术规范要求的相对人赋予其相应的权利或资格的行政行为。其特征为：

1.药事行政许可是一种行政赋权行为，是行政主体依法直接赋予特定的相对人拥有可以从事为法律一般禁止行为的权利的资格的法律行为。例如赋予某药品生产企业生产许可证。

2.药事行政许可是依据相对人的申请而做出的行为，申请是许可的必要条件。

3.药事行政许可通常是要式法律行为。行政许可是行为人获得某种权利和权益的根据，因此一般要采用许可证等书面形式，如医疗机构制剂许可证。取得许可证就意味着获得了国家法律上的承认，取得了法律保障，任何人都不得侵犯许可证持有人的合法权益。

（三）药事行政处罚

药事行政处罚是指药事行政执法机关依据药事法的规定，对违法相对人所实施的行政法律制裁。如责令停产停业、吊销营业执照等。行政处罚是药事行政过程中运用最多的执法手段，它的主要特点是：

1.药事行政处罚是由特定的行政主体做出的，除法律规定享有行政处罚权的特定机关外，其他任何单位或个人都无权行使。

2.药事行政处罚是行政主体针对行政相对人做出的，属于行政主体依法实施的外部行政行为。

3.药事行政处罚具有鲜明的惩罚性。为了规范行政处罚的设立和实施，保障和监督行政机关有效实施行政管理，保护公民、法人或者其他组织的合法权益。1996 年 3 月 17 日第八届全国人大第四次会议通过了《中华人民共和国行政处罚法》。这部法律是进行药事行政处罚的主要依据。

(四)药事行政强制措施

药事行政强制措施是指药事行政执法主体为了预防、制止危害社会行为的发生而对相对人采取的迫使其履行义务的行政行为。其主要特征有：

1.紧迫性。药事行政强制措施是药事行政执法机关为了预防、制止正在发生或者可能发生的违法行为，保护社会秩序和公民的安全健康，而对违法者主动采取的一种措施。它具有紧迫性，无须相对人的申请就可实施，也体现了药事行政强制措施的及时性。

2.非惩罚性。药事行政强制措施不以制裁违法行为为直接目的，而只是为实现某一特定行政目标，它是在行政执法过程中采取的一种临时措施，而不是终结性的惩罚手段。

3.临时性。药事行政强制措施本身并不是最终的处理行为，它可作为其他最终处理行为的前奏，也可用于执行其他的最终处理决定。一旦采取强制措施的法定事由排除，行政强制措施就必须被解除。药事行政强制措施按照性质的不同，可以分为行政处置和行政强制执行。行政处置是在紧急情况下采取的强制措施，如药品监督管理部门对有证据证明可能危害人体健康的药品及其有关材料所进行的查封、扣押。行政强制执行是在行政相对人拒不履行义务时采取的强制措施，如强行划拨。

第四节　药事法律责任

一、药事法律责任的概念和特征

药事法律责任是指药事法律关系的主体由于违反药事法律规范所应承担的带有强制性的法律后果。它具有以下特征：

1.以存在违法行为为前提。药事法律责任是违反药事法律规范的结果。只有在构成药事违法的前提下，当事人才应该承担相应的法律责任。

2.有法律明文规定。药事违法行为有很多，但不是所有的违法行为都应负法律责任。只有药事法律、法规和规章在设定的权限范围内做了明确规定的，行为主体才能被依法追究责任。

3.有国家强制性。如果违法者拒绝承担其相应的法律责任，由国家强制力强制其承担。

4.由专门机关追究。药事法律责任应由专门的国家机关在法定职权范围内依法予以追究，其他任何单位或个人都无权行使此项职权。

二、药事法律责任的种类

根据行为人违反药事法律规范的性质和社会危害程度的不同，药事法律责任可以分为行政责任、民事责任和刑事责任三种。

（一）药事行政责任

药事行政责任是指药事行政法律关系的主体实施了违反药事法的行为，但尚未构成犯罪时所应承担的法律责任。根据我国现行药事法的规定，药事行政责任主要包括行政处罚和行政处分两种。

1.行政处罚。指药品监督管理部门在职权范围内对违反药事法但尚未构成犯罪的行政相对人所实施的行政制裁。行政处罚的种类主要有警告、罚款、没收非法财物、没收违法所得、责令停产停业、暂扣或吊销有关许可证等。

2.行政处分。指由有管辖权的国家机关或企事业单位依据行政隶属关系对违法失职人员给予的一种行政制裁。其种类主要有警告、记过、记大过、降级、撤职、开除六种。

行政处罚与行政处分的主要区别在于：①主体不同，行政处罚由行政执法机关实施，处罚的是行政相对人违反行政法律规范的行为；行政处分可以由国家机关或者企事业单位做出，针对的是其内部工作人员的违法失职行为。②性质不同，行政处罚属于外部行政行为，其针对的对象多是违法行为；行政处分属于内部行政行为，其针对的对象多是失职行为。③法律救济方式不同，当事人对行政处罚不服的，可以提起行政复议和行政诉讼，对行政处分不服的只能申诉，无权进行复议或者诉讼。

（二）药事民事责任

药事民事责任是指医疗机构或者药品的生产、经营机构违反法律规定，侵害公民的生命健康权利时所应向受害人承担的责任。民事责任的特点是：①民事责任主要是一种财产性质的责任。②承担民事责任的方式是给予经济赔偿，以补偿受害人的损失。③在法律允许的条件下，民事责任可以由当事人自愿协商解决。我国《民法通则》规定当事人承担民事责任的方式有停止损害，排除妨碍，消除危险，返还财产，恢复原状，修理、重作或更换，赔偿损失，支付违约金，消除影响或恢复名誉，赔礼道歉10种。药事法所涉及的民事责任以赔偿损失为主要形式。

（三）药事刑事责任

药事刑事责任是指药品监督管理部门的工作人员、医疗机构的工作人员及药品的生产、经营者违反了药事法律、法规，严重地侵犯了国家的药品监管秩序或者公民的身体健康，构成犯罪时承担的法律后果。刑事责任有以下特点：①刑事责任是基于行为人实施了刑法明文规定的犯罪行为而产生的，其确立的依据是行为人实施的行为符合犯罪的构成要件。②刑事责任具有鲜明的惩罚性，是对当事人最为严厉的一种制裁手段。③刑事责任实现的方式表现为刑法所规定的各类以限制或者剥夺行为人的自由和生命为主的刑罚。根据《刑法》的规定，实现刑事责任的方式是刑罚。刑罚是国家审判机构依照《刑法》的规定，剥夺犯罪分子某种权益直至生命的一种强制行为，分为主刑和附加刑。主刑包括管制、拘役、有期徒刑、无期徒刑和死刑，它们只能单独适用。附加刑有罚金、剥夺政治权利、没收财产，它们可以附加适用，也可以独立适用。对于犯罪的外国人，还可以独立适用或附加适用驱逐出境。我国《刑法》对违反药事法的犯罪行为的刑事责任做了明确规定，规定了许多相关的罪名，如生产或销售假药罪、生产或销售劣药罪、非法经营罪（如非法经营麻醉药品、精神药品等特殊药品）等等。

第三章　药事行政救济的法律规定

第一节　概　述

一、药事行政救济的概念

行政救济的核心就是权利救济。权利救济的形式，可以发生在行政活动中，也可以发生在行政侵权后。药事行政救济是指在药事行政机关的行政行为对行政相对人和公众的权益造成侵害的情况下根据该行政相对人和公众的请求，通过一定的机关和程序防止或排除其侵害，以保护、救济行政相对人和公众的权益的制度。

二、药事行政救济的内容

药事行政救济主要类型：

1. 行政复议。指法律规定的行政复议机关对争议的具体行政行为接受复议申请、进行审理、做出裁决的行政行为。行政复议的根本目的是纠正行政机关已做出的违法的具体行政行为。1999 年 4 月 29 日第九届全国人大常委会第九次会议公布的《中华人民共和国行政复议法》（以下简称《行政复议法》）系统地规定了行政复议的内容。

2. 申诉监督。指受到行政侵权的人，向地方人大常委会提出申诉，由受理机关按照申诉监督权限和程序对争议做出处理所提供的救济。

3. 行政诉讼。根据司法最终原则，行政诉讼是解决争议的最后途径。行政诉讼是由人民法院依据事实与法律对行政争议的案件进行审理并做出裁决的活动。

4. 行政赔偿。是国家赔偿的一个形式，是对已经造成实际损害的违法行政侵权行为进行救济的制度。

三、药事行政救济的作用

行政复议、申诉监督、行政诉讼和行政赔偿对权利救济和行政争议的解决各有所长，互为补充。行政复议的优点是解决争议的机关具有管理经验和专业知识，可以有效、及时解决争议，行政机关的首长负责制和层级制有利于争议的快速处理；缺点是复议裁决机关并非独立于争议之外，其公正性在实际工作中受到质疑。人民代表大会是国家权力机关，虽然具备解决争议的权威和条件，但局限性在于它的性质和活动方式，不宜大量处理具体案件。行政诉讼优势在于相对独立的地位和公开的诉讼程序，可以做出比较公正的裁判；但是法官行政经验的缺乏，诉讼过程冗长和审级层次的重叠，与保证行政效率的要求很难统一。因此，实现上述三种形式的互为补充、互为依靠，即司法审判的公正、行政复议的高效、申诉监督的权威，就可以形成对违法或不良行政行为的有效监督机制。

第二节　药事行政复议

一、药事行政复议的概念

药事行政复议是法定药事行政复议机关应药事行政争议特定方当事人（自然人、法人或者其他组织）的申请，审查药事行政主体所做出的具体行政行为的合法性与适当性，并做出相应裁决的行政司法行为。

二、药事行政复议的基本原则

药事行政复议的目的是保护自然人、法人和其他组织的合法权益，纠正、防止违法或不当的行政行为，因此药事行政复议应遵循以下原则：

（一）保护行政管理相对人的合法权益，保障和监督行政机关依法行使职权原则

药事行政复议既是行政司法制度，也是药事行政救济制度之一。其目的是当行政管理相对人的合法权益在行政管理中受到行政主体侵犯时，法律为之提供一个政府系统内部的补救途径。因此，在药事行政复议的整个过程中，药事行政复议机关都应把保护行政相对人的合法权益放在首位；与此同时，实现对行政主体依法行使职权的保障和监督。在药事行政复议中，对于行政主体合法行使职权的行为，复议机关应加以保障和维护。行政主体合法行使职权的行为，实质上是对其他大多数个人、组织合法权益的保护，两者之间在根本上是一致的。

（二）防止和纠正行政机关违法或不当的具体行政行为，坚持有错必纠原则

药事行政复议制度是在药事行政系统内部解决行政争议的方式，这一根本特征决定了药事行政复议制度可以成为而且应该成为我国解决药事争议的最有力、最有效的监督管理手段。之所以将有错必纠原则列为药事行政复议制度特有的原则，是因为药事行政复议是在行政机关系统内实行的监督制度，监督者与

被监督者之间有各种关系和联系，容易产生“护短”，因而更需要强调有错必纠，以此作为药事行政复议的基本要求和原则。

（三）保障法律、法规的正确实施原则

在药事行政复议中，药事行政复议机关要严格按照法律、法规办事，对引起争议的行政行为的合法性进行审查。这种审查，既包括对根据法律、法规做出的具体行政行为的审查，也包括对据以做出具体行政行为的规章以及抽象行政行为的审查，以此保障法律、法规的正确实施。

（四）合法、公正、公开、及时、便民原则

这一原则对药事行政复议提出了如下要求：①药事行政复议要依法对被申请复议的行为进行审查和做出裁决，不能违法复议；②药事行政复议和行政复议机构在复议活动中应当保证对双方当事人不偏不倚，在充分调查取证、掌握翔实证据的基础上，正确地适用法律、法规；③药事行政复议应充分体现其行政司法特色，向复议双方当事人、社会及舆论开放，促进行政公开，防止腐败；④药事行政复议应依法定时限进行，不能拖延耽搁；⑤药事行政复议要尽可能方便申请人，在法律规定的范围内做到手续简便，并不得向申请人收取任何费用。

（五）诉讼终局原则

诉讼终局原则，是指药事行政复议的复议决定不是最终发生法律效力的决定，复议当事人对该决定不服的，可以在法定期限内向人民法院提起行政诉讼，人民法院审理后做出的终审裁决才是发生法律效力的终局决定。

（六）一级复议原则

药事行政复议只能复议一次，除非法律另有规定（如对国务院各部门或者省、自治区、直辖市人民政府的具体行政行为不服申请复议后对复议结果仍不服的，可以申请国务院做出最终裁决），复议申请人不得向更高的行政机关再申请复议。

三、药事行政复议的受案范围

依照我国《行政复议法》规定，自然人、法人或者其他组织对下列具体药事行政行为不服的，可以申请复议：①对药事行政机关做出的行政处罚不服的；②对药事行政机关采取的有关强制性措施决定不服的；③认为药事行政机关侵犯其合法经营自主权的；④认为符合条件申请有关许可证，药事行政部门拒绝颁发或者不予答复的；⑤要求药事行政机关履行其法定职责拒不答复的；⑥认为药事行政机关违法要求履行义务的；⑦认为药事行政机关侵害其财产、人身权的；⑧其他可以申请药事行政复议的具体行政行为。《行政复议法》对药事行政复议的排除范围做出了规定：①不服药事行政处分及其他人事处理决定的；②不服药事行政机关对民事纠纷做出的调解和其他处理的。

四、药事行政复议的管辖

药事行政复议的管辖是指不同层次的药事行政机关之间，在受理药事行政争议案件方面的分工和权限，是药事行政复议案件受案范围的具体化。主要内容有：①对县级以上药事行政机关的具体药事行政行为不服的，申请人可以向该药事行政机关的本级人民政府申请行政复议，也可以向上一级的药事行政机关申请行政复议；②对药事行政机关依法设立的派出机构依照法律、法规或者规章规定，以自己的名义做出的具体药事行政行为不服的，向设立该派出机构的药事行政机关或者该机关的本级人民政府申请行政复议；③对法律、法规授权的组织的具体药事行政行为不服的，可向直接管理该组织的药事行政机关申请行政复议；④两个药事行政机关或药事行政机关与其他行政机关共同做出的行政行为，向其共同上一级行政机关申请行政复议。

五、药事行政复议的机构及职责

药事行政复议机关是依法承担并履行药事行政复议职责的行政机关。药事行政复议机关负责法制工作的机构具体办理行政复议事项，履行下列相应职责：

1. 对行政复议申请进行初步审查，决定是否受理。

2. 向有关组织和人员调查取证，查阅相关文件和资料。

3. 组织审理行政复议案件，提出审理建议，拟订行政复议决定。

4. 对被申请人违反《行政复议法》《行政复议实施条例》及《国家食品药品监督管理总局行政复议办法》的行为提出处理建议。

5. 依照有关规定参与办理因不服行政复议决定提起行政诉讼的应诉事项。

6. 法律、行政法规规定的职责和国家食品药品监督管理总局规定的其他职责。

六、药事行政复议的参与人

药事行政复议参与人包括：①申请人，即认为具体药事行政行为直接侵犯了其合法权益的自然人、法人或其他组织；②被申请人，即做出引起申请人不服的具体行政行为的药事行政机关或者法律、法规授权组织；③第三人，即与申请人复议的具体行政行为有利害关系，为维护自己的合法权益，经复议机关同意参加复议的自然人、法人或其他组织。

七、药事行政复议的期限

药事行政机关的具体行政行为侵犯自然人、法人或其他组织合法权益的，可以自知道该具体行政行为之日起60日内提出行政复议申请，但是法律规定的申请期限超过60日的除外。因不可抗力或者其他正当理由耽误法定申请期限的，申请期限自障碍消除之日起继续计算。

八、药事行政复议的受理

药事行政复议机关收到行政复议申请后，应当在5日内进行审查，并依据不同情况做出以下处理：

1. 药事行政复议申请不符合《行政复议法》规定的，决定不予受理，并书面告知申请人。

2. 对符合《行政复议法》规定，但不属于本机关受理的，应当告知申请人向有关行政复议机关提出。

3. 除以上情形外，药事行政复议申请自药事行政复议机构收到之日即为受理。

药事行政复议机关无正当理由拒绝受理申请人的申请，上级行政机关应当责令其受理；必要时，上级行政机关也可以直接受理。对于依法应先复议后起诉的复议事项，药事行政复议机关决定不予受理或者受理后超过行政复议期限不做答复的，申请人可以自收到不予受理决定书之日起或者行政复议期满之日起15日内，依法向人民法院提起行政诉讼。

九、药事行政复议的决定

药事行政复议机关以事实为依据，以法律为准绳，对行政争议得出结论，做出书面处理，即为复议决定。药事行政复议机关应当自受理申请之日起60日内做出行政复议决定；但是法律规定的行政复议期限少于60日的除外。情况复杂，不能在规定期限内做出药事行政复议决定的，经行政复议机关负责人批准，可以适当延长，并告知申请人和被申请人；但是延长最多不超过30日。药事行政复议机关通过对被申请人具体行政行为的审理，根据不同情况可分别适用以下种类的决定：

1. 具体行政行为认定事实清楚，证据确凿，适用依据正确，程序合法，内容适当，决定维持。

2. 被申请人不履行法定职责的，决定其在一定期限内履行。

3. 具体行政行为有下列情况之一的，决定撤销、变更或者确认该具体行政行为违法的，可以责令被申请人在一定期限内重新做出具体行政行为：①主要事实不清、证据不足的；②适用依据错误的；③违反法定程序的；④超越或者滥用职权的；⑤具体行政行为明显不当的。

4.赔偿决定，被申请人做出的具体行政行为侵犯申请人的合法权益造成侵害，申请人请求赔偿的，药事行政复议机关对符合国家赔偿法有关规定应当给予赔偿的，在决定撤销、变更具体行政行为或者确认具体行政行为违法时，应当具体决定被申请人依法给予赔偿。药事行政复议决定书一经送达，即发生法律效力。除法律规定的终局复议决定外，申请人对复议决定不服的，可以在收到药事行政复议决定书之日起15日内，或法律规定的其他期限内向人民法院起诉。申请人如果逾期不起诉，又不履行复议决定，或者不履行最终裁决的行政复议决定的，对于维护决定，由被申请人依法强制执行或者申请人民法院强制执行；对于变更决定，由药事行政复议机关依法强制执行或者申请人民法院强制执行。

第三节　药事行政诉讼

一、药事行政诉讼的概念

药事行政诉讼是指自然人、法人或其他组织认为药事行政机关（法律、法规授权组织或委托组织）及其工作人员的具体行政行为侵犯其合法权益时，依法向人民法院提起诉讼，由人民法院依据事实与法律进行审理并做出裁决的法律活动。

二、药事行政诉讼的特征

1.药事行政诉讼是药事行政管理相对人不服药事行政执法机关管理处罚，向人民法院提起的诉讼。

2.药事行政诉讼的被告只能是药事行政部门。这是区别于民事诉讼和刑事诉讼的一个重要特征。

3.药事行政诉讼的目的是审查具体药事行政行为是否合法。

三、药事行政诉讼的基本原则

1.举证倒置原则。举证责任也称提供证据的责任，是指当事人对争议事项有责任加以证明，否则就要承担败诉的风险。在药事行政诉讼中，举证责任属于“举证倒置”，也就是作为被告的药事行政机关必须提供原先做出具体药事行政行为的事实依据和法律依据，而不像民事诉讼中由原告提供证据。如果药事行政机关在药事行政诉讼中不举证或者举证不能，将承担败诉的后果。

2.复议前置原则。药事行政部门和管理相对人之间的争议，在起诉至人民法院进行药事行政诉讼前，可依法经过上级药事行政部门复议。一些法律明确规定的争议案件，未经复议的，人民法院不予受理。

3. 行为持续原则。在药事行政诉讼期间，药事行政机关正在实施的具体药事行政行为并不因原告提起诉讼而停止执行。

4. 不调解、不得反诉原则。人民法院在审理药事行政诉讼案件时，只能以事实和法律为根据来审查和确认药事行政机关所做出的具体行政行为是否合法，并做出判决或裁定，不可以进行调解，作为被告的行政机关也无权放弃自己的职责。另外，在诉讼期间，药事行政机关无权提起反诉。

5. 司法变更权有限性原则。人民法院在药事行政诉讼中，一般不享有司法变更权，对被诉的药事行政机关的药事行政处理决定，只能做出维持或者撤销的判决或裁定，不能直接变更具体行政行为内容，只有在特殊例外情况下享有一定的变更权。

四、药事行政诉讼程序

（一）药事行政诉讼的受案范围

根据行政诉讼法的规定，结合药事行政的实际，药事行政诉讼的受案范围主要有以下几类：

1. 不服药事行政机关行政处罚的案件。主要是指对罚款、吊销药品生产或经营许可证、责令停产停业、没收财产等行政处罚不服的，可依法向人民法院提起诉讼。

2. 不服药事行政机关强制措施的案件。行政强制措施是药事行政机关为了履行行政管理职能，依法对公民的人身或财产加以限制的一种特别措施。对限制人身自由或者对财产封存、扣压等行政强制措施不服的，可以依法提起行政诉讼。

3. 对药事行政机关“不作为”的案件。保护公众的人身健康、财产安全同样是药事行政部门的法定职责。当公民申请药事行政机关履行保护人身权、财产权等法定职责时，药事行政机关拒绝履行；当自然人、法人和其他组织欲进行与药事有关的生产经营行为，并认为符合法定条件，申请许可证，但药事行政机关“不作为”，即不履行法定职责，药事行政管理相对人就有权依法向人民法院提起诉讼。

（二）药事行政诉讼的管辖

药事行政诉讼的管辖是指各级人民法院或同级人民法院在受理第一审行政案件时的职权划分，即人民法院在受理第一审药事行政案件上的分工和权限。主要分为级别管辖和地域管辖。

1. 级别管辖。指在人民法院系统内划分和确定各级人民法院受理第一审药事行政诉讼案件的分工和权限。

2. 地域管辖。又称区域管辖，指同级人民法院之间在各自管辖区内受理第一审药事行政诉讼的分工和权限，也就是根据人民法院所在行政区域确定的管辖。

(1)一般地域管辖：指药事行政案件由最初做出具体行政行为的行政机关所在地人民法院管辖。

(2)特殊地域管辖：指按法律特别规定所确定的管辖，通常又分为专属管辖和共同管辖。①专属管辖是以原告起诉的具体行政行为指向的对象所在地为标准确定法院管辖制度，如因不动产提起药事行政诉讼的，由不动产所在地人民法院管辖。②共同管辖是指两个或两个以上人民法院对同一药事行政案件都有管辖权时，如何确定管辖法院的制度。如经药事行政复议，复议机关改变了原具体行政行为的，可由最初做出具体行政行为的行政机关所在地或复议机关所在地的人民法院管辖；对限制人身自由的行政强制措施不服的药事行政案件，由被告或原告所在地人民法院管辖。

3. 指定管辖和送达管辖。《行政诉讼法》规定，有管辖权的人民法院由于特殊原因不能行使管辖权，或对管辖权发生争议，经双方协商解决不成功的，由上级人民法院决定将第一审药事行政诉讼案件指定某个下一级人民法院管辖。当人民法院发现受理的案件不属于自己管辖时，应将其移送给有管辖权的人民法院处理。

(三)药事行政诉讼的起诉和受理

药事行政诉讼的起诉，是指自然人、法人或其他组织认为药事行政机关的具体行政行为侵犯其合法权益，依法向人民法院提起诉讼请求，旨在引起第一审行政审判程序对行政机关的具体行政行为予以审查和做出裁判，以保护自己合法权益的诉讼行为。这种诉讼行为的性质是原告行使法律上赋予的起诉权的行为，是原告单方面的诉讼行为。药事行政诉讼的受理，是指人民法院通过审查自然人、法人或其他组织提起的药事行政诉讼请求，认为符合法律规定的起诉条件，决定接受其诉讼请求予以立案审查的活动。

1. 起诉条件。

起诉必须符合一定条件：①原告必须是药事行政处罚或其他处理决定的相对人，或者是行政处罚、处理决定的利害关系人；②要有明确的被告，被告可能是药事行政机关，也可能是法律、法规授权的组织；③要有具体的诉讼请求和相应的事实根据，并以书面形式向人民法院提出诉讼请求；④诉讼请求属于人民法院受案范围和受诉人民法院管辖范围。

2.起诉方式。

(1)直接起诉,即当事人对具体行政行为不服,可以不经过复议,直接向人民法院起诉。这在药事法律、法规中有三种情况:①没有规定复议,只规定可以向人民法院起诉;②规定可以申请复议,也可以直接向人民法院起诉;③既未规定复议,也未规定诉讼。

(2)复议前置,即对药事行政机关的具体行政行为不服,只能先向药事行政机关申请行政复议,经行政复议后才能向人民法院起诉。主要有两种情况:①在法律或法规中只规定可以申请行政复议,没有规定行政诉讼,这种情况很少;②在法律或法规中明确规定,对具体行政行为不服可申请复议,对复议决定不服可起诉。

3.起诉期限。

药事行政诉讼一般有 15 日和 3 个月两种期限:①一是经过行政复议的案件,应当在接到行政复议决定书或行政复议期满之日起 15 日内起诉;二是法律明确规定起诉期限为 15 日内;②药事法律没有明确期限,也不属于复议前置的,一般起诉期限为 3 个月。

(四)药事行政诉讼案件的审理

药事行政诉讼案件的审理是指人民法院从受理药事案件起,到终审判决前所进行的各项诉讼行为总和,主要包括:组成合议庭、通知被告应诉、查阅材料、搜集证据、决定是否停止具体行政行为的执行等。药事行政诉讼案件审判组织一般为合议制,开庭审理除涉及国家秘密和个人隐私外,一般实行公开审理,由合议庭进行法庭调查和双方当事人(代理人)进行辩论,在辩论结束后依法裁判。

(五)药事行政诉讼的上诉

我国行政诉讼是两审终审制。在一审判决后,原告、被告、第三人任何一方不服判决,均可在接到判决书之日起 15 日内向上级人民法院提出上诉。无论上诉提出的理由是什么,上诉人民法院均须对一审判决进行全面的审查。二审判决,是终审判决。判决书一经送达即产生法律效力,当事人无论是否申诉,都必须执行判决。

(六)药事行政诉讼案件的执行

药事行政诉讼案件的执行是指人民法院依照法定程序对已经发生法律效力的法律文书,在负有义务一方当事人拒不履行义务时,强制其履行义务的法律活动。人民法院对药事行政案件的执行有两种:一是人民法院判决生效后,义务人不执行生效判决,药事行政机关可以在判决生效 3 个月内,向一审人民法院申请强制执行;二是药事行政部门做出的具体行政行为超过行政复议及起诉期限,当事人既不申请复议,也不起诉,又不履行义务时,药事行政机关可以在起诉期限届满 3 个月内，向被申请人所在地人民法院申请强制执行。

五、药事行政诉讼与药事行政复议的关系

首先，药事行政诉讼与药事行政复议的共同点是两者都是用来解决药事行政争议的法定手段和方式；两者的目的都是为了保护药事管理相对方的合法权益，监督和维护药事行政机关依法行政。其次，两者在程序上都是基于药事管理相对人的请求而启动的程序活动。药事行政诉讼与药事行政复议的区别：①在性质上，药事行政复议是一种行政程序活动，体现了国家行政权，是行政内部监督；而药事行政诉讼则是一种司法活动，体现了国家的司法权，是司法监督。②在受理机关上，药事行政复议只能由与相对方发生行政争议的药事行政机关的上级机关受理；而药事行政诉讼则由人民法院受理。③在适用程序上，药事行政复议适用行政程序；而药事行政诉讼适用司法程序。④在审查范围上，药事行政复议时，对具体行政行为既审查合法性又审查合理性；而药事行政诉讼则主要审查合法性。⑤在法律效果上，药事行政复议以后仍可再提起诉讼；而药事行政诉讼则是两审终审。药事行政复议与药事行政诉讼的联系：在一定的法定条件下，不经过药事行政复议则不能提起药事行政诉讼，药事行政复议是药事行政诉讼的前置条件。如特殊药品管理引起的行政争议，必须经过行政复议以后才能提起行政诉讼。另外，在复议期间不得起诉，必须待复议结束；或法定期限届满复议机关仍无结论，才能起诉。同样，当事人一旦提起行政诉讼则不能再申请行政复议。

第四节　药事行政赔偿

一、药事行政赔偿与国家赔偿概述

药事行政赔偿是指医药卫生行政机关及其工作人员违法行使职权，侵犯了自然人、法人或者其他组织的合法权益并造成后果的，由国家承担的赔偿责任。药事行政赔偿是行政侵权赔偿的一种类型，而行政侵权赔偿是国家赔偿责任的一种类型。国家赔偿责任是指国家基于国家机关及其工作人员违法行使职权侵犯自然人、法人或其他组织的合法权益造成损害所承担的赔偿责任。国家赔偿责任在我国主要有两大部分：①行政赔偿；②司法赔偿。司法赔偿包括刑事赔偿和法院违法采取强制措施所造成损害的赔偿。1994 年我国颁布了《中华人民共和国国家赔偿法》（以下简称《国家赔偿法》）。其中明确了国家承担赔偿责任的原则是“违法性”的存在，也就是国家承担赔偿的前提是国家机关及其工作人员

在行使职权时必须有行为违反了法律、法规的规定。这里的违法是指行为违法，而不是行为的结果违法；是行为客观上的违法，而不是主观上的“过错”；行为的违法内容可以是实体法，也可以是程序法；另外行为违法的形式可以是积极的作为，也可以是消极的不作为。根据《国家赔偿法》的规定，国家赔偿以支付赔偿金为主要方式，对能返还财产或恢复原状的，予以返还财产或恢复原状。造成受害人名誉权、荣誉权损害的，应当在侵害行为影响的范围内，为受害人消除影响、恢复名誉、赔礼道歉。

二、药事行政赔偿的构成要件

药事行政赔偿的构成要件就是指构成侵权赔偿责任的条件。主要有以下几个条件：①侵权主体是行政主体，即行政相对人合法权益的损害是药事行政主体及其工作人员在执行职务中造成的，其他非行政主体或个人造成的损害，药事行政机关不承担行政赔偿责任。②侵权行为是职权行为，即药事行政机关负责行政赔偿的损害是行政主体及其工作人员行使职权时造成的。药事行政主体及其工作人员从事与职权无关的民事活动、个人行为造成的侵害，药事行政机关不承担行政赔偿责任。③损害行为的性质是违法行为，药事行政赔偿是药事行政主体及其工作人员违法行使职权所引起的法律责任。没有违法这一前提，就不可能引起行政赔偿责任。④药事行政赔偿以侵害行政相对人的合法权益并造成损害为条件，即药事行政主体及其工作人员违法行使职权所侵害的是行政相对人的合法权益，而不是违法权益，而且还必须造成了合法权益的实际损害。⑤违法行为和损害事实之间存在必然的、内在的、合乎规律的因果关系。

三、药事行政赔偿的范围

（一）具体行政行为违法引起的赔偿范围

药事行政赔偿责任是与药事行政诉讼的受案范围相对应的，诉讼审查的对象是具体行政行为。因此，行政赔偿的范围也仅指具体行政行为的赔偿范围。主要包括：

1. 侵犯人身权的行政赔偿范围。药事行政机关及其工作人员在行使行政职权时有下列侵犯人身权情形之一的，受害人有取得赔偿的权利：

（1）违法拘留或者违法采取限制人身自由的行政强制措施的。

（2）非法拘禁或者以其他方式非法剥夺人身自由的。

（3）以殴打、虐待等行为或者唆使他人以殴打、虐待等行为造成身体伤害或者死亡的。

（4）造成身体伤害或者死亡的其他违法行为。这里的其他违法行为，包括具体行政行为和与行政机关及其工作人员行使职权有关的，给自然人、法人或者其他组织造成损害的，违反行政职责的行为。

2.侵犯财产权的行政赔偿范围。药事行政机关及其工作人员在行使行政职权时有下列侵犯财产权情形之一的，受害人有权取得赔偿的权利：

(1)违法实施罚款、吊销许可证和执照、责令停产停业、没收财物等行政处罚的。

(2)违法对财产采取查封、扣押、冻结等行政强制措施的。

(3)违法征收、征用财产的。

(4)造成财产损害的其他违法行为。这里的其他违法行为与侵犯人身权的其他违法行为相同。

(二)药事行政赔偿责任的排除

根据《国家赔偿法》的规定，属于下列情形之一的，国家不承担赔偿责任：

1.行政机关工作人员与行政职权无关的个人行为。

2.因自然人、法人和其他组织自己的行为致使损害发生的。

3.法律规定的其他情况。

四、赔偿请求人和赔偿义务机关

(一)赔偿请求人

行政赔偿请求人是指因药事行政机关及其工作人员违法行使职权而使合法权益受到损害，依法请求国家予以赔偿的人，行政赔偿的请求人既可能是自然人，也可能是法人及其他组织。关于行政赔偿请求人的资格，《国家赔偿法》规定：①受害的公民、法人和其他组织有权要求赔偿；②受害的公民死亡，其继承人和其他有抚养关系的亲属有权要求赔偿；③受害的法人或者其他组织终止，其权利承受人有权要求赔偿。最高人民法院对赔偿请求人做出了必要的补充：受害的公民死亡，其继承人和其他有抚养关系的亲属以及死者生前扶养的无劳动能力的人有权提起行政赔偿诉讼；企业法人或者其他组织被药事行政机关撤销、变更、兼并、注销，认为经营自主权受到侵害，依法提起行政赔偿诉讼的，原企业法人或者其他组织，或者对其享有权利的法人或者其他组织均具有原告资格。

(二)赔偿义务机关

药事行政赔偿义务机关是指依法代表国家履行药事行政赔偿义务，承担赔偿责任的药事行政机关及法律法规授权的组织。药事行政赔偿义务机关的确立，主要有以下标准：

1.以实施侵权行为的行政机关作为赔偿义务机关。

2.以法律、法规授权的组织作为赔偿义务机关。

3.以委托的行政机关作为赔偿义务机关。

4.以继续行使职权的行政机关或撤销赔偿义务的机关作为赔偿义务机关。

5.以行政复议机关作为赔偿义务机关。

五、药事行政赔偿的程序

按照《行政诉讼法》和《国家赔偿法》的规定,药事行政赔偿的请求可以单独提起,也可以一并提出。

1.单独提起。自然人、法人或者其他组织单独就损害赔偿提出请求。单独提起赔偿请求的,应当先由行政机关解决;解决方式成立后,如对行政处理不服,可以向法院提起赔偿诉讼。

2.一并提出。一并提出包括在申请复议时一并提出和提起行政诉讼时一并提出。提起行政诉讼时一并提出可以是在起诉时一并提出,也可以在行政诉讼案件审理过程中提出。药事行政赔偿程序中,还有一个行政机关内部的程序,就是追偿。追偿是一种承担赔偿责任后的赔偿义务机关向有故意或重大过失的本机关的工作人员追究责任的制度。行政机关赔偿损失后,应当责令有故意或重大过失的行政机关工作人员承担部分或者全部赔偿费用。

第四章　药品与药品标准的法律规定

第一节　概　述

一、药品

(一)药品的定义

《药品管理法》中关于药品(Drug)的定义是:“药品,是指用于预防、治疗、诊断人的疾病,有目的地调节人的生理机能并规定有适应证或者功能主治、用法和用量的物质,包括中药材、中药饮片、中成药、化学原料药及其制剂、抗生素、生化药品、放射性药品、血清、疫苗、血液制品和诊断药品等。”此定义既规定了药品的内涵和外延,也规定了作为药品应具备的条件。

(二)药品的分类

药品有多种分类方法,按照药品的物质性质进行划分,可分为中药与天然药物、化学药品、生物制品三大类;根据药品的给药途径不同,可分为口服药、外用药、注射用药等;按照药品的临床药理作用不同,可分为神经系统药物、心血管系统药物等。

从药品管理的角度来讲,也可用以下方法对药品进行分类:从药学的历史发展角度,可分为现代药和传统药;从国家对药品注册管理的角度分,可分为新药、仿制药、进口药品和医疗机构制剂等;从药品的安全性及其易引起滥用而造成危害的角度,可分为麻醉药品、精神药品、医疗用毒性药品和放射性药品等几类特殊管理的药品;从药品使用途径与安全管理角度,分为处方药和非处方药;从药品的社会价值和社会功能角度,分为国家基本药物、基本医疗保险用药和国家储备药品。

(三)药品的特殊性

药品是特殊的商品,以治病救人为目的,其质量的好坏直接关系到人们的身体健康和生命安危。因此,必须对药品的所有环节进行严格控制,以保障药品的安全、有效。药品的特殊性表现在以下四个方面:

1. 专属性。表现为对症治疗,患什么病用什么药。处方药必须在医师的检查、诊断、指导下合理使用;非处方药由患者根据病情自我判断,合理地选择药品,并按照药品说明书使用。

2.两重性。药品一方面具有防病治病的作用,另一方面也具有不良反应。管理有方,用之得当,可以治病救人,造福人类;若管理不当,使用不善,则可致病,危害人体健康,甚至危及生命安全。

3.质量的重要性。药品是治病救人的物质,只有符合法定质量标准的合格药品才能保证疗效。因此,药品只能是合格品,不能像其他商品一样可分为一等品、二等品、等外品和次品等。药品的真伪和质量优劣须由专业人员依照法定的药品标准和检验方法进行鉴别、检验。一般而言,患者不具备鉴别药品的能力。

4.时限性。人们只有防病治病时才需要用药,但药品生产、经营部门平时就应有适当数量的药品储备。只能药等病,不能病等药。有些药品虽然用量少、有效期短,即使无利可图,也必须保证生产、供应和适当储备,以备临床急需。

二、药品标准

(一)药品标准概述

药品标准(Drug Standard)是指国家对药品的质量、规格、检验方法等所做的技术规定,是药品研制、生产、经营、使用、检验和管理部门共同遵循的法定依据。内容包括药品的名称、成分或处方的组成;含量及其检查、检验方法;制剂的辅料;允许的杂质及其限量要求以及药品的适应证或功能主治;用法、用量;注意事项;贮藏方法等。中药材、中药饮片、中成药、化学原料药及其制剂、生物制品等应根据各自的特点设置相应的项目。

(二)药品标准的法律地位

药品标准是国家对药品的质量规格和检验方法所做的技术规定,它具有法律约束力,是药品生产、供应、使用、检验部门遵循的法定依据。制定和颁发药品标准是加强药品管理,保证人民用药安全有效的一项重要措施。它还包括以下含义:

1.药品标准具有法定性质,属强制性标准。

2.药品标准由国务院药品监督管理部门颁布。

3.药品标准是对药品质量规格和检验方法所做的技术规定。

4.药用辅料标准、药品卫生标准均属药品标准。

5.所有从事药品生产、经营、使用、检验、科研的单位和个人均应遵循药品标准,保证药品质量。

在我国的药品监督管理中,药品标准不仅是鉴定药品质量的重要技术标准,而且在一定程度上构成了判断相对人是否违反药品管理法律法规的重要基准,如对判断生产销售假劣药品罪构成要件的成立与否发挥很大作用。此外，还对药品说明书的规范与合法起到重要作用。由此可见，药品标准虽然只是一种行政标准，形式意义上看不是“法”，但在实际运用中却比法更为广泛。因此，对药品标准的法律规定加以分析，能够使我们更好地理解、运用药品标准。

第二节　药典和国家药品标准

药品质量标准应能控制药品的内在质量。药品质量的好坏，集中表现在有效性和安全性两方面，它取决于药品本身的性质和纯度。药品的有效性是发挥治疗效果的基本条件，安全性是保证药品充分发挥作用而又减少损伤和不良影响的必要条件。药品标准的内容一般包括：名称、成分或处方的组成；含量及其检查、检验的方法；制剂的辅料；允许的杂质及其限量、限度；技术要求以及作用、用途、用法、用量；注意事项；储藏方法；安装等。其目的就是在正常的原辅料与正常的生产条件下通过药品的标准检查与检验，以证明该药品的质量是符合专用要求的。制定药品标准必须坚持质量第一，充分体现“安全有效，技术先进，经济合理”的原则，药品标准应起到促进提高质量、择优发展的作用。

一、药品标准分类

药品标准主要包括国家药品标准和地方药品标准。《药品管理法》规定，国务院药品监督管理部门颁布的《中国药典》和药品标准为国家药品标准。目前在我国使用的除了国家药品标准，还有地方药品标准。

(一)国家药品标准

1.《中国药典》。由药典委员会主持编写，经国家药品监督管理部门批准颁布并实施的有关药品质量标准的法典，是监督检验药品质量的技术法规，是我国药品生产、经营、使用和监督管理所必须遵循的法定依据。新中国成立后，我国政府非常重视药品标准的编纂修订工作，先后编纂颁布了《中国药典》1953 年版、1963 年版、1977 年版、1985 年版、1990 年版、1995 年版、2000 年版、2005 年版、2010 年版等共 9 版药典。从 1985 年起，每隔 5 年修订一次。现在施行的《中国药典》是 2010 年版，由原卫生部颁布，于 2010 年 10 月 1 日起执行。共分为三部出版，一部为中药，二部为化学药品，三部为生物制品。该版《中国药典》收载药品品种共计 4567 个，基本覆盖了《国家基本药物目录》的品种。

列入《中国药典》的药品品种的范围和要求是：①防治疾病必需、疗效肯定、不良反应少、优先推广使用，并有具体的标准，能控制或检定质量的品种；②工艺成熟、质量稳定、可成批生产的品种；③常用的医疗敷料、基质等。凡属《中国药典》收载的药品及制剂，其质量在出厂前均须按《中国药典》规定的方法进行检验，凡不符合《中国药典》规定标准的不得出厂、销售和使用。但是《中国药典》的质量标准是该药品应达到的最低标准，各生产厂家可制定出高于这些指标的标准作为企业的内控标准，以生产出质量更好的药品。

2.局(部)颁药品标准。局(部)颁药品标准，是指未列入《中国药典》而由国家食品药品监督管理总局(或原卫生部)批准并颁布实施的药品标准。它和《中国药典》同属国家药品标准，有准药典的性质，具有法律约束力。局(部)颁标准收载的品种有中成药、化学药品与制剂、抗生素药品、生化药品等。

局(部)颁药品标准的收载范围是：①国家药品监督管理部门批准的新药；②疗效肯定，但质量标准仍需进一步改进的药品；③上版药典收载，而新版药典未收入，疗效肯定，国内仍然生产使用，需要统一标准的品种。

3.注册标准。药品注册标准是国家药品监督管理部门批准给特定申请人的药品标准，对于申请人及接受申请人技术转让生产该药品的药品生产企业来说是法定的、强制性标准。药品注册标准不得低于《中国药典》的规定。

(二)地方药品标准

目前，我国的地方药品标准是指由各省、自治区、直辖市药品监督管理部门颁布并实施的中药饮片炮制规范和医疗机构制剂标准，在本行政辖区内具有指导意义和法律约束力。

1.中药饮片炮制规范。《药品管理法》规定，中药饮片必须按照国家药品标准炮制。目前，我国国家药品监督管理部门只对部分中药材和中药饮片品种制定了国家药品标准。对于国家药品标准中没有规定的品种，必须按照省、自治区、直辖市药品监督管理部门制定的中药饮片炮制规范炮制。各省级药品监督管理部门制定、修订的中药饮片炮制规范必须上报国家药品监督管理部门备案。

2.医疗机构制剂标准。我国医疗机构制剂的质量标准尚未实行国家统一管理，目前医疗机构制剂的质量标准由各省级药品监督管理部门制定和审核批准。

二、国家药典委员会

国家食品药品监督管理总局药典委员会(以下简称国家药典委员会)是组织制定和修订国家药品标准的专业技术委员会。国家药典委员会成立于1950年，根据《药品管理法》的规定，负责组织编纂《中国药典》及制定、修订国家药品标准，是法定的国家药品标准工作专业技术机构。1998年9月，根据国务院机构改革的部署，从原卫生部划转到原国家药品监督管理局管理，并正式更名为国家药典委员会。国家药典委员会由全国著名的中西医药专家组成，每5年换届一次。下设若干专业委员会。药典委员会设办事机构，实行秘书长负责制，药典委员会的主要任务是负责组织制定和修订国家药品标准。

三、国家药品标准品、对照品

国家药品标准品、对照品是指国家药品标准中用于鉴别、检查、含量测定、杂质和有关物质检查等标准物质，它是国家药品标准不可分割的组成部分。国家药品标准物质是国家药品标准的物质基础，它是用来检查药品质量的一种特殊的专用量具，是测量药品质量的基准，也是作为校正测试仪器与方法的物质标准。在药品检验中，它是确定药品真伪优劣的对照，是控制药品质量必不可少的工具。药品标准物质不同于一般的药品，是执行国家药品标准的实物对照，是量值传递的安全载体，是国家颁布的一种计量标准品，药品标准物质必须具备材料均匀、性能稳定、量值准确等条件，才能发挥其统一量值的作用。鉴于此，世界卫生组织（World Health Orgnization，WHO）指定专家的协作研究中心，如瑞典斯德哥尔摩的化学对照品协作中心负责研制国际药品标准物质，经 WHO 的专家委员会讨论通过后，由 WHO 的总干事颁布，供世界各国对比使用。同时，WHO 明确指出，国家药品标准物质应由各国根据其药品生产、研究、质量水平由国家药品管理当局所属机构或由其指定的单位标定、发放。目前世界上医药发达国家多采用这一制度，如英国药品及保健品管理署（Medical and Healthcare Products Regulatory Agency，MHRA）由其所属实验室负责标定、分发；法国社会安全卫生部由其所属国家卫生实验所负责标定；日本厚生劳动省（Ministry of Health，Labour and Welfare，MHLW）由其所属国立药品食品卫生研究所负责标定、分发；美国由美国药典会实验室销售药品标准品和对照品，但须有美国食品药品监督管理局（Food and Drug Administration，FDA）所属药物分析实验室标定结果方可销售。目前，中国食品药品检定研究院已能提供各类国家标准物千余种，其中中药化学对照品和对照药材，两者占总数的一半以上，这是考虑到我国独创的中药标准物质，对我国中药质量水平的提高以及中药走向世界非常有益。

第三节　国家基本药物制度

一、国家基本药物的概念和品种范围

（一）国家基本药物概念

国家基本药物是指从国家目前临床应用的各类药物中，经过科学评价而遴选出的具有代表性的药品，由国家药品监督管理部门公布。其特点是疗效确切、

不良反应小、质量稳定、价格合理、使用方便。国家保证其生产和供应，在使用中首选。

（二）国家基本药物品种范围

1991年9月，我国被WHO指定为基本药物行动委员会西太区代表，任期为1992年1月～1994年12月，极大地促进了我国基本药物遴选工作。1992年2月1日，成立了由原卫生部、财政部、原国家医药管理局、国家中医药管理局、总后卫生部领导和部分专家组成的国家基本药物遴选领导小组，负责确立制定国家基本药物的方针和政策，要求在5年内完成遴选工作，并制订了年度工作目标。经过4年的努力工作，1996年初公布了第一批国家药物目录，西药有26类，699个品种；中药有21类，1699个品种。国家发改委、原卫生部等九部委2009年8月18日发布了《关于建立国家基本药物制度的实施意见》（本节以下简称《实施意见》），这标志着我国建立国家基本药物制度工作正式实施。

基本药物是适应我国基本医疗卫生需求，剂型适宜，价格合理，能够保障供应，公众可公平获得的药品。国家将基本药物全部纳入基本医疗保障药品目录，报销比例明显高于非基本药物，降低个人自付比例，用经济手段引导广大群众首先使用基本药物。除《实施意见》外，同时发布了《国家基本药物目录管理办法（暂行）》和《国家基本药物目录（基层医疗卫生机构配备使用部分）》（2009版）。已公布的《国家基本药物目录（基层医疗卫生机构配备使用部分）》（2009版），包括化学药品、中成药共307个药品品种。对于中药饮片部分，颁布国家药品标准的中药饮片为国家基本药物，国家另有规定的除外。《国家基本药物目录（其他部分）》是目录基层部分的扩展，将配合公立医院改革试点尽快制定出台。2012年9月21日发布新《国家基本药物目录》（以下简称《目录》），自2013年5月1日起施行。

二、建立国家基本药物制度的意义

国家基本药物政策的推行，是政府对药品生产、流通、应用过程实施管理，进行宏观调控的手段，是一项复杂而艰巨的社会系统工程，通过相关政策的实施，各部门的协同配合和努力，以及社会各界特别是广大医药工作者的积极配合，使基本药物政策充分发挥其应有的作用。

（一）保障公众的用药权益

我国是一个人口众多的发展中国家。因此，国家的基本药物政策必须与我国现阶段的综合国力、人民生活水平和承受能力相适应。这就要求在推行国家基本药物概念的过程中，不断加强对药品生产、供应与使用等各环节的管理，确保人人公平享有安全、经济、有效的基本药物，保障人民健康，利国利民。

(二)规范、合理用药

目前,我国批准上市的中、西药已达万余种,其中治疗作用相似的药物往往有几种甚至几十种,使得医师不但选药困难,而且选择的随意性很大,以致药品不能得到合理应用。通过制订《目录》,从各种药品中科学遴选出临床必需、安全有效、价格合理、使用方便,并在同类药物中具有代表性的药物,不仅为医师选药缩小了范围,还将有利于监督、指导医师合理用药,极大地提高医师的治疗水平。

(三)促进医疗保险体制的改革

国家基本药物制度为公费医疗、劳保医疗、医疗保险的推行提供科学、合理、规范的基本用药依据,通过合理应用基本药物,在确保卫生保健质量、维护人民身体健康、促进卫生事业发展的同时,遏制了医药费用的飞涨,满足全体民众的医疗卫生需要,对医药卫生体制改革起到积极的作用。

(四)正确引导药物的研究与开发

新药的研究与开发对一个制药企业来说是至关重要的。没有新药的不断上市,企业很难有后劲。推行国家基本药物政策,可以引导科研机构以及制药企业开发出一些符合基本药物条件,即临床必需、安全、有效、价格合理的新药。也只有这样,所投入的经济开发经费才能很快收回,并有可能获得丰厚利润,投入下一种新药的开发,形成良性循环。此外,治疗罕见病的新药开发更需要国家政策支持,只有国家制定相应的鼓励、优惠政策,促进这些新药的研究与开发,罕见病患者获得基本药物的权益才能得到保障。

三、国家基本药物的遴选原则

(一)临床必需

基本药物必须能够满足大部分人口卫生保健的需要,在任何时候都应有合适的品种数量保证供给。临床必需是指预防、诊断和治疗性药物,不包括营养品、滋补品。因此,要以国产药品为主。

(二)安全有效

安全有效是指根据现有资料和临床应用经验或进一步的研究,能够证实其疗效确切,不良反应小,且质量稳定。安全有效是一个相对的概念,是指从治疗相同病症的许多药品中选择出疗效相对突出、不良反应相对较低的药品。药品的安全有效以现有的临床评价结果为主要依据,必要时进行药品质量评价和临床对比验证。

(三)价格合理

适宜的价格是保证药品普及及应用的直接因素。价格是在保证临床必需、安全有效前提下的一个重要指标。只有制定社会普遍能够承受的价格,才能满足大多数人的预防与治疗需要。

（四）使用方便

药品必须有合适的剂型和适宜的包装，适于在不同层次、不同规模的医疗机构使用，方便医生、患者，同时应能满足运输和储藏的要求。

（五）中西药并重

中西药各有所长，互相补充。在遴选基本药物的过程中，必须把中药和西药放在同等地位，一视同仁。

四、国家基本医疗保险用药制度

我国城镇职工基本医疗保险制度始建于20世纪50年代。1951年，原政务院发布《中华人民共和国劳动保险条例》，全国开始实施劳保医疗，享受对象是全民所有制企业正式职工及其供养的直系亲属。劳保医疗提供的医疗服务内容与公费医疗基本相同，其费用由企业自行负责。1952年，根据原政务院发布的《关于全国各级人民政府、党派、团体及所属事业单位的国家工作人员实行公费医疗预防的指示》，在行政、事业单位中实行公费医疗制度。享受对象是各级政府机关、党派、人民团体及教科文卫等事业单位的工作人员及部分伤残军人，后来扩大到高等学校学生。公费医疗的经费由各级政府财政预算拨款。

这种带有福利烙印的公费和劳保医疗保险制度，运行多年来显露出多项弊端：医药费用由国家和企业全额支付，个人基本上不用支付费用；单位保障的非社会化，没有稳定的资金来源渠道，导致单位与单位之间的负担有轻有重；覆盖面窄，管理和服务社会化程度低。由于这种制度本身存在问题，运行多年已产生了花费不少、效率低下的结果，导致全国医药费用增长过快，浪费严重，财政和企业不堪重负。

1998年底，国务院颁布《关于建立城镇职工基本医疗保险制度的决定》（本节以下简称《决定》），城镇职工医疗保险制度改革在全国各地迅速展开。其主要内容包括七个方面：一是明确了改革的任务和原则；二是确定了覆盖范围、统筹层次和缴费的控制比例；三是制定了医疗保险统筹基金和个人账户的主要政策；四是规范了基本医疗保险基金的管理和监督机制；五是提出了配套推进医疗机构改革和加强医疗服务管理的要求；六是规定了有关人员的医疗待遇；七是提出了改革工作的组织领导和具体要求。为了正确把握改革方向，使各地改革有所遵循，《决定》明确了建立城镇职工基本医疗保险制度的四条原则：一是基本医疗保险的水平要与社会主义初级阶段生产力发展水平相适应；二是城镇所有用人单位及其职工都要参加基本医疗保险，实行属地管理；三是基本医疗保险费由用人单位和职工双方共同负担；四是基本医疗保险基金实行社会统筹和个人账户相结合。

(一)《基本医疗保险药品目录》的管理

根据《决定》,为了推行城镇职工医疗保险制度的实施,原劳动和社会保障部等七部委 1998 年出台了《基本医疗保险用药范围管理暂行办法》,该办法规定通过制定《基本医疗保险药品目录》来加强医疗保险用药的管理。国家为了保障职工基本医疗用药,合理控制药品费用,规范基本医疗保险用药范围管理而制定了《基本医疗保险药品目录》(以下简称《药品目录》),并负责其新药的增补与调整。第一版《药品目录》于 2000 年 6 月 15 日正式发布。2009 年 11 月 30 日,人力资源和社会保障部发布了 2009 年版《国家基本医疗保险、工伤保险和生育保险药品目录》,将《国家基本药物目录》中的治疗性药品全部纳入《药品目录》甲类部分。2013 年 3 月,人力资源和社会保障部等部委对《国家基本医疗保险、工伤保险和生育保险药品目录》部分药品进行了调整。

新版《药品目录》中,西药和中成药品种共 2151 个。西药部分共有药品 1164 个,其中甲类 349 个,乙类 791 个,另有 20 个仅限工伤保险用药,4 个仅限生育保险用药;中成药部分共有药品 987 个,其中甲类 154 个,乙类 833 个。

与旧版《药品目录》相比,新版《药品目录》主要有以下几个方面的变化:

1. 把《国家基本药物目录》的药品全部纳入《药品目录》甲类部分。按照规定,甲类目录的药品参保人员不设个人自付比例且各地不得进行调整,保证了国家基本药物的报销比例高于非基本药物。

2. 适当增加了新药品种。与 2004 年版《药品目录》相比,新版《药品目录》共增加了 260 个药品,增幅为 13.7%,其中甲类药品增加了 53 个,增幅为 11.8%。

3. 对原目录中部分可以被更好的药物替代或无人使用的药品予以调出,使药品目录的结构更趋合理。

4. 加强对医疗机构用药的管理。明确每一最小分类下的同类药品不得叠加使用,对部分易滥用的药品在支付范围上进行了限定。

5. 对目录外的临床紧急抢救和特殊疾病治疗必需的药品,要求各地要建立定点医疗机构申报制度并明确相应的审核管理办法,满足参保患者的治疗需要。

(二)《国家基本药物目录》与《基本医疗保险药品目录》的区别

《国家基本药物目录》是国家药品监督管理部门根据世界卫生组织的建议,按照临床治疗必需、疗效好的原则制定的,用于指导临床医生合理用药,引导药品生产企业生产方向的药品目录。《国家基本药物目录》与《基本医疗保险药品目录》的主要区别有以下几个方面:

1. 两者的作用不同。《国家基本药物目录》主要用于指导临床医师合理选择用药品种,通过引导药品生产企业的生产方向,保证基本药物的市场供应。而

《基本医疗保险药品目录》的主要作用是为了控制基本医疗保险支付药品费用的范围，是社会保险经办机构支付参保人员药品费用的依据。其目的是保障参保人员的基本医疗需求，保证医疗保险基金的收支平衡。

2.制定的依据不同。《国家基本药物目录》主要考虑药品临床使用的合理性和安全性，以及全社会的基本用药水平。而《基本医疗保险药品目录》在考虑参保人员用药安全和疗效的同时，重点要依据基本医疗保险基金的承受能力，要考虑药品的价格因素。

3.应用范围不同。《国家基本药物目录》适应全社会所有人群，而《基本医疗保险药品目录》只适用于基本医疗保险的参保人员。

4.执行效力不同。《国家基本药物目录》对临床医生用药能起到指导作用，主要通过对社会宣传和医生培训，引导其自觉使用目录药品，而《基本医疗保险药品目录》只在社会保险经办机构支付费用时执行。

第四节　假药和劣药的法律规定

一、假药

《药品管理法》第48条规定："禁止生产(包括配制，下同)、销售假药。"其中"有下列情形之一的，为假药：①药品所含成分与国家药品标准规定的成分不符的；②以非药品冒充药品或者以他种药品冒充此种药品的。有下列情形之一的，按假药论处：①国务院药品监督管理部门规定禁止使用的；②依照本法必须批准而未经批准生产、进口，或者依照本法必须检验而未经检验即销售的；③变质的；④被污染的；⑤使用依照本法必须取得批准文号而未取得批准文号的原料药生产的；⑥所标明的适应证或者功能主治超出规定范围的。"

药品所含成分是指该药品产生规定作用的有效成分或活性物质，是决定药品效果和质量的决定因素。不同的药物成分其理化性质、药效是不一样的，使用中的安全性也有不同。国家对于药品所含成分的审批有着十分严格的程序规定。药品生产的申请者必须如实报送研制方法、质量指标、药理及毒理试验结果等有关资料和样品。国务院药品监督管理部门组织药学、医学和其他技术人员，对药品进行审评，符合国家有关规定后才批准其生产、销售、使用。已经通过审查批准并进行合法生产的药品，其质量标准中都有确定的技术指标和相关要求。这样规定的目的就在于确保该药品的质量和在预防、治疗及诊断中的效能与安全性。作为国家强制实施的标准，其生产、销售者必须贯彻执行。擅自改变国家药品标准中业已规定的药品所含成分的技术标准，致使药品所含成分与国家药品标准规定的成分不符的，就不能保证药品在使用中拥有确切的药效，更不可能保证使用者安全有效地用药，因此将其列为假药。

每一种药品都有其确定的适应证或功能主治。非药品不具有药品特定的功效，如果被使用，轻者可延误病情，严重的危及使用者的生命安全。他种药品与被冒充的药品的一个重要区别就在于它们的适应证或功能主治以及服法用量、用药注意事项不同，以他种药品冒充此种药品不但不能达到预期目的，反而可能产生严重后果，这是十分危险的。以非药品冒充药品或以他种药品冒充此种药品的行为严重破坏了国家药品标准的实施，所以将其列为假药。

国务院药品监督管理部门规定禁止使用的药品，主要根据《药品管理法》第38条："禁止进口疗效不确、不良反应大或者其他原因危害人体健康的药品。"第42条："国务院药品监督管理部门对已经批准生产或者进口的药品，应当组织调查，对疗效不确、不良反应大或者其他原因危害人体健康的药品，应当撤销批准文号或者进口药品注册证书。已被撤销批准文号或者进口药品注册证书的药品，不得生产或者进口、销售和使用；已经生产或者进口的，由当地药品监督管理部门监督销毁或者处理。"予以明确。违反上述两方面禁止使用药品规定的，按假药论处。

药品未按《药品管理法》规定的审批和检验程序，即新药研制者，必须按照国务院药品监督管理部门的规定如实报送相关资料和样品，并经审查批准后进行临床试验，审查中将严格论证药品的治疗机理、毒副作用、不良反应等。在药物的非临床安全性评价及临床性试验通过规定标准后，方能获得药品批准文号并从事生产。获得批准文号和进口注册证书的药品也必须按照有关规定进行必要的检验。因为这些药品的质量情况是不清楚的，它不但违反了法律规定，而且对使用者也是非常不安全的，因此必须按假药论处。

变质及被污染的药品，其理化性质、药效等都会发生变化，不能再起到药品标准所规定的作用。生产和销售变质及被污染的药品，可能会给使用者造成新的疾患甚至危害使用者的生命安全。因此，《药品管理法》规定变质及被污染的药品，按假药论处。

原料药是指在生产药品和调配处方中的有效成分和活性物质。"原料药"属于药品的范畴，因此，原料药的生产、使用，也必须按照药品审批的程序进行申报审批，也必须通过申报审批程序获得批准文号，方可使用。实践中发现，有些药品生产企业，已经获得了国家某药品的生产批准文号，但是企业为了减少生产成本，却未履行申报审批程序，自己生产该药的原料药，或者购买其他企业生产的没有批准文号的原料药。这种擅自使用未取得批准文号的原料药从事药品生产的行为，不能确保其所生产的药品所含成分和其他标准内容符合国家药品标准的规定，不能保证其使用中的安全性。因此，必须取得批准文号而未取得批准文号的原料药生产的药品，按假药论处。

对标明适应证或者功能主治超出规定范围的、增加或变更适应证或功能主治的，其实质都是对原药品标准的改变。依照法律规定，应当重新按照新药申报审批程序进行审批。因为药品标准中规定的适应证或功能主治都是在经过大量科学实验(包括非临床试验及临床试验)的基础上，经过充分论证得出的结果。它们都是药品标准的重要组成部分。正确标明适应证或功能主治，也是贯彻执行药品标准的重要内容，只有正确地标明药品的适应证或功能主治，才能确保指导使用者正确安全有效地使用药品。

二、劣药

《药品管理法》第 49 条规定："药品成分的含量不符合国家药品标准的，为劣药。有下列情形之一的药品，按劣药论处：①未标明有效期或者更改有效期的；②不注明或者更改生产批号的；③超过有效期的；④直接接触药品的包装材料和容器未经批准的；⑤擅自添加着色剂、防腐剂、香料、矫味剂及辅料的；⑥其他不符合药品标准规定的。"

该条指出"禁止生产、销售劣药"，并明确规定了劣药的概念和范围，以及按劣药论处的有关情形。药品成分含量低于规定标准，使用者在使用后达不到应有的治疗作用；超出规定标准，则可能会造成使用者的超量服用，危害健康。生产、销售劣药，其危害性与假药极其相近，因此，也是重点打击的违法行为之一。生产、销售劣药的行为表现具有多样性、复杂化的特点。

《药品管理法》归纳了常见的几种情形，并做出了按劣药论处的规定。

药品有效期是指药品在一定的储存条件下，能够保持质量不变的期限。在药品的研发申报审核过程中，药品的理化性质尤其是稳定性的研究是实验数据上审核的一项非常重要的内容。药品有效期的长短与药品的稳定性密切相关。有些稳定性较差的药品，在储存中，药效降低，毒性增高，如果继续使用，就可能对健康造成危害，因此不能再作药用。因此，对药品有必须制定有效期的规定。药品有效期限，是药品标准的重要组成部分。药品有效期的确定是在经过大量科学实验(非临床实验及临床试验等)基础上，根据每一药品稳定性的实际情况而做出的。它是药品标准的重要组成部分。未标明有效期或者更改有效期的；超过有效期的，均按劣药论处。药品未标明有效期，擅自更改作为药品标准重要事项的有效期的行为也属于违反药品标准的行为，这类药品均按劣药论处。

药品生产批号是指用于识别批次的一组数字或字母加数字。用之可以追溯和审查该批药品生产的历史，在生产过程中，药品批号主要起标识作用。根据生产批号和相应的生产记录,可以追溯该批药品的原料来源、药品形成过程的历史;在药品形成成品后,根据销售记录,可以追溯药品的市场去向,药品进入市场后的质量状况;在需要的时候可以控制和回收该批药品。在我国,药品生产日期以生产批号为准,药品有效期的计算也是自生产批号确定的日期计算。不注明或更改生产批号的行为,其结果等同于未标明有效期或更改有效期。不注明或者更改生产批号的药品按劣药论处。

直接接触药品的包装材料和容器不会污染容器内的药品以及不会影响该药品的稳定性至关重要。在我国,长期以来,人们对直接接触药品的包装材料和容器与药品质量的重要关系认识不足。一些药品,尤其是药品制剂,剂型本身就是依附包装而存在的,如注射剂的玻璃瓶、胶塞等。由于药品包装材料、容器组分、选材、生产工艺方法的不同,有的组分可能被所接触的药品溶出或与药品互相产生化学作用,或被药液长期浸泡腐蚀脱片,有些甚至造成药品被污染而直接影响药品质量。为提高直接接触药品的包装材料、容器的质量,确保药品的安全有效,直接接触药品的包装材料和容器必须经由药品监督管理部门在审批药品时一并审批,方可使用。药品生产企业如果使用未经批准的直接接触药品的包装材料和容器,其药品质量就无法得到保证,因此,此类药品按劣药论处。

药品所含的各种成分,在审批过程中是经过充分的科学论证和大量试验检测而予以肯定的。生产药品所需的原料、辅料必须符合药检所的质量检验结果要求。所谓符合要求就是指必须符合经审定的标准。任何未经批准擅自添加着色剂、防腐剂、香料、矫味剂及辅料,都可能会改变药品理化性质和药效,改变药品标准,影响药品质量,甚至可能危害健康。这类擅自添加着色剂、香料、矫味剂及辅料的药品,一律按劣药论处。

《药品管理法》也规定:其他不符合药品标准的,也按劣药论处。

第五节　违反药品标准管理的法律责任

《药品管理法》中诸多条款都对药品必须遵守药品标准管理制定了一些规定。与此对应,对违反药品标准管理的行为也必须承担相应的法律责任。

一、生产、销售假药的法律责任

在药品标识上所标明的适应证或者功能主治超出规定范围的,属于按假药论处的药品,应当按照《药品管理法》第 74 条的规定对生产、销售假药的行为进行处罚:"生产、销售假药的,没收违法生产、销售的药品和违法所得,并处违法生产、销售药品货值金额 2 倍以上 5 倍以下的罚款;有药品批准证明文件的予以撤销，并责令停产、停业整顿；情节严重的，吊销药品生产许可证、药品经营许可证或者医疗机构制剂许可证；构成犯罪的，依法追究刑事责任。”该条指出对生产、销售假药等违法行为规定的行政责任主要是行政处罚。

对生产、销售假药的违法行为的处罚包括：一是对一般违法行为，没收违法药品和违法所得，并处罚款；有药品批准证明文件的予以撤销，并责令停产、停业整顿；二是对情节严重的违法行为，吊销许可证。其中，对一般违法行为的处罚可以并行适用。而吊销许可证只针对情节严重的违法行为。“情节严重”，一般是指制售假药屡教不改、获取违法所得数额较大等。撤销药品批准证明文件和吊销许可证是特定的行政机关或者法定的其他组织依法撤销允许相对人从事某种活动的资格和权利的凭证，终止其继续从事该凭证所允许的活动的处罚形式。两者都属于许可证处罚，撤销药品批准证明文件是针对有药品批准证明文件的企业生产、销售假药而给予的处罚。处罚对象特定化，无批准证明文件的违法主体不适用这一规定。吊销许可证是吊销违法主体的药品生产许可证、药品经营许可证、医疗机构制剂许可证，也是生产、销售假药的行为主体。责令停产停业整顿、撤销药品批准证明文件以及吊销许可证的处罚，是针对较严重的违法行为采取的，对被处罚人从事某项活动的资格和权利影响较重。

行政机关在做出上述处罚前，应当按照《行政处罚法》的规定，应管理相对人的要求，可公开进行有利害关系人参加的听证会，即使相对人没有要求听证，行政机关做出上述处罚前也应当充分听取被处罚人的意见，并经全面、客观、公正地查实核对相对人违法行为事实后，依据确凿证据和法律规定做出处罚规定。对于构成犯罪的行为，还应追究其刑事责任。《刑法》第 141 条所指“生产、销售假药罪”，是指生产、销售者违反国家药品管理法规，明知是假药而生产、销售，足以严重危害人体健康的行为。它侵犯的客体是国家药品监督管理制度和公民的健康权利。客观方面表现为行为人违反国家药品管理法规，生产、销售假药，足以严重危害人体健康的行为；主观方面是故意。《刑法》第 140 条规定生产、销售伪劣产品罪，是指生产者、销售者违反国家产品质量管理法规，在生产、销售的产品中掺杂、掺假，以假充真，以次充好，或者以不合格产品冒充合格产品，数额较大的行为。数额较大是指销售金额在 5 万元以上，销售金额是指生产、销售伪劣产品的全部收益，包括成本和利润。可见，构成此罪的必要条件是销售金额 5 万元以上；主观方面是故意。《刑法》第 140 条与 141 条规定的罪名是有联系的。第 140 条是广义的产品犯罪，第 141 条是具体产品即药品的犯罪。第 140 条规定的犯罪必须具备销售金额达 5 万元以上。第 141 条规定的犯罪必须具备足以严重危害人体健康的行为。如果生产、销售假药的行为没有达到“足以严重危害人体健康”的程度，而销售假药金额却达到 5 万元以上的，按照第 140 条的规定定罪量刑。如果生产、销售假药既达到足以严重危害人体健康的程度，销售假药金额又达到5万元以上的，就依照处罚较重的规定定罪量刑。

二、生产、销售劣药的法律责任

药品标识上没有标明药品的通用名称、成分、规格、有效期、用法、用量、禁忌、不良反应和注意事项以及其他不符合药品标准的，按劣药论处。《药品管理法》第75条规定："生产、销售劣药的，没收违法生产、销售的药品和违法所得，并处违法生产、销售药品货值金额1倍以上3倍以下的罚款；情节严重的，责令停产、停业整顿或者撤销药品批准证明文件、吊销药品生产许可证、药品经营许可证或者医疗机构制剂许可证；构成犯罪的，依法追究刑事责任。"该条对生产、销售劣药等违法行为规定的法律责任有行政责任和刑事责任两种。

对生产、销售劣药的违法行为的处罚包括两个层次：一是对一般违法行为，没收违法药品和违法所得，并处罚款；二是对情节严重的违法行为，责令停产、停业整顿或者撤销药品批准证明文件、吊销许可证。"情节严重"一般是指制售劣药屡教不改、获取违法所得数额较大等。责令停产、停业整顿与撤销药品批准证明文件、吊销许可证的处罚手段不能并行适用，而是由药品监督管理部门选择其一适用。责令停产停业整顿、撤销药品批准证明文件和吊销许可证等行政处罚，也应当依法按照《行政处罚法》的规定公开进行听证会。该条所规定的刑事责任主要是《刑法》第142条规定的"生产、销售劣药罪"，是指违反国家药品管理法规，明知是劣药而进行生产、销售，对人体健康造成严重危害的行为。其犯罪客体包括国家对药品的监督管理制度和公民的健康权利；客观方面表现为行为人违反国家药品管理法规，生产、销售劣药，对人体健康造成严重危害的行为；主观方面是故意。如果生产、销售劣药的行为没有对人体健康造成严重危害的，而生产、销售劣药金额却达到5万元以上的，按照《刑法》第140条的规定定罪量刑；如果生产、销售劣药既对人体健康造成严重危害，销售劣药金额又达到5万元以上的，就依照处罚较重的规定定罪量刑。

第五章　药品监督的法律规定

第一节　概　述

一、现行药品监督管理体制

1998年在国务院机构改革中新组建的国家药品监督管理局(State Drug Administration, SDA),是国务院药品监管的主管部门,将原国家医药管理局行使的药品生产、流通监管职能,原卫生部的药政、药检职能,国家中医药管理局的中药生产流通监管职能,统一交其行使,以加强对药品的监督管理,提高行政效率,减轻企业负担,保证药品质量。2003年3月,根据新一轮机构改革方案,国务院决定在原国家药品监督管理局的基础上成立国家食品药品监督管理局(State Food and Drug Administration, SFDA);同年4月16日,国家食品药品监督管理局正式挂牌,随后各省市的食品药品监督管理局也陆续成立。2008年,根据《国务院机构改革方案》及《国务院关于部委管理的国家局设置的通知》(国发〔2008〕12号),将国家食品药品监督管理局改为原卫生部管理的国家局(副部级),从而理顺医疗管理和药品管理的关系,强化食品药品安全监管。根据《国务院办公厅关于调整省级以下食品药品监督管理体制有关问题的通知》(国办发〔2008〕123号),将食品药品监督管理机构省级以下垂直管理改为由地方政府分级管理,业务接受上级主管部门和同级卫生部门的组织指导和监督。2013年3月22日,国家食品药品监督管理局改名为国家食品药品监督管理总局(China Food and Drug Administration, CFDA),新组建的正部级部门标志着食品药品安全多头分段管理的"九龙治水"局面结束。

二、现行药品监督管理体制的特点

国家食品药品监督管理总局是国务院综合监督管理药品、医疗器械、化妆品、保健食品和餐饮环节食品安全的直属机构,负责起草食品(含食品添加剂、保健食品)、药品(含中药、民族药)、医疗器械、化妆品监督管理的法律法规草案,制定食品行政许可的实施办法并监督实施,组织制定、公布国家药典等药品和医疗器械标准、分类管理制度并监督实施，制定食品、药品、医疗器械、化妆品监督管理的稽查制度并组织实施，组织查处重大违法行为。

省、自治区、直辖市药品监督管理部门负责本行政区内的食品药品监督管理工作。市县级食品药品监督管理机构业务接受上级主管部门的组织指导和监督，负责所辖区域内的食品药品监督管理工作。

第二节　药品监督机构的法律规定

一、药品监督机构的职责

依据《国务院机构改革和职能转变方案》的规定：将食品安全办的职责、食品药品监管局的职责、质检总局的生产环节食品安全监督管理职责、工商总局的流通环节食品安全监督管理职责整合，组建国家食品药品监督管理总局。

整合后的国家食品药品监督管理总局主要职能有：

1.负责起草法律法规草案，拟订政策规划，制定部门规章。

负责食品（含食品添加剂、保健食品）、药品（含中药、民族药）、医疗器械、化妆品监督管理的法律法规草案，拟订政策规划，制定部门规章，推动建立落实食品安全企业主体责任、地方人民政府负总责的机制，建立食品药品重大信息直报制度，并组织实施和监督检查，着力防范区域性、系统性食品药品安全风险。

2.负责制定食品行政许可的实施办法并监督实施。

建立食品安全隐患排查治理机制，制订全国食品安全检查年度计划、重大整顿治理方案并组织落实。负责建立食品安全信息统一公布制度，公布重大食品安全信息。参与制订食品安全风险监测计划、食品安全标准，根据食品安全风险监测计划开展食品安全风险监测工作。

3.负责组织制定、公布国家药典等药品和医疗器械标准、分类管理制度并监督实施。

负责制定药品和医疗器械研制、生产、经营、使用质量管理规范并监督实施。负责药品、医疗器械注册并监督检查。建立药品不良反应、医疗器械不良事件监测体系，并开展监测和处置工作。拟订并完善执业药师资格准入制度，指导监督执业药师注册工作。参与制定国家基本药物目录，配合实施国家基本药物制度。制定化妆品监督管理办法并监督实施。

4.负责制定食品、药品、医疗器械、化妆品监督管理的稽查制度并组织实施，组织查处重大违法行为。建立问题产品召回和处置制度并监督实施。

5.负责食品药品安全事故应急体系建设，组织和指导食品药品安全事故应急处置和调查处理工作，监督事故查处落实情况。

6.负责制定发展规划并组织实施。

负责制定食品、药品安全科技发展规划并组织实施，推动食品药品检验检测体系、电子监管追溯体系和信息化建设。

7.负责开展食品药品安全宣传、教育培训、国际交流与合作，推进诚信体系建设。

8.指导地方食品药品监督管理工作，规范行政执法行为，完善行政执法与刑事司法衔接机制。

9.承担国务院食品安全委员会日常工作。

负责食品安全监督管理综合协调，推动健全协调联动机制；督促检查省级人民政府履行食品安全监督管理职责并负责考核评价。

10.承办国务院以及国务院食品安全委员会交办的其他事项。

此外，国务院各有关部门，包括国家卫计委、国家中医药管理局、商务部、国家发改委、国家工商行政管理总局、海关总署、人力资源和社会保障部、监察部在各自的职责范围内负责与药品有关的监督管理工作。国务院药品监督管理部门应当配合国务院经济综合主管部门，执行国家制定的药品行业发展规划和产业政策，加强宏观调控，控制低水平重复建设，以促进我国医药事业的健康发展。省、自治区、直辖市人民政府药品监督管理部门负责本行政区域内的食品药品监督管理工作，省级政府的各有关部门在各自的职责范围内负责与食品药品有关的监督管理工作。

二、药品监督检查机构的工作内容

对药品研制、生产、经营、使用进行全过程监督检查是药品监督管理部门的主要职责，主要包括：

1.对报经药品监督管理部门审批的药品研制的督查。

药品监督管理部门对药品研制的监督限于对向其申请审批的药品研究，非作用于人体的药品科研活动，不属于药品监督管理部门的职责。药品研制包括新药的临床前研究和临床研究两个方面，按照《药品管理法》的规定，研制新药必须按照国务院药品监督管理部门的规定如实报送研制方法、质量指标、药理及毒理试验结果等有关资料和样品，经批准后方可进行临床研究，对未按照《药物非临床研究质量管理规范》(Good Laboratory Practice, GLP)、《药物临床试验质量管理规范》(Good Clinical Practice, GCP)要求开展非临床研究和临床试验的，其非临床研究资料和临床试验资料不得作为药品审查批准的依据。

2.对药品生产、经营活动的督查。

主要包括:①对药品生产经营者的资格管理。建立许可证管理制度和《药品生产质量管理规范》(Good Manufacturing Practice, GMP)、《药品经营质量管理规范》(Good Supply Practice, GSP)制度。②对企业生产药品实行药品生产批准文号制度。生产新药或者已有国家标准药品的,须经国务院药品监督管理部门批准,并发给药品批准文号,对部分中药材和中药饮片实施批准文号管理,医疗机构配制制剂须经省级药品监督管理部门审查批准。③进口药品的监督检验制度。国家对进口药品实行进口注册和口岸药品监督管理部门备案检验,对部分特殊药品实行经检验后方可进口的制度。

3.对医疗机构使用药品的督查。

药品监督管理部门对医疗机构使用药品的监督主要是依照药品管理法及其配套的行政法规的规定,对医疗机构购进药品、药剂人员调配处方、药品保管以及对药品不良反应的报告等进行监督检查。药品监督管理部门有权按照法律、行政法规的规定对报经其审批的药品研制和药品的生产、经营以及医疗机构使用药品的事项进行监督检查,有关单位和个人不得拒绝和隐瞒。药品监督管理部门进行监督检查时,必须出示证明文件,对监督检查中知悉的被检查人的技术秘密和业务秘密应当保密。

三、药品监督管理部门对药品质量的抽查检验

药品监督管理部门根据监督检查的需要,可以对药品质量进行抽查检验。抽查检验应当按照规定抽样,并不得收取任何费用。所需费用按照国务院规定列支。国务院和省、自治区、直辖市人民政府的药品监督管理部门应当定期公告药品质量抽查检验的结果,药品质量公告应当包括抽验药品的品名、检品来源、生产企业、生产批号、药品规格、检验机构、检验依据、检验结果、不合格项目等内容;公告不当的,必须在原公告范围内予以更正。药品监督管理部门对有证据证明可能危害人体健康的药品及其有关材料可以采取查封、扣押的行政强制措施,并在7日内做出行政处理决定;药品需要检验的,必须自检验报告书发出之日起15日内做出行政处理决定。

四、药品监督管理部门对药品生产、经营企业进行认证后的跟踪检查

药品监督管理部门应当按照规定,依据《药品生产质量管理规范》《药品经营质量管理规范》,对经其认证合格的药品生产、经营企业进行认证后的跟踪检查。

五、对药品监督管理部门的禁止性规定

地方人民政府和药品监督管理部门不得以要求实施药品检验、审批等手段

限制或者排斥非本地区药品生产企业依法生产的药品进入本地区。药品监督管理部门不得参与药品生产经营活动，不得以其名义推荐或者监制、监销药品；药品监督管理部门的工作人员不得参与药品生产、经营活动。

六、药品监督管理部门对药品不良反应应有报告制度

国家实行药品不良反应报告制度（详见本书第十章“药品不良反应报告和监测的法律规定”）。

第三节　药品检验机构的法律规定

一、药品检验机构的职责

药品检验机构是执行国家对药品监督检验的法定专业性机构。我国药品检验机构分为：中国食品药品检定研究院，省、自治区、直辖市药品检验所，地（市、州、盟）药品检验所，县（市、旗）药品检验所。中国食品药品检定研究院是全国药品生物制品检验的业务技术指导中心。各级药检所受同级药品监督管理部门的行政领导，在业务和技术方面受上一级药检所的指导。

（一）中国食品药品检定研究院的职责

1. 负责全国性药品质量监督、检验和技术仲裁。

2. 参加《中国药典》和部颁药品标准的拟订和修订。

3. 对审批的新药进行技术复核检验。

4. 负责药品检定用的国家标准品（对照品）的研究、标定、保管、分发以及国际标准品的保管。

5. 有计划地开展有关药品质量、检定方法、标准规格等科研工作。

6. 组织拟定药检科学技术发展规划，举办药检进修班与药检情报交流等。

（二）省级药检所的职责

1. 负责本地区药品质量监督、检验、仲裁工作。

2. 对当地药厂、医药经营、医疗单位的药品进行质量抽查，掌握药品质量动态。

3. 拟定、审查地方药品标准，承担上级药检所及国家交办的药品标准起草、标准品的标定、新药技术复核及修订药品标准工作。

（三）市（县）级药检所的职责

1. 负责本地区药品质量监督、检验、仲裁工作。

2. 进行药品质量抽验，掌握药品质量情况。

3.对本地区药品生产负责审查、复核、检查。

4.监督医药生产、供应、使用部门的产品质量。

二、药品检验机构的检验工作

药品质量的日常检验通过抽样来完成，药品抽样必须由2名以上药品监督检查人员实施，并按照国务院药品监督管理部门的规定进行抽样；被抽检方应当提供抽检样品，不得拒绝。药品被抽检单位没有正当理由，拒绝抽查检验的，国务院药品监督管理部门和被抽检单位所在地省、自治区、直辖市人民政府药品监督管理部门可以宣布停止该单位拒绝抽检的药品上市销售和使用。对有掺杂、掺假嫌疑的药品，在国家药品标准规定的检验方法和检验项目不能检验时，药品检验机构可以补充检验方法和检验项目进行药品检验。经国家食品药品监督管理总局批准后，使用补充检验方法和检验项目所得出的检验结果，可以作为药品监督管理部门认定药品质量的依据。

三、药品检验结果申请复验程序

与检验机构有法律的利害关系的当事人对药品检验机构的检验结果有异议的，可以自收到药品检验结果之日起7日内向原药品检验机构或者上一级药品监督管理部门设置或者确定的药品检验机构申请复验，也可以直接向国务院药品监督管理部门设置或者确定的药品检验机构申请复验，并向负责复验的药品检验机构提交书面申请、原药品检验报告书。受理复验的药品检验机构必须在国务院药品监督管理部门规定的时间内做出复验结论。复验的样品从原药品检验机构留样中抽取。

四、药品检验机构的禁止性规定

药品检验机构不得参与药品生产经营活动，不得以其名义推荐或者监制、监销药品。药品检验机构工作人员不得参与药品生产经营活动。

五、药品检验机构的业务指导

药品生产、经营企业和医疗机构的药品检验机构或者人员，应当接受当地药品监督管理部门设置的药品检验机构的业务指导。

第四节　药品监督行政处罚的法律规定

为使药品监督管理部门保证正确行使行政处罚职权，保护公民、法人和其他组织的合法权益，根据《行政处罚法》《药品管理法》《药品管理法实施条例》《医疗器械监督管理条例》和国务院有关行政法规的规定，2003 年 5 月 15 日，原国家食品药品监督管理局以第 38 号局长令的形式正式颁布了《药品监督行政处罚程序规定》，并自同年 7 月 1 日起施行。药品监督管理部门对违反药品、医疗器械管理法律、法规、规章的单位或者个人实施行政处罚，适用《药品监督行政处罚程序规定》。

一、行政处罚的管辖

（一）地域管辖

药品、医疗器械监督管理行政处罚由违法行为发生地的药品监督管理部门管辖。

（二）级别管辖

县级以上药品监督管理部门管辖辖区内的药品、医疗器械行政处罚案件。省、自治区、直辖市人民政府药品监督管理部门管辖辖区内重大、复杂的药品、医疗器械行政处罚案件。国务院药品监督管理部门管辖全国范围内有重大影响的药品、医疗器械行政处罚案件。省、自治区、直辖市人民政府药品监督管理部门可依据药品、医疗器械管理法律、法规、规章和本地区的实际，规定辖区内级别管辖的具体分工。

（三）指定管辖

两个以上药品监督管理部门，对管辖权有争议的，报请共同的上一级药品监督管理部门指定管辖。下级药品监督管理部门认为管辖范围内的案件不宜由本部门处理的，可以报请上级药品监督管理部门管辖或者指定管辖。上级药品监督管理部门认为下级药品监督管理部门不宜处理其管辖范围内案件的，可以决定自行管辖或者指定其他下级药品监督管理部门管辖。上级药品监督管理部门在接到管辖争议或者报请指定管辖的请示后，应当在 10 个工作日内做出指定管辖决定。

（四）移送管辖

药品监督管理部门发现案件不属于本部门主管或者管辖的，应当经药品监督管理部门主管领导批准后，将相关案件材料一并移送有管辖权的药品监督管理部门或者相关行政管理部门处理。受移送的药品监督管理部门应当将案件查处结果及时函告移送案件的药品监督管理部门。受移送的药品监督管理部门如果认为移送不当，应当报请共同的上一级药品监督管理部门指定管辖，不得再次移送。药品监督管理部门查处案件时，发现还涉及其他药品监督管理部门管辖的违法行为，应当连同有关证据材料一并移送该药品监督管理部门。有管辖权的药品监督管理部门对移送的案件应当及时查处。

（五）吊销许可证的管辖

依法应当吊销药品生产许可证、药品经营许可证、医疗机构制剂许可证、医疗器械生产企业许可证、医疗器械经营企业许可证，撤销药品、医疗器械批准证明文件的，由原发证、批准的药品监督管理部门决定。药品监督管理部门查处的违法案件，对依法应当吊销药品生产许可证、药品经营许可证、医疗机构制剂许可证、医疗器械生产企业许可证、医疗器械经营企业许可证，撤销药品、医疗器械批准证明文件的，在其权限内依法做出行政处罚的同时，应当将取得的证据及相关材料报送原发证的药品监督管理部门，由原发证的药品监督管理部门依法做出是否吊销许可证或者撤销批准证明文件的行政处罚决定。需由国务院药品监督管理部门做出撤销药品、医疗器械批准证明文件的，应当由省、自治区、直辖市人民政府药品监督管理部门上报国务院药品监督管理部门，国务院药品监督管理部门应当及时做出处理决定。原发证的药品监督管理部门依法实施吊销许可证和撤销批准证明文件的行政处罚决定，必须依据相关规定进行。药品监督管理部门认为依法应当吊销医疗机构执业许可证的，应当建议发证的卫生行政机关吊销。

二、行政处罚的程序

药品监督行政处罚程序是指药品监督管理部门，法律、法规授权的组织，对违反药事法的行为人实施行政处罚的原则、步骤、方式、规程。法律、法规对行政处罚程序有明确规定，违反法定程序实施的行政处罚，不能成立。药品监督管理部门实施行政处罚，必须坚持以下原则：①法定依据的原则；②法定程序的原则；③公正、公开的原则；④处罚与教育相结合的原则；⑤保护公民、法人及其他组织合法权益的原则。

药品监督行政处罚的程序分为：简易程序、一般程序和听证程序。

（一）简易程序

又称当场处罚程序，是对一些违法事实清楚、证据确凿、处罚较轻的案件实行现场处罚的程序。简易程序适用于三种情况：①警告；②对公民处以 50 元以下罚款；③对法人或者其他组织处以 1000 元以下罚款。药品监督管理部门适用简易程序做出行政处罚决定的，应当书面责令当事人改正或者限期改正违法行为。药品监督执法人员当场做出的行政处罚决定，应当在 7 个工作日内报所属药品监督管理部门备案。

（二）一般程序

又称普通程序，是药品监督部门实施行政处罚的基本工作程序。包括以下几个步骤:①立案;②调查取证;③做出行政处罚决定;④制作行政处罚决定书,依法定形式送达当事人。

1.立案。

药品监督管理部门发现违法行为符合下列条件的,应当在7个工作日内立案:

(1)有明确的违法嫌疑人;

(2)有客观的违法事实;

(3)属于药品监督管理行政处罚的范围;

(4)属于本部门管辖。

批准立案的应当确定2名以上药品监督执法人员为案件承办人。

有下列情形之一的,不能确定为本案承办人:

(1)是本案当事人或者当事人的近亲属;

(2)与本案有直接利害关系;

(3)与本案当事人有其他关系,可能影响案件公正处理的。

2.调查取证。

药品监督管理部门依法调查取证、调查时,应有2名以上药品监督执法人员参加,并出示有关证件。执法人员与当事人有利害关系的应当回避。被调查人或者有关人员应当如实回答询问并协助调查或者检查,不得阻挠。对涉及国家机密,以及被调查人的业务、技术秘密和个人隐私的,承办人应当保守秘密。药品监督管理部门之间对涉及查处案件的有关情况,负有互相协助调查、提供相关证据的义务。药品监督执法人员可以依法索取查阅现场资料,实地取证并制作现场检查笔录,经核对无误后,执法人员和被检查人应在笔录上签名。被调查人拒绝签字或者按指纹的,应当由2名以上执法人员在笔录上签字并注明情况。调查取证应是原件、原物,调查取证原件、原物确有困难的,可由提交证据的单位或者个人在复制品上签字或者加盖公章,并注明"与原件(物)相同"字样或文字说明。凡能证明案件真实情况的书证、物证、视听材料、证人证言、当事人陈述、检验报告、鉴定结论、调查笔录、现场检查笔录等,皆为药品监督管理行政处罚证据。药品监督部门在搜集证据时,在证据可能灭失或者以后难以取得的情况下,经药品监督部门负责人批准,可以先行登记保存。药品监督执法人员应向当事人出具由药品监督管理部门负责人签发的保存证据通知书。药品监督管理部门对有证据证明可能危害人体健康的药品及有关材料和已经造成医疗器械质量事故或者可能造成医疗器械质量事故的产品及有关资料,可采取查封、扣押的行政强制措施。药品监督管理部门对先行登记保存的物品,应当在7日内做出处理决定;对查封、扣押的物品,应当在7日内做出是否立案的决定;需要检验的,应当自检验报告书发出之日起 15 日内做出是否立案的决定。药品监督执法人员调查违法事实,需要抽取样品鉴定检验的,应按规定抽取样品,并及时进行鉴定检验。

3.行政处罚决定。

承办人提交案件调查终结报告后,药品监督管理部门应当组织 3 名以上有关人员对违法行为的事实、性质、情节、社会危害程度,以及办案程序进行合议,违法事实清楚,证据确凿,程序合法的,依法提出行政处罚的意见;对有可以不予处罚,从轻、减轻处罚或者从重处罚情节的,提出不予处罚,从轻、减轻处罚或者从重处罚的意见;涉嫌构成犯罪的,应当按规定及时移送司法机关,依法追究刑事责任;违法事实不清,证据不足,或者存在程序缺陷的,提出补充有关证据材料或者重新调查的意见;违法事实不能成立的,提出撤案申请。药品监督管理部门在做出处罚决定前应当告知当事人违法事实、处罚的理由和依据以及当事人依法享有陈述、申辩的权利。药品监督管理部门必须充分听取当事人的陈述和申辩,并当场填写陈述申辩笔录,当事人提出的事实、理由或者证据经复核成立的,应当采纳。药品监督管理部门不得因当事人申辩而加重处罚。药品监督管理部门做出行政处罚决定,应当制作行政处罚决定书。药品监督管理部门在进行案件调查时,对已有证据证明有违法行为的,应当出具责令改正通知书,责令其改正或者限期改正违法行为。

4.送达。

行政处罚决定书应当在宣告后当场交付当事人,并由当事人当场签署送达回执。当事人不在场的,应当在 7 日内将行政处罚决定书送达当事人。受送达人下落不明,或者其他方式无法送达的,以公告方式送达,自发出公告之日起满 60 日,即视为送达。

(三)听证程序

听证程序是行政处罚法规定的一种特殊的行政处罚程序,是指药品监督管理部门在做出某些行政处罚决定前,由该部门中相对独立的机构和工作人员主持,由该部门调查取证人员和行为人作为双方当事人参加,对案件有关问题进行质证、辩论、听取意见、获取证据,进一步查明事实的法定程序。药品监督管理部门在做出责令停产停业、吊销许可证、撤销药品、医疗器械批准证明文件或者较大数额罚款等行政处罚决定前,应当告知当事人有要求举行听证的权利。当事人要求听证的,应当组织听证。听证应当遵循公开、公正的原则,除涉及国家秘密、当事人的业务、技术秘密或者个人隐私外,听证应当公开进行。听证实行告知、回避制度,并依法保障当事人的陈述权和申辩权。药品监督管理部门对于适用听证程序的行政处罚案件,应当在做出行政处罚决定前,向当事人送达听证告知书。当事人在收到听证告知书后3日内提出听证要求的，药品监督管理部门应当在当事人提出听证要求之日起3日内确定听证人员的组成、听证时间、地点和方式，并在举行听证会7日前，将听证通知书送达当事人。当事人接到听证通知书后，应当按时出席听证会，也可以委托1至2人代理出席听证会。委托他人代理听证的应当提交由当事人签字或者盖章的委托书。因故不能如期参加听证的，应当事先告知主持听证的药品监督管理部门。无正当理由不按期参加听证的，视为放弃听证要求，药品监督管理部门予以书面记载。在听证举行过程中，当事人提出退出听证的，药品监督管理部门可以宣布听证终止，并记入听证笔录。举行听证时，案件调查人员提出当事人违法事实、证据和行政处罚建议；当事人进行陈述、申辩和质证。听证意见与听证前拟做出的处罚决定一致的，按程序做出行政处罚决定；听证意见与听证前拟做出的处罚决定有分歧的，提交领导集体讨论决定，查实后做出处罚决定。

三、行政处罚的执行与结案

行政处罚决定书送达后，当事人应当在处罚决定的期限内予以履行。当事人确有经济困难，需要延期或者分期缴纳罚款的，经当事人提出书面申请，提交有关证明材料。经案件承办人员合议，符合规定的，并经做出行政处罚决定的药品监督管理部门主管领导批准，可以暂缓或者分期缴纳罚款。当事人对行政处罚决定不服，申请行政复议或者提起行政诉讼的，行政处罚不停止执行，但行政复议或者行政诉讼期间裁定停止执行的除外。做出罚款和没收违法所得决定的药品监督管理部门应当与收缴罚没款的机关分离，除按规定当场收缴的罚没款外，执法人员不得自行收缴罚没款。当场做出行政处罚决定，有下列情形之一的，执法人员可以当场收缴罚款：①依法给予20元以下罚款的；②不当场收缴事后难以执行的。

在边远、水上、交通不便地区，药品监督管理部门及执法人员依照《食品药品行政处罚程序规定》做出处罚决定后，当事人向指定的银行缴纳罚款确有困难的，经当事人提出，执法人员可以当场收缴罚款。药品监督管理部门及其执法人员当场收缴罚款的，必须向当事人出具省、自治区、直辖市财政部门统一制发的罚款收据。

执法人员当场收缴的罚款，应当自收缴罚款之日起2日内交至药品监督管理部门；药品监督管理部门应当在2日内将罚款缴付指定的银行。

当事人在法定期限内不申请行政复议或者不提起行政诉讼又不履行处罚决定的，药品监督管理部门可以采取下列措施：①到期不缴纳罚款的，每日按罚款数额的百分之三加处罚款；②申请人民法院强制执行。

四、行政处罚监督制度

药品监督管理部门应当建立行政处罚监督制度。上级药品监督管理部门对下级药品监督管理部门实施的行政处罚进行监督。上级药品监督管理部门对下级药品监督管理部门违法做出的行政处罚决定，可责令限期改正；逾期不改正的，有权予以改变或者撤销。

第五节　违反药品监督的法律责任

药品监督管理部门及其执法人员违反药品监管的法律规定，依照《行政处罚法》《药品管理法》《药品管理法实施条例》《医疗器械监督管理条例》等有关规定，追究其法律责任，主要包括行政责任和刑事责任。

一、行政责任

1.药品检验机构出具虚假检验报告，不构成犯罪的，责令改正，给予警告，对单位并处3万元以上5万元以下的罚款；对直接负责的主管人员和其他直接责任人员依法给予降级、撤职、开除的处分，并处3万元以下的罚款；有违法所得的，没收违法所得；情节严重的，撤销其检验资格。药品检验机构出具的检验结果不实，造成损失的，应当承担相应的赔偿责任。

2.药品监督管理部门对药品广告不依法履行审查职责，批准发布的广告有虚假或者其他违反法律、行政法规的内容的，对直接负责的主管人员和其他直接责任人员依法给予行政处分。

3.药品监督管理部门违反法律规定，有下列行为之一的，由其上级主管机关或者监察机关责令收回违法发给的证书、撤销药品批准证明文件，对直接负责的主管人员和其他直接责任人员依法给予行政处分：①对不符合《药品生产质量管理规范》《药品经营质量管理规范》的企业发给符合有关规范的认证证书的，或者对取得认证证书的企业未按照规定履行跟踪检查的职责，对不符合认证条件的企业未依法责令其改正或者撤销其认证证书的；②对不符合法定条件的单位发给药品生产许可证、药品经营许可证或者医疗机构制剂许可证的；③对不符合进口条件的药品发给进口药品注册证书的；④对不具备临床试验条件或者生产条件而批准进行临床试验、发给新药证书、发给药品批准文号的。

4.药品监督管理部门或者其设置的药品检验机构，或者其确定的专业从事药品检验的机构参与药品生产经营活动的，由其上级机关或者监察机关责令改正，有违法收入的予以没收；情节严重的，对直接负责的主管人员和其他直接责任人员依法给予行政处分。药品监督管理部门或者其设置的药品检验机构，或者其确定的专业从事药品检验的机构的工作人员参与药品生产、经营活动的，依法给予行政处分。

5.药品监督管理部门或者其设置、确定的药品检验机构在药品监督检验中违法收取检验费用的，由政府有关部门责令退还，对直接负责的主管人员和其他直接责任人员依法给予行政处分。对违法收取检验费用，情节严重的药品检验机构，撤销其检验资格。

6.已取得药品生产许可证、药品经营许可证的企业生产、销售假药、劣药的，除依法追究该企业的法律责任外，对有失职、渎职行为的药品监督管理部门直接负责的主管人员和其他直接责任人员依法给予行政处分。

7.药品监督管理部门对下级药品监督管理部门违反法律规定的行政行为，责令限期改正；逾期不改正的，有权予以改变或者撤销。

8.药品监督管理人员滥用职权、徇私舞弊、玩忽职守，尚不构成犯罪的，依法给予行政处分。

二、刑事责任

1.药品检验机构出具虚假检验报告，构成犯罪的，依法追究刑事责任。

2.药品监督管理部门对药品广告不依法履行审查职责，批准发布的广告有虚假或者其他违反法律、行政法规的内容的，对直接负责的主管人员和其他直接责任人员构成犯罪的，依法追究刑事责任。

3.药品监督管理部门违反法律规定，有下列行为之一的，构成犯罪的，对直接负责的主管人员和其他直接责任人员，依法追究刑事责任：①对不符合《药品生产质量管理规范》《药品经营质量管理规范》的企业发给符合有关规范的认证证书的，或者对取得认证证书的企业未按照规定履行跟踪检查的职责，对不符合认证条件的企业未依法责令其改正或者撤销其认证证书的；②对不符合法定条件的单位发给药品生产许可证、药品经营许可证或者医疗机构制剂许可证的；③对不符合进口条件的药品发给进口药品注册证书的；④对不具备临床试验条件或者生产条件而批准进行临床试验、发给新药证书、发给药品批准文号的。

4.已取得药品生产许可证、药品经营许可证的企业生产、销售假药、劣药的，除依法追究该企业的法律责任外，对有失职、渎职行为的药品监督管理部门直接负责的主管人员和其他直接责任人员，构成犯罪的，依法追究刑事责任。

5.药品监督管理人员滥用职权、徇私舞弊、玩忽职守，构成犯罪的，依法追究刑事责任。

第六章　执业药师的法律规定

第一节　概　述

一、药师定义和类别

（一）药师定义

什么是药师？《辞海》中的解释是："受过高等药学教育或在医疗预防机构、药事机构和制药企业从事药物调剂、制备、检定和生产等工作并经卫生部门审查合格的卫生技术人员。"而在《执业药师注册管理暂行办法》中的解释为："经全国统一考试合格，取得执业药师资格证书，并经注册登记，在药品生产、经营、使用单位执业的药学技术人员。"由此可知，广义的药师（Pharmacist）泛指受过高等药学专业教育，从事药学专业技术工作的个人，而执业药师（Licensed Pharmacist）则指依法经资格认定，准予在药事单位（主要是社会药房）执业的药师。

（二）药师类别

药师划分依据：

1. 依据所学专业可分为：西药师、中药师、临床药师。

2. 依据职称职务可分为：药师、主管药师、副主任药师、主任药师。

3. 依据工作单位可分为：药房药师（包括医疗机构药房药师和社会药房药师）、药品生产企业药师、药品经营企业药师、药物科研单位药师、药检所药师、药品监督管理部门药师。

4. 依据是否拥有药房所有权可分为：开业药师、被聘任药师。

5. 依据是否依法注册可分为：执业药师、药师。

二、药师功能

药师功能主要有以下几种类型：①药学的专业性功能：各药学工作部门药师的具体专业功能有所不同，例如，药厂中的药师主要专业功能是制造、生产计划、库存控制和防止掺假等，而医院里的药师侧重于对院内药品使用控制方面的评估等功能。②药学基本技术功能：如调配、制造、合成、分离、提取、鉴别等等。各种岗位上药师的基本技术功能的重点常常不同，各有偏重。③行政、监督和管理功能：可分为药学专业性功能或非专业性功能。④企业家功能：负责药品生产、经营企业管理的药师，一定条件下具有企业家的功能。

（一）药房药师的社会功能

1. 药房药师的专业性功能。

在各类型药房中工作的药师的主要专业功能是药品使用控制，确保药品分发和使用的安全有效，这是长期以来社会对药师功能的期望。药房药师专业工作知识应建立在对药品及其使用深刻了解的基础上。药师必须通过 4～5 年药学专业教育。临床药师还须通过临床药学专业的培训。药师认识能力通过数年专业学习可以获得，可靠的判断能力通过毕业实习掌握。药师只有将所学专业知识通过实践转化为对病人服务，才能体现药师的功能及作用。

(1)调配步骤：①收方；②审方（即检查处方：必须由药师检查）；③调配处方：临时配制又有技术要求，需药师负责；④贴标签（包装标示）：其内容应由药师负责，具体工作则不需药师做。⑤核对（即复查处方）：应由药师负责；⑥发药：应由药师负责给病人交代清楚，告知相关的注意事项，并认真答复病人的询问，以避免病人的错误用药导致事后可能发生的医疗纠纷。

(2)提供专业意见：提供专业范围内的信息和意见是药师最重要的功能。当病人、医生、其他卫生工作者、政府或药厂等咨询有关药学专业知识和技术方面的问题时，药师必须提供与自身水平相称的详细信息。特别是医疗机构药房药师，更要注意向临床提供有关药品信息，提出合理的用药建议，如药物相互作用、成瘾性和毒副反应等相关信息。当然，在社会药房工作的药师则要求更高，他们应具备分辨仅凭借自己药学知识购药的人所购买的药物是否安全有效的知识能力。

(3)选择储存的药品：药师应根据自己的专业知识和评价能力来选择购进符合临床要求的药品。

2. 药房药师的基本技术功能。

由于药房工作性质不同，人员配备不同，药师承担的技术操作工作也有所不同。但一般来说，非专业的操作和劳动，如药品分装、贴标签和上架等等，药师只需进行监督检查。具体操作由其他人员完成。

3. 药房管理功能。

(1)专业管理功能：是与专业性功能相吻合、相重叠的，如调配业务和处方管理，医院制剂管理，等等。

(2)非专业管理功能：①基本组织机构划分管理层次：构建严格权力等级，减少直接管理幅度。根据产出专业化原则，以工作任务性质为基础划分部门，分为基本职能部门(直接从事药品供应和药学服务的部门);派生的职能部门(保障药品供应和支撑药学服务的部门)。依相应的职权,组织各个部门完成规定工作。②人员配备是组织中最重要的资源,要按照功能需要的原则、能级对应的原则、比例合理的原则、动态发展的原则等进行配备。它直接关系到组织活动效率的高低,目标能否实现以及自身的生存发展。

4. 企业家的功能。

主要是在经济独立核算、自负盈亏的企业性药房中,担任主任或经理的药师应具备的功能作用。很明显,专业的服务要求和企业家的目标价值观、经营活动之间存在着矛盾,担任企业家的药师,必须妥善处理好两者之间的矛盾,并把药学的社会任务始终放在首位。

(二)药品生产企业药师的社会功能

1. 确保所生产药品的质量。

药师和其他专业技术人员一起承担药品检验和质量控制工作。在日常检验工作中,药师主要负责药品质量活动中的各个环节,并与其他专业人员一起改进检验方法。新产品的质量标准制定和申报,由药师负责,而其他的如常规的工作就由其他人员承担即可。

2. 制造、生产计划和库存控制、防止掺假。

由于要保证所生产的药品的安全性和有效性,生产过程中的技术控制不得有半点疏忽,必须严防污染,严格遵循制造次序,并保证可靠性和再现性。

3. 保证药品的销售。

许多药师还担任了销售部门的负责人,因为他们具有药学知识和了解药品市场。

(三)从事药物研究开发工作的药师功能

主要是从事新药研究开发或新工艺、新材料、新包装等方面的研究,其主要任务是:

1. 确定药品的物理化学性质和剂型,因为它们是关系到药品均匀一致性、稳定性和生物活性的关键因素。

2. 根据新药管理要求研究处方和生产工艺。

3. 在科学调查研究的基础上,在质量或成本方面,优化现有处方和生产过程。

4. 评价新原料。

5. 进入临床实验新的制备、包装和质量控制。

6. 所有新药的稳定性研究,并提出储藏的条件。

7. 在常规生产中初次使用的新设备的优缺点方面的科学研究。

8. 对提出的包装材料和容器的稳定性的调查研究。

9. 新药质量标准的研究。

第二节 执业药师资格考试和执业注册的法律规定

1994年，国家人事部和医药管理局发布《执业药师资格制度暂行规定》，于1995年开始实施执业药师资格考试和注册制度。1999年，人事部和国家药品监督管理局重新修订了《执业药师资格制度暂行规定》《执业药师资格考试实施办法》《执业药师注册管理暂行办法》。

一、执业药师资格考试

执业药师资格考试属于职业资格准入考试，实行全国统一大纲、统一命题、统一组织的考试制度。执业药师资格考试工作由人力资源与社会保障部、国家食品药品监督管理总局共同负责，日常管理工作由国家食品药品监督管理总局负责。具体考务工作委托人力资源与社会保障部人事考试中心组织实施。每年举行一次，日期定为每年10月，报名时间定为每年3月。考试分4个半天进行，每个科目的考试时间为2.5小时。

（一）参加考试必须具备的条件

1. 中华人民共和国公民和获准在我国境内就业的其他国籍的人员。

2. 取得药学、中药学或相关专业博士学位者；取得药学、中药学或相关专业第二学士学位、研究生毕业的或取得硕士学位从事专业工作满1年者；取得药学、中药学或相关专业大学本科学历，从事专业工作满3年者；取得药学、中药学或相关专业的大专学历，从事专业工作满5年者；取得药学、中药学或相关专业的中专学历，从事专业工作满7年者。具备上述条件其一者即可。

（二）考试科目

药学类包括4个科目：药学专业知识（一）（该科目包括药理学、药物分析两部分内容）；药学专业知识（二）（该科目包括药剂学、药物化学两部分内容）；药事管理与法规；药学综合知识与技能。

中药学类同样包括4个科目：中药学专业知识（一）[该科目包括中药学、中药药剂学（含中药炮制）两部分内容]；中药学专业知识（二）（该科目包括中药鉴定学、中药化学两部分内容）；中药学综合知识与技能；药事管理与法规。

按照国家有关规定评聘为高级专业技术职务，并具备下列条件之一者，可免试药学（或中药学）专业知识（一）、药学（或中药学）专业知识（二）两个科目，只参加药事管理与法规、综合知识与技能两个科目的考试：①中药学徒、药学或中药学专业中专毕业，连续从事药学或中药学专业工作满20年；②取得药学、中药学专业或相关专业大专以上学历，连续从事药学或中药学专业工作满15年。

（三）考试周期

国家执业药师资格考试以两年为一周期。参加全部科目考试的人员须在连续两个考试年度内通过全部科目的考试，参加部分免试科目的人员须在一个考试年度内通过应试科目。

报考者由本人提出申请，经所在单位审核同意后，携带有关证据材料到当地人事考试管理机构办理报名手续。考试管理机构按规定程序和报名条件审查合格后，发给准考证，应考人员凭准考证在指定的时间、地点参加考试。党中央、国务院各部门、部队及其直属单位的人员，按属地原则报名参加考试。执业药师资格考试合格者发给执业药师资格证书，该证书在全国范围内有效。

二、执业药师注册

执业药师实行注册制度。国务院药品监督管理部门为全国执业药师注册管理机构，各省、自治区、直辖市药品监督管理部门为本辖区执业药师注册机构。执业药师按照执业类别、执业范围、执业地区注册。执业类别分为药学类、中药类；执业范围分为药品生产、药品经营、药品使用，执业地区为各省、自治区、直辖市。执业药师只能在一个执业药师注册机构注册，在一个执业单位按注册的执业类别、执业范围执业。

1.申请注册。

（1）申请人必须同时具备以下四项条件：①取得执业药师资格证书；②遵纪守法，遵守职业道德；③身体健康，能坚持在执业药师岗位工作；④经执业单位同意。

（2）有下列情况之一者不予注册：①不具有完全民事行为能力者；②因受刑事处罚，自处罚执行完毕之日到申请之日不满2年的；③受过取消执业药师执业资格处分不满2年的；④国家规定不宜从事执业药师业务的其他情形的。

（3）注册程序：首次申请人填写“执业药师首次注册申请表”，按规定提交以下材料：①执业药师资格证书；②身份证明复印件；③近期一寸免冠正面半身照片5张；④县级（含）以上医院出具的本人6个月内的健康体检表；⑤执业单位证明；⑥执业单位合法开业的证明复印件。注册机构在收到申请之日起30个工作日内，对符合条件者根据专业类别进行注册，在执业药师资格证书中的注册情况栏内加盖注册专用印章，发给国家药品监督管理部门统一印制的执业药师注册证；对不符合条件者不予注册，同时书面通知申请人并说明理由。

2.再次注册。

执业药师注册有效期为3年，有效期满前3个月，持证者须到原注册机构申请办理再注册手续。超过期限，不办理再次注册手续的人员，其执业药师注册证自动失效，并不能再以执业药师身份执业。再次注册必须填写"执业药师再次注册申请表"，并提交以下材料：执业药师资格证书和执业药师注册证；执业单位考核材料；执业药师继续教育登记证书；县级（含）以上医院出具的本人6个月内的健康体检表；执业药师继续教育学分证明。

3.变更注册。

执业药师在同一执业地区变更执业单位或范围的，须到原执业药师注册机构办理变更注册手续，填写"执业药师变更注册登记表"，并提交以下材料：执业药师资格证书和执业药师注册证，新执业单位合法开业的证明复印件。执业药师变更执业地区的，须到原执业药师注册机构办理变更注册手续，填写"执业药师变更注册登记表"，并向新执业地区的执业药师注册机构重新申请注册。新的执业药师注册机构在办理执业注册手续时，应收回原执业药师注册证，并发给新的执业药师注册证。

4.注销注册。

有下列情况之一的，予以注销注册：

(1)死亡或被宣告失踪的。

(2)受刑事处罚的。

(3)被吊销执业药师资格证书的。

(4)受开除行政处分的。

(5)因健康或其他原因不能从事执业药师业务的。

注销注册手续由执业药师所在单位在30个工作日内向注册机构申请办理，并填写"执业药师注销注册登记表"。执业药师注册机构经核实后办理注销注册，收回执业药师注册证。此外，执业药师注册机构每年将注册情况报国家食品药品监督管理总局备案，并定期公告。国家食品药品监督管理总局发现上报备案的执业药师中有不符合规定条件的，有权责令执业药师注册机构复查并予以改正。

5.注册意义。

(1)是对获得执业药师资格人员在执业活动前必须经过的准入控制。注册机构通过对申请注册者的资格审核，符合条件才予以注册，同意准入。

(2)是对执业药师进行行政管理，加强监督调控的一种手段。

(3)通过注册对药品生产、经营、使用单位的用人实行依法监督管理。

第三节 执业药师执业的法律规定

一、遵守职业道德

必须遵守职业道德，忠于职守，对药品质量负责，以保证人民用药安全有效为基本准则。在开展药学服务活动中，药师对患者的配药、用药和治疗效果掌握着主动权，而患者则处于被动接受地位。这就要求药师在专业服务中必须树立敬业精神，恪守执业准则，履行药师的义务，尊重和关心患者，全心全意为患者服务，并以患者的利益为最高标准，竭力维护患者的合法权益。中国执业药师协会于 2006 年 10 月发布的《中国执业药师职业道德准则》对我国药师的要求是：救死扶伤，不辱使命；尊重患者，平等相待；依法执业，质量第一；进德修业，珍视声誉；尊重同仁，密切合作。

二、严守相关法律法规

执业药师必须严格执行《药品管理法》及国家有关药品研究、生产、销售、使用的相关法规、政策。对违法行为或决定，有责任提出劝告制止、拒绝执行并向上级报告。药师必须遵守法律、法规，遵守技术操作规范，必须廉洁正直，讲究诚实，树立严肃、严格、严密的"三严"作风。对于违反法律的行为，不得隐瞒和包庇，而应该进行劝阻、制止，以及拒绝开展违法的药学工作。情节严重的，须严格执行报告制度，如实向主管负责部门反映，以期得到纠正。

三、遵守相关管理规定

执业药师在执业范围内负责对药品质量的监督和管理，参与制定、实施药品全面质量管理及对本单位违反规定的处理。药师在提供专业服务的过程中，必须加强对药品质量的控制、检验、贮存和保管，认真执行"三查五对"，熟悉现行的国家药品标准的具体内容，做好药物不良反应的监测工作。同时，作为医疗保健服务体系中的重要组成部分，药师享有对所在单位提出建议和意见的权利，有权参与本单位的民主管理。

四、执行相关药学工作

执业药师负责处方的审核及监督调配，提供用药咨询与信息，指导合理用药，开展药物治疗的监测及药品疗效的评价等临床药学工作。药师在调剂时必须发挥合理用药的指导作用，要熟悉处方制度，能准确地调配处方，并判定处方是否有效，剂量是否合适，有无配伍禁忌。能正确回答患者的咨询，介绍恰当的服用剂量、用药时间，提供相关的用药注意事项和药品可能产生的不良反应。在医学与药学这两大学科中起到桥梁作用，同医师一起为患者提供和设计安全、合理、经济的用药方案，使患者能达到最佳的治疗效果。

第四节　执业药师继续教育的法律规定

一、目的和宗旨

《执业药师资格制度暂行规定》明确将执业药师继续教育纳入法制化管理范畴，规定执业药师必须接受继续教育。原国家食品药品监督管理局在 2003 年 11 月修订下发了《执业药师继续教育管理暂行办法》，目的是使其能保持高尚的职业道德，不断提高依法执业能力和业务水平，正确地履行其职责，维护公众身体健康，保障公众用药安全、有效、经济、合理。享受继续教育是执业药师的义务和权利。执业药师须每年自觉参加继续教育，并完成规定的学分。执业单位须为执业药师提供学习经费、时间和其他必要条件，执业药师参加继续教育所需经费从本人执业单位职工教育经费中报销，在此期间的工资、福利待遇等按国家有关规定执行。

二、内容和形式

执业药师继续教育，是以提高业务水平和素质为目的的各种教育和训练活动。其内容要适应各类别、各执业范围执业药师的需要，具有科学性、先进性、实用性和针对性，应以现代药学科学发展中的新理论、新知识、新方法为重点。

执业药师继续教育实行项目制。执业药师继续教育项目包括培训、研修、学术讲座、学术会议、专题研讨会、专题调研和考察、撰写论文和专著以及单位组织的业务学习等，其继续教育项目依据《执业药师继续教育管理暂行办法》规定分为指定、指导和自修三类：

指定项目为国家有关政策法规和职业道德等，是执业药师的必修项目。由执业药师考试管理中心负责立项、公布并组织实施，由执业药师培训中心承担培训任务。

指导项目为药学或相关专业的新理论、新知识、新技术、新方法等，作为执业药师限定选修项目。指导项目分为两类，一类项目面向全国，由举办单位立项，省级食品药品监督管理部门初审，执业药师考试管理中心审核批准并公布；二类项目面向本地区，由举办单位立项，省级食品药品监督管理部门审核批准并公布，报执业药师考试管理中心备案。

自修项目为执业药师自行选定的项目，如参加学术会议、专题考察，撰写论文、专著及参加单位组织的业务学习等。

执业药师继续教育以短期培训和业余学习为主，其形式和方法可根据实际灵活多样，倡导运用现代科技手段开展培训。

三、学分登记

执业药师继续教育实行学分制。具有执业药师资格的人员每年参加继续教育获取的学分不得少于15分，注册期3年内累计不少于45分。其中指定和指导项目学习每年不得少于10分，自修项目学习可累计获取学分。

执业药师继续教育实行登记制度，登记内容包括：项目名称、内容、形式、学时学分数、考核结果、日期、施教机构等。执业药师继续教育登记证书由国家食品药品监督管理总局统一印制，由执业药师本人保存。具有执业药师资格人员参加继续教育指定和指导项目的学习并经考核合格后，由施教机构在登记证书上登记盖章确认。自修项目学分确认与登记由各省、自治区、直辖市食品药品监督管理局制定管理办法。作为执业药师再次注册的必备证件——执业药师继续教育登记证书，注册机构以此为依据，考查接受继续教育的执业药师参加必修、选修及自修内容获取的学分，在执业药师继续教育登记证书上进行登记后，在全国范围内有效。

四、执业药师施教机构管理

执业药师培训中心须经国家食品药品监督管理总局批准，承担执业药师资格考试考前培训和执业药师继续教育的工作。从事药学教育5年以上，按照国家有关规定能授予大学本科以上学历的执业药师培训中心，在各省、自治区、直辖市药品监督管理部门认定；具备规定施教机构基本条件的，可申请增加执业药师施教机构。申请执业药师施教机构须具备以下条件：

1.具有相对独立、稳定的教学组织和管理机构；具备满足执业药师继续教育教学要求的教学场地、设备和器具，能提供良好的食宿等后勤保障。

2.配备一定数量的具有专业知识和实践经验的管理人员；具有与教学内容相适应的高、中级专业技术人员；承担药事管理与法规及职业道德课程的主讲教师须经培训取得讲授资格。

3.能独立编制和申报执业药师继续教育项目，制订实施计划，并按计划组织教学，每年执行的执业药师继续教育项目不少于两个。

4.具有完善的管理制度和文件化管理程序，主要包括：①执业药师继续教育项目立项、申请、批复等文件档案；②执业药师继续教育管理与教学人员的选用标准、评价方法和评价结果；③执业药师继续教育项目应有完整记录，包括招生通知、主讲教师基本情况、教学计划、教学资料、学员名册、考核记录、教学办班总结等。

五、执业药师继续教育必修、选修内容管理

执业药师继续教育必修内容应由中国执业药师协会负责遴选、确认和公布，选修内容分面向全国和面向辖区两大类，其中面向全国的执业药师继续教育选修内容由各施教机构自行申请，由中国执业药师协会组织专家进行遴选、确认和公布，并在全国范围内有效。而面向本辖区的执业药师继续教育选修内容遴选、确认和公布由各省、自治区、直辖市药品监督管理部门委托的有关单位承担，公布的选修内容只可在本辖区内组织实施。凡经各省、自治区、直辖市药品监督管理部门认定具备规定的施教机构基本条件的单位，可以申请面向全国的执业药师继续教育选修内容，填写执业药师继续教育选修内容申请表一式三份，报送中国执业药师协会。中国执业药师协会每年 11 月底以前接受面向全国的执业药师继续教育选修内容的申请，组织专家进行遴选、确认，于次年 3 月底以前公布，同时对未被确认的选修内容以书面形式回复，对经遴选、确认和公布面向全国的执业药师继续教育选修内容，应明确列出编号、名称、施教机构、负责人、培训方式、核准学分等，供各地执业药师选择。自公布之日起 2 年内实施有效，若需再次实施，则应重新申请确认和公布。超过 2 年未实施的，选修内容自动失效。各省、自治区、直辖市药品监督管理部门应对施教机构实施执业药师继续教育情况进行监督检查，对于虚填学分、乱发学分证明、乱收费、不能保证继续教育质量的，有权对施教机构进行查处。

六、执业药师继续教育学分授予

执业药师继续教育学分是指经以下学习活动获取核准确认的学分，包括：参加执业药师继续教育必修、选修内容学习；1 个月以上的脱产专业学习，专业学位课程学习；参加学术会议、专题报告会、出国考察、发表论文、培训、讲学、出版论著，研究性工作计划、总结和报告，调研或考察报告、阅读专业期刊等；获得科研成果奖励或国家专利等；国家执业药师资格标准制定、考试命题、继续教育内容遴选评审；单位组织的业务学习；各省、自治区、直辖市药品监督管理部门认可的其他形式的教育培训活动。继续教育学分的核定与计算主要根据培训内容与学时，学分计算方法一般为参加者按每 3 小时授予 1 学分，主讲者按每 1 小时授予 1 学分。参加 1 个月以上的脱产专业学习或专业学位课程学习者，一般参加

者按每8小时授予1学分，主讲者按每1小时授予1学分计算。其他学分核实与计算方法详见相关规定。继续教育学分授予的程序一般在执业药师完成当年必修或选修内容后，由施教机构在执业药师继续教育登记证书上确认与登记盖章，其他方式继续教育的学分授予由各省、自治区、直辖市食品药品监督管理局人事教育部门或其委托机构在执业药师提供相关继续教育学习或成果证明后确认，并在执业药师继续教育登记证书上登记盖章。

第五节　违反执业药师管理的法律责任

一、《执业药师资格制度暂行规定》中的相关罚则

1.对未按规定配备执业药师的单位，应限期配备，逾期将追究单位负责人的责任。

2.对已在需由执业药师担任的岗位工作，但尚未通过执业药师资格考试的人员，要进行强化培训，限期达到要求。对经过培训仍不能通过执业药师资格考试者，必须调离岗位。

3.对涂改、伪造或以虚假和不正当手段获取执业药师资格证书或执业药师注册证的人员，发证机构应收回证书，取消其执业药师资格，注销注册。并对直接责任者根据有关规定给予行政处分，直至送交有关部门追究法律责任。

4.对执业药师违反本规定有关条款的，所在单位须如实上报，由药品监督管理部门根据情况给予处分。注册机构对执业药师所受处分，应及时记录在其执业药师资格证书中的备注“执业情况记录”栏内。

5.执业药师在执业期间违反《药品管理法》及其他法律法规构成犯罪的，由司法机关依法追究其刑事责任。

二、《执业药师注册管理暂行办法》中的相关罚则

1.执业药师注册机构工作人员，在注册工作中玩忽职守、滥用职权、徇私舞弊，由所在单位给予行政处分；构成犯罪的，依法追究刑事责任。

2.凡以骗取、转让、借用、伪造执业药师资格证书、执业药师注册证和执业药师继续教育登记证书等不正当手段进行注册的人员，由执业药师注册机构收缴注册证并注销注册；构成犯罪的，依法追究其刑事责任。

第七章　药品生产管理的法律规定

第一节　概　述

药品生产管理法律制度是药事法研究的重要领域,它是药事法律体系中最重要的组成部分之一。在药品的研制、生产、经营和使用的全过程中,生产环节风险最大,最易产生危害,世界上大多数的药害事故都起源于药品的生产环节。因此,为保证用药安全有效,加强管理,必须通过法律、法规对药品的生产管理加以规范。

一、世界药品生产管理立法

目前,发达国家都形成了比较完善的药事法律体系,其中药品生产管理的法律都已成熟,发达国家的药事立法体系就是从药品生产管理开始的,如美国1962年的《食品、药品和化妆品法案修正案》。

美国是世界上第一个将药品生产管理形成法定性规范的国家,1906年,美国国会通过Heyburn议案,以《1906年纯净食品和药品法》形式颁布实施。第一次世界大战期间,美国出现的一些食品和药品不良生产行为,被新闻媒体披露之后,引起了美国公众和政府的高度重视。1938年颁布《联邦食品、药品和化妆品法案》(Federal Food, Drug and Cosmetic Act, FDCA)规范了食品、药品的生产行为。1961年,用于妊娠反应的药物"沙利度胺"(又称"反应停"),导致了全球上万例畸胎的药物灾难事件。美国是少数几个幸免于难的国家之一。当时美国FDA官员在审查此药时,发现该药缺乏美国药品法律规定所要求的足够的长期毒性报告等临床试验资料,不批准其进口。

这场灾难在美国社会激起了公众对药品监督和药品法律的普遍重视,促使美国国会于1962年对原《联邦食品、药品和化妆品法案》进行了重大修改。修正案要求制药企业做到:"一、对其出厂的药品提供两种证明材料,不仅要证明药品是有效的,还要证明药品是安全的;二、要求制药企业向FDA报告药品的不良反应;三、要求制药企业实施药品生产质量管理规范(GMP)"。这一规定对世界制药工业产生了深远的影响,是世界药品生产管理法制化的起点。"反应停"事件最终原因虽然不是药品生产环节的差错，却引起了人们对生产环节的高度重视，推动了美国国会对药品生产管理的立法。

在FDCA修正案的影响下，美国国会认真听取了FDA的报告并采纳了他们的建议，将GMP立法，按照1962年FDCA修正案的要求，FDA在1963年颁布了世界上第一部《药品生产管理规范》，要求对药品生产的全过程进行规范化管理，否则产品不得出厂销售。美国对药品生产管理进行立法的经验很快传到了其他发达国家，尤其是GMP的理论在实践中得到了检验和发展，其在药品生产和质量保证中的积极作用逐渐为世界各国政府所接受。此后的几十年间，西方发达国家和日本相继制定了本国药品生产管理法律法规，推广本国的GMP，形成了以药品生产管理法律为基础的药事法律体系。

二、中国药品生产管理立法

我国是一个具有高尚医药道德传统、重视药品生产管理的国家，早在西周初期就建立了有关药品生产的法律制度。建于清朝康熙八年(1669)的同仁堂药店至今已有340多年的历史，建厂伊始便立下了“炮制虽繁必不敢省人工，品味虽贵必不敢减物力”的古训，足以证实我国早在300多年前就已有了严格的药品生产质量管理要求。只是当时的药品生产规模和技术不能和现代大工业生产同日而语。20世纪80年代中后期，《药品管理法》及其实施办法的颁布，首次以法律的形式确立了我国的药品生产管理的制度。原卫生部1988年颁布了我国第一个GMP条例，即《药品生产质量管理规范》；1992年，原卫生部重新修订了1988年版GMP，制定了1992年《药品生产质量管理规范》。1998年，原国家药品监督管理局正式组建后对《药品生产质量管理规范》进行修订，现行GMP为2011年施行的。2001年和2002年《药品管理法》修正案及其实施条例的相继颁布和实施进一步推动了药品生产管理立法工作，使我国药品生产管理法律制度更加详尽、更加规范和完备。

第二节　药品生产的质量管理

一、质量管理的概念及其立法

按照国际标准化组织ISO 9000:2000标准的解释，“质量”(Quality)是指一组固有特性满足要求的程度。“固有特性”是指在某事或某物中本来就有的，尤其是那种永久的特性和可区分的特征。“要求”包括明确的、隐含的及必须履行的需求和期望。

质量管理(Quality Management)是指在质量方面的指挥和控制活动，通常包括制定质量方针和质量目标以及质量策划、质量控制、质量保证和质量改进。目前国际上通行的质量管理标准是 ISO 9000 系列，是 1987 年由国际标准组织根据各国对产品质量的需要，依据英国的质量管理体系制定的，适用于各个行业的产品质量标准。国际标准委员会在 1994 年和 2000 年对其内容进行了修正，现行的是 2000 版标准，简称 ISO 9000:2000。参照国际标准，中国对质量管理标准进行了立法，国家质量技术监督局于 2000 年 12 月 28 日发布，并于 2001 年 6 月 1 日起在我国实施 GB/T 19000 系列标准。药品生产质量管理适用于 ISO 9000 系列标准，但是作为一种特殊商品，药品生产质量管理还应有一套全面系统的、与医药生产特点相适应的质量管理标准，这就是《药品生产质量管理规范》(GMP)。GMP 在绝大多数国家已成为正式的法律规范，约束着制药企业的生产行为。

二、GMP 的立法与内涵

药品生产过程十分复杂，涉及许多的技术细节和管理规范，其中任何一个环节的疏忽，都可能导致药品质量不符合要求，就可能生产出不合格药品。因此，GMP 的内涵其实就是必须对药品生产全过程进行全面质量管理与控制，达到保证药品质量的目的，而不是仅仅把检验作为评判药品合格与否的唯一手段。20 世纪 60 年代，美国 FDA 对药品质量合格与否的判断放在最终产品检验的结果上。但是在管理实践中，FDA 官员发现，被抽取检验的样品并不能真正完全地反映同批药品的质量，引起多起事故的不合格药品，都是混在抽样检查已合格的药品中。另外，FDA 不可能对每一件药品都进行检查，因为检查过的药品必须报废，所以必须立法对药品加强生产过程的全面质量管理。由此，GMP 的理论和实践在美国不断发展成熟，并且在全世界推广开来。20 世纪六七十年代，在世界卫生组织(WHO)的推动下，GMP 制度在发达国家的相继建立，一些实力雄厚的跨国制药企业甚至制定了比国家法定标准更为严格的企业标准，最大限度地保证了所生产药品的安全性。

我国制药企业推行 GMP 始于 20 世纪 80 年代初。1982 年，中国医药工业公司参照一些先进国家的 GMP 制定了《药品生产质量管理规范(试行)》，开始在一些制药企业中试行。1988 年，根据《药品管理法》又经原卫生部对《药品生产质量管理规范》多次修订。为了进一步强化药品生产企业的质量意识，建立药品质量管理体系，2011 年 1 月 17 日，原卫生部以第 79 号令发布了《药品生产质量管理规范》(2010 年修订)，并于 2011 年 3 月 1 日起施行。

三、GMP 法规的主要特点

GMP 法规是药品生产的技术性规范，综观世界各国的 GMP 法律制度，大多体现出以下三个特点：

1. 基础性。

GMP 是药品生产质量管理的法定最低要求，它不是最严格的、最好的或是企业根本无法达到的高要求、高标准，而是保证药品生产质量的最低标准。任何一国的 GMP 都不能把只有少数企业能达到的生产标准作为全国制药行业的强制性要求。国家在立法制定 GMP 时，应当注意把握整个国家药品生产的水平，根据全国药品生产的实际水平来制定 GMP。如果这种技术标准脱离实际，将会造成“有法不依”的局面，GMP 的实施也就成了一句空话。企业可以在超越 GMP 标准的水平上进行药品生产，制定规范的企业标准，这是完全符合法律规定的。

2. 原则性。

GMP 的条款是原则性条款，仅指明了要求达到的目标，而没有列出如何达到这些目标的解决办法，企业要根据自身生产的实际情况，严格依照 GMP 执行，达到 GMP 列出的要求。至于如何达到这些要求，企业可以自主选择，不同的制药企业因生产的品种、剂型、规模的不同而采取的方法有所不同。

3. 时效性。

正是因为 GMP 法规要与国家整体药品生产水平相一致，所以 GMP 具有鲜明的时效性。一个国家的药品生产水平总是处在动态的变化之中，所以 GMP 需要根据国家的医药科技水平和经济发展水平及时修订，进行定期或者不定期的修改或补充，如同国家药典的修订。对目前有法定效力或约束力的 GMP，称为现行 GMP，即 CGMP(Current GMP)，新版 GMP 颁布后，前版的 GMP 就失去了法律效力，应当废止。

四、我国 GMP 的主要内容

GMP 的内容涉及药品生产的方方面面，总体内容包括质量管理、机构与人员、厂房与设施、设备、物料与产品、确认与验证、文件管理、生产管理、质量控制与质量保证、委托生产与委托检验、产品发运与召回、自检等。从专业化管理的角度来区分，GMP 可以分为质量控制系统和质量保证系统两大方面：一是对原材料、中间产品、成品进行系统质量控制，即质量控制系统；另一方面是对可能影响药品质量的，生产过程中易产生的人为差错和污染等问题进行系统的严格管理，以保证药品质量，可称为质量保证系统。从硬件和软件的角度来分，GMP 可分为硬件系统和软件系统。硬件系统主要包括对人员、厂房、设施、设备等的目标要求，主要是企业资本资金的投入。软件系统主要包括组织机构、组织工作、生产工艺、记录、制度、方法、文件化程序、培训等，主要是企业智力为主的投入产出。我国GMP是药品生产和质量管理的基本准则，适用于药品生产的全过程、原料药生产中影响成品质量的关键工序。其中，影响成品质量的关键工序是指原料药的“精制、烘干、包装”工序。2010年修订的新版GMP更为注重产品上市后的动态监管，强调风险评估和风险控制。

1. 质量管理。

企业应当建立符合药品质量管理要求的质量目标，将药品注册的有关安全、有效和质量可控的所有要求，系统地贯彻到药品生产、控制及产品放行、贮存、发运的全过程中，确保所生产的药品符合预定用途和注册要求。企业高层管理人员应当确保实现既定的质量目标，不同层次的人员以及供应商、经销商应当共同参与并承担各自的责任。企业应当配备足够的、符合要求的人员、厂房、设施和设备，为实现质量目标提供必要的条件。质量管理主要包括质量保证和质量控制两个方面。质量保证指企业必须建立质量保证系统，同时建立完整的文件体系，以保证系统有效运行；质量控制包括相应的组织机构、文件系统以及取样、检验等，确保物料或产品在放行前完成必要的检验，确认其质量符合要求。

2. 机构和人员。

企业应当建立与药品生产相适应的管理机构，并有组织机构图，设立独立的质量管理部门，履行质量保证和质量控制的职责。质量管理部门可以分别设立质量保证部门和质量控制部门。质量管理部门应当参与所有与质量有关的活动，负责审核所有与《药品生产质量管理规范》有关的文件。质量管理部门人员不得将职责委托给其他部门的人员。企业应当配备足够数量并具有适当资质（含学历、培训和实践经验）的管理和操作人员，应当明确规定每个部门和每个岗位的职责。岗位职责不得遗漏，交叉的职责应当有明确规定。每个人所承担的职责不应当过多。所有人员应当明确自己的职责，熟悉与其职责相关的要求，并接受必要的培训，包括上岗前培训和继续培训。职责通常不得委托给他人。确需委托的，其职责可委托给具有相当资质的指定人员。企业的关键人员应当为企业的全职人员，至少应当包括企业负责人、生产管理负责人、质量管理负责人和质量受权人。

企业负责人是药品质量的主要责任人，全面负责企业日常管理。为确保企业实现质量目标并按照《药品生产质量管理规范》要求生产药品，企业负责人应当负责提供必要的资源，合理计划、组织和协调，保证质量管理部门独立履行其职责。

质量受权人至少应当具有药学或相关专业本科学历(或中级专业技术职称或执业药师资格),具有至少五年从事药品生产和质量管理的实践经验,从事过药品生产过程控制和质量检验工作。质量受权人应当具有必要的专业理论知识,并经过与产品放行有关的培训,方能独立履行其职责。

企业应当指定部门或专人负责培训管理工作,应当有经生产管理负责人或质量管理负责人审核或批准的培训方案或计划,培训记录应当予以保存。同时所有人员都应当接受卫生要求的培训,企业应当建立人员卫生操作规程,最大限度地降低人员对药品生产造成污染的风险。

3.厂房和设施。

厂房的选址、设计、布局、建造、改造和维护必须符合药品生产要求,应当能够最大限度地避免污染、交叉污染、混淆和差错,便于清洁、操作和维护。应当根据厂房及生产防护措施综合考虑选址,厂房所处的环境应当能够最大限度地降低物料或产品遭受污染的风险。企业应当有整洁的生产环境;厂区的地面、路面及运输等不应当对药品的生产造成污染;生产、行政、生活和辅助区的总体布局应当合理,不得互相妨碍;厂区和厂房内的人、物流走向应当合理。应当对厂房进行适当维护,并确保维修活动不影响药品的质量。应当按照详细的书面操作规程对厂房进行清洁或必要的消毒。厂房应当有适当的照明、温度、湿度和通风,确保生产和贮存的产品质量以及相关设备性能不会直接或间接地受到影响。厂房、设施的设计和安装应当能够有效防止昆虫或其他动物进入。应当采取必要的措施,避免所使用的灭鼠药、杀虫剂、烟熏剂等对设备、物料、产品造成污染。应当采取适当措施,防止未经批准人员的进入。生产、贮存和质量控制区不应当作为非本区工作人员的直接通道。应当保存厂房、公用设施、固定管道建造或改造后的竣工图纸。企业的生产区、仓储区、质量控制区、辅助区都要符合相应的要求。

4.设备。

设备的设计、选型、安装、改造和维护必须符合预定用途,应当尽可能降低产生污染、交叉污染、混淆和差错的风险,便于操作、清洁、维护,以及必要时进行的消毒或灭菌。应当建立设备使用、清洁、维护和维修的操作规程,并保存相应的操作记录。应当建立并保存设备采购、安装、确认的文件和记录。设备的设计、安装、维护、维修、使用、清洁、校准以及制药用水都要符合要求。

5.物料与产品。

企业应当建立物料和产品的操作规程,确保物料与产品(原辅料、中间产品、待包装产品、包装材料、成品等)的正确接收、贮存、发放、使用和发运,防止污染、交叉污染、混淆和差错。物料与产品的处理应当按照操作规程或工艺规程执行,并有记录。

6. 确认与验证。

企业应当确定需要进行的确认与验证工作，以证明有关操作的关键要素能够得到有效控制。确认与验证的范围和程度应当经过风险评估的确定。企业的厂房、设施、设备和检验仪器应当经过确认，应当采用经过验证的生产工艺、操作规程和检验方法进行生产、操作和检验，保持持续的验证状态，建立确认与验证的文件和记录，并能以文件和记录证明达到预定的目标。采用新的生产处方或生产工艺前，应当验证其常规生产的适用性。生产工艺在使用规定的原辅料和设备条件下，应当能够始终生产出符合预定用途和注册要求的产品。当影响产品质量的主要因素，如原辅料、与药品直接接触的包装材料、生产设备、生产环境（或厂房）、生产工艺、检验方法等发生变更时，应当进行确认或验证。必要时，还应当经药品监督管理部门批准。清洁方法应当经过验证，证实其清洁的效果可以有效防止污染和交叉污染。清洁验证应当综合考虑设备使用情况、所使用的清洁剂和消毒剂、取样方法和位置以及相应的取样回收率、残留物的性质和限度、残留物检验方法的灵敏度等因素。确认和验证不是一次性的行为。首次确认或验证后，应当根据产品质量回顾分析情况进行再确认或再验证。关键的生产工艺和操作规程应当定期进行再验证，确保其能够达到预期结果。企业应当制订验证总计划，以文件形式说明确认与验证工作的关键信息。验证总计划或其他相关文件中应当做出规定，确保厂房、设施、设备、检验仪器、生产工艺、操作规程和检验方法等能够保持持续稳定。应当根据确认或验证的对象制定确认或验证方案，并经审核、批准。确认或验证方案应当明确职责，确认或验证应当按照预先确定和批准的方案实施，并有记录。确认或验证工作完成后，应当写出报告，并经审核、批准。确认或验证的结果和结论（包括评价和建议）应当有记录并存档，应当根据验证的结果确认工艺规程和操作规程。

7. 文件管理。

企业必须有内容正确的书面质量标准、生产处方和工艺规程、操作规程以及记录等文件。企业应当建立文件管理的操作规程，系统地设计、制定、审核、批准和发放文件。与《药品生产质量管理规范》有关的文件应当经质量管理部门的审核。文件的内容应当与药品生产许可、药品注册等相关要求一致，并有助于追溯每批产品的历史情况。文件的起草、修订、审核、批准、替换或撤销、复制、保管和销毁等应当按照操作规程管理，并有相应的文件分发、撤销、复制、销毁记录。文件的起草、修订、审核、批准均应当由适当的人员签名并注明日期。文件应当标明题目、种类、目的以及文件编号和版本号。文字应当确切、清晰、易懂，不能模棱两可。文件应当分类存放、条理分明，便于查阅。原版文件复制时，不得产生任何差错;复制的文件应当清晰可辨。文件应当定期审核、修订;文件修订后,应当按照规定管理,防止旧版文件的误用。分发、使用的文件应当为批准的现行文本,已撤销的或旧版文件除留档备查外,不得在工作现场出现。与《药品生产质量管理规范》有关的每项活动均应当有记录,以保证产品生产、质量控制和质量保证等活动可以追溯。记录应当留有填写数据的足够空格。记录应当及时填写,内容真实,字迹清晰、易读,不易擦除。应当尽可能采用生产和检验设备自动打印的记录、图谱和曲线图等,并标明产品或样品的名称、批号和记录设备的信息,操作人应当签注姓名和日期。记录应当保持清洁,不得撕毁和任意涂改。记录填写的任何更改都应当签注姓名和日期,并使原有信息仍清晰可辨,必要时,应当说明更改的理由。记录如需重新誊写,则原有记录不得销毁,应当作为重新誊写记录的附件保存。每批药品应当有批记录,包括批生产记录、批包装记录、批检验记录和药品放行审核记录等与本批产品有关的记录。批记录应当由质量管理部门负责管理,至少保存至药品有效期后一年。质量标准、工艺规程、操作规程、稳定性考察、确认、验证、变更等其他重要文件应当长期保存。如使用电子数据处理系统、照相技术或其他可靠方式记录数据资料,应当有所用系统的操作规程;记录的准确性应当经过核对。使用电子数据处理系统的,只有经授权的人员方可输入或更改数据,更改和删除情况应当有记录;应当使用密码或其他方式来控制系统的登录;关键数据输入后,应当由他人独立进行复核。用电子方法保存的批记录,应当采用磁带、缩微胶卷、纸质副本或其他方法进行备份,以确保记录的安全,且数据资料在保存期内便于查阅。物料和成品应当有经批准的现行质量标准;必要时,中间产品或待包装产品也应当有质量标准。每种药品的每个生产批量均应当有经企业批准的工艺规程,不同药品规格的每种包装形式均应当有各自的包装操作要求。工艺规程的制定应当以注册批准的工艺为依据。工艺规程不得任意更改。如需更改,应当按照相关的操作规程修订、审核、批准。每批产品均应当有相应的批生产记录,可追溯该批产品的生产历史以及与质量有关的情况。批生产记录应当依据现行批准的工艺规程的相关内容制定。记录的设计应当避免填写差错。批生产记录的每一页应当标注产品的名称、规格和批号。原版空白的批生产记录应当经生产管理负责人和质量管理负责人审核和批准。批生产记录的复制和发放均应当按照操作规程进行控制并有记录,每批产品的生产只能发放一份原版空白批生产记录的复制件。在生产过程中,进行每项操作时应当及时记录,操作结束后,应当由生产操作人员确认并签注姓名和日期。每批产品或每批中部分产品的包装,都应当有批包装记录,以便追溯该批产品包装操作以及与质量有关的情况。批包装记录应当依据工艺规程中与包装相关的内容制定。记录的设计应当注意避免填写差错。批包装记录的每一页均应当标注所包装产品的名称、规格、包装形式和批号。批包装记录应当有待包装产品的批号、数量以及成品的批号和计划数量。原版空白的批包装记录的审核、批准、复制和发放的要求与原版空白的批生产记录相同。在包装过程中进行每项操作时应当及时记录，操作结束后，应当由包装操作人员确认并签注姓名和日期。操作规程的内容应当包括：题目、编号、版本号、颁发部门、生效日期、分发部门以及制定人、审核人、批准人的签名并注明日期，标题、正文及变更历史。厂房、设备、物料、文件和记录应当有编号（或代码），并制定编制编号（或代码）的操作规程，确保编号（或代码）的唯一性。

8.生产管理。

所有药品的生产和包装均应当按照批准的工艺规程和操作规程进行操作并有相关记录，以确保药品达到规定的质量标准，并符合药品生产许可和注册批准的要求。应当建立划分产品生产批次的操作规程，生产批次的划分应当能够确保同一批次产品质量和特性的均一性。应当建立编制药品批号和确定生产日期的操作规程。每批药品均应当编制唯一的批号。除另有法定要求外，生产日期不得迟于产品成型或灌装（封）前经最后混合的操作开始日期，不得以产品包装日期作为生产日期。每批产品应当检查产量和物料平衡，确保物料平衡符合设定的限度。如有差异，必须查明原因，确认无潜在质量风险后，方可按照正常产品处理。不得在同一生产操作间同时进行不同品种和规格药品的生产操作，除非没有发生混淆或交叉污染的可能。在生产的每一阶段，应当保护产品和物料免受微生物和其他污染。在干燥物料或产品，尤其是高活性、高毒性或高致敏性物料或产品的生产过程中，应当采取特殊措施，防止粉尘的产生和扩散。生产期间使用的所有物料、中间产品或待包装产品的容器及主要设备、必要的操作室应当贴签标识或以其他方式标明生产中的产品或物料名称、规格和批号，如有必要，还应当标明生产工序。容器、设备或设施所用标识应当清晰明了，标识的格式应当经企业相关部门批准。除在标识上使用文字说明外，还可采用不同的颜色区分被标识物的状态（如待验、合格、不合格或已清洁等）。应当检查产品从一个区域输送至另一个区域的管道和其他设备连接，确保连接正确无误。每次生产结束后应当进行清场，确保设备和工作场所没有遗留与本次生产有关的物料、产品和文件。下次生产开始前，应当对前次清场情况进行确认。应当尽可能避免出现任何偏离工艺规程或操作规程的偏差。一旦出现偏差，应当按照偏差处理操作规程执行。生产厂房应当仅限于经批准的人员出入。生产过程中应当尽可能采取措施，防止污染和交叉污染，定期检查防止污染和交叉污染的措施并评估其适用性和有效性。生产开始前应当进行检查，确保设备和工作场所没有上批遗留的产品、文件或与本批产品生产无关的物料，设备处于已清洁及待用状态。检查结果应当有记录。生产操作前,还应当核对物料或中间产品的名称、代码、批号和标识,确保生产所用物料或中间产品正确且符合要求。应当进行中间控制和必要的环境监测,并予以记录。每批药品的每一生产阶段完成后必须由生产操作人员清场,并填写清场记录。清场记录内容包括:操作间编号、产品名称、批号、生产工序、清场日期、检查项目及结果、清场负责人及复核人签名。清场记录应当纳入批生产记录。包装操作规程应当规定降低污染和交叉污染、混淆或差错风险的措施。

9.质量控制与质量保证。

质量控制实验室的人员、设施、设备应当与产品性质和生产规模相适应。企业通常不得进行委托检验,确需委托检验的,应当按照GMP第十一章中委托检验部分的规定,委托外部实验室进行检验,但应当在检验报告中予以说明。质量控制负责人应当具有足够的管理实验室的资质和经验,可以管理同一企业的一个或多个实验室。质量控制实验室的检验人员至少应当具有相关专业中专或高中以上学历,并经过与所从事的检验操作相关的实践培训且通过考核。质量控制实验室应当配备药典、标准图谱等必要的工具书,以及标准品或对照品等相关的标准物质。质量控制实验室的文件应当符合现行GMP第八章的原则。

企业应当分别建立物料和产品批准放行的操作规程,明确批准放行的标准、职责,并有相应的记录;企业应当对药品进行持续稳定性考察;企业应当建立变更控制系统,对所有影响产品质量的变更进行评估和管理。需要经药品监督管理部门批准的变更,在得到批准后方可实施;企业各部门负责人应当确保所有人员正确执行生产工艺、质量标准、检验方法和操作规程,防止偏差的产生。企业应当建立偏差处理的操作规程,规定偏差的报告、记录、调查、处理以及所采取的纠正措施,并有相应的记录;企业应当建立纠正措施和预防措施系统,对投诉、召回、偏差、自检或外部检查结果、工艺性能和质量监测趋势等进行调查并采取纠正和预防措施。调查的深度和形式应当与风险的级别相适应。纠正措施和预防措施系统应当能够增进对产品和工艺的理解,改进产品和工艺。企业应当建立实施纠正和预防措施的操作规程,实施纠正和预防措施应当有文件记录,并由质量管理部门保存;企业质量管理部门应当对所有生产用物料的供应商进行质量评估,会同有关部门对主要物料供应商(尤其是生产商)的质量体系进行现场质量审计,并对质量评估不符合要求的供应商行使否决权;应当按照操作规程,每年对所有生产的药品按品种进行产品质量回顾分析,以确认工艺稳定可靠,以及原辅料、成品现行质量标准的适用性,及时发现不良趋势,确定产品及工艺改进的方向;应当建立药品不良反应报告和监测管理制度,设立专门机构并配备专职人员负责管理。

10. 委托生产与委托检验。

为避免因误解而影响产品或工作质量，委托生产或检验必须正确界定，经双方同意并严格控制。委托方和受托方必须签订书面合同，明确规定各方的责任，委托生产或委托检验的内容及相关的技术事项，委托生产与委托检验的所有活动，包括在技术或其他方面拟采取的任何变更，均应符合有关药品注册批准的要求。

委托方应负责对受托方进行评估，对受托方的条件、技术水平、质量管理情况进行详细考察，确认其顺利完成委托工作的能力，确认采用委托方式仍能保证遵照执行上述阐述的原则和要求。委托方应向受托方提供所有必要的资料，以使受托方能够按药品注册批准和其他法定要求正确实施所委托的操作。委托方应让受托方充分了解与产品或操作相关的各种问题，包括产品或操作有可能对受托方的环境、厂房、设备、人员及其他物料或产品造成的危害。委托方应对受托生产或检验的全过程进行指导和监督。委托方应确保受托方发运来的所有已生产的产品和物料均符合相应的质量标准，或该产品已由质量受权人批准放行。

受托方必须具备足够的厂房、设备、知识和经验以及称职人员，以顺利完成委托方所委托的生产或检验工作。受托方应确保所有收到的物料、中间产品和待包装产品适用于预定用途。受托方不得从事任何可能对委托生产或检验的产品质量有不利影响的活动。

委托方与受托方之间应签订合同，详细规定各自的产品生产和控制职责，其中的技术性条款应由具有制药技术、检验专业知识，熟悉产品生产和控制的主管人员拟订。委托生产及检验的各项工作必须符合药品注册批准的要求并经双方同意。合同应详细规定质量受权人批准放行销售每批药品的方式，确保每批产品都已按药品注册批准的要求完成生产和检验。合同应阐明何方负责物料的采购、检验、批准放行使用、生产和质量控制（包括中间控制）；同时也应明确何方负责取样和检验。在委托检验的情况下，合同应阐明受托方是否在委托方的厂房内取样。生产、检验和发运记录及样品应由委托方保存；或由受托方保存，但委托方能够随时调阅或检查。在委托方有质量缺陷处理或药品召回处理的操作规程中，应有明确而详细的规定，即当出现投诉或怀疑有质量缺陷时，委托方必须能够方便地查阅所有与评价产品质量相关的记录。合同应允许委托方对受托方进行检查或质量审计。委托检验合同应明确受托方同意接受药品监督管理部门检查。

11. 产品发运与召回。

企业应建立产品召回系统，必要时可迅速、有效地从市场召回任何一批有质量缺陷或怀疑有质量缺陷的所有产品。除有证据证明退货产品质量未受影响外，因质量原因退货和召回的产品，均应按规定监督销毁。因质量原因退货和召回的产品，如涉及其他批次或产品，应同样处理。

每批产品应有发运记录。根据发运记录，应能追查每批产品的售出情况，必要时应能及时全部追回，发运记录内容应包括：产品名称、批号、规格、数量、收货单位和地址、联系方式、发货日期、运输方式等。药品发运的零头包装只限两个批号为一个合箱，合箱外应标明全部批号，并建立合箱记录。发运记录应保存至药品有效期后一年。应指定专人负责执行召回及协调相关工作，并应根据情况的紧急程度配备足够数量的人员参与这项工作。产品召回负责人一般应独立于销售和市场部门；如召回负责人不是质量受权人，则应向质量受权人通报所有产品召回处理情况。为良好组织所有召回工作，应制定书面的召回处理操作规程，并定期检查，必要时进行修订。召回处理应能随时启动，并迅速实施。因产品有不良事件或有缺陷或怀疑有缺陷而拟从市场召回时，应立即向当地药品监督管理部门报告。负责产品召回的人员应能迅速查阅到药品发运记录。已召回的产品应有标识，并单独贮存在安全的区域内，等待最终处理决定。召回的进展过程应有记录，并有最终报告，包括产品发运数量、已召回数量以及数量平衡情况等都应当在报告中予以说明。应定期对产品召回系统的有效性进行评估。

12. 自检。

质量管理部门应定期组织对企业进行自检，以监控质量规范的实施情况，评估企业是否符合要求，并提出必要的纠正和预防措施。自检应有计划，对机构与人员、厂房与设施、设备、物料与产品、确认与验证、文件管理、生产管理、质量控制与质量保证、委托生产与委托检验、产品发运与召回等项目定期进行检查，以确认其符合质量规范的要求。应由企业指定人员进行独立、细致的自检。也可请外部人员或专家进行独立的质量审计。自检应有记录。自检完成后应有自检报告，内容应至少包括自检过程中观察到的所有情况、评价的结论以及提出纠正和预防措施的建议。此外，纠正和预防措施的执行也应有相应的记录，自检情况应当报告企业高层管理人员。

五、我国 GMP 认证法律制度

1. GMP 认证法律制度的由来及演变。

我国 GMP 认证法律制度是在企业质量体系认证的基础上发展而来的。企业质量体系认证，是由国际标准化组织（ISO）提出，并为国际社会所普遍接受的质量管理措施，它是依据国家质量管理和质量保证系列标准，经过认证机构对企业质量体系进行审核，通过颁发认证证书的形式，证明企业质量保证能力符合相应的活动。

我国《产品质量法》规定，国家根据国际通用的质量管理标准，推行企业质量体系认证制度。企业根据自愿原则，可以向国务院产品质量监督管理部门，或者国务院产品质量监督管理部门授权的部门所认可的认证机构申请企业质量体系认证，经认证合格的，由认证机构颁发企业质量体系认证证书。在《产品质量法》推动下，1995年，国家技术监督局会同当时的卫生部、国家医药管理局、国家中医药管理局、中国药品生物制品检定所、总后卫生部等部门共同组成中国药品认证委员会，负责当时的GMP认证，具体的办事机构为卫生部药品认证管理中心。当时的GMP认证遵循自愿性认证原则。1998年原国家药品监督管理局成立后，中国药品认证委员会自行撤销，由当时国家药品监督管理局药品认证管理中心负责药品认证的具体检查监督工作。根据相关法规文件，自愿性认证改为强制性认证。2001年新修订的《药品管理法》及其实施条例颁布并实施后，正式立法明确了GMP认证的法律性质，即国家药品监督管理部门依法对药品生产企业(车间)实施GMP监督检查并取得认可的制度，属于行政机关的行政检查范畴，是每个药品生产企业必须接受的强制性认证。新修订的《药品管理法》规定：药品生产企业必须按照国务院药品监督管理部门依据本法制定的《药品生产质量管理规范》组织生产。药品监督管理部门按照规定对药品生产企业是否符合《药品生产质量管理规范》的要求进行认证；对认证合格的，发给认证证书。

2. GMP认证的事权划分。

我国目前实行国家和省两级GMP认证制度。国家食品药品监督管理总局主管全国药品GMP认证管理工作。负责注射剂、放射性药品、生物制品等药品GMP认证和跟踪检查工作；负责进口药品GMP境外检查和国家或地区间药品GMP检查的协调工作。省级药品监督管理部门负责本辖区内除注射剂、放射性药品、生物制品以外其他药品GMP认证和跟踪检查工作以及国家食品药品监督管理总局委托开展的药品GMP检查工作。

3. GMP认证的申请和审查程序。

新开办药品生产企业、药品生产企业新建药品生产车间或者新增生产剂型的，应当自取得药品生产证明文件或者经批准正式生产之日起30日内，按照规定向药品监督管理部门申请《药品生产质量管理规范》认证。受理申请的药品监督管理部门应当自收到企业申请之日起6个月内，组织对申请企业是否符合《药品生产质量管理规范》进行认证，认证合格的，发给认证证书。已开办的药品生产企业应当在国务院药品监督管理部门规定的期限内申请药品GMP认证，并取得药品GMP证书。药品生产企业新建、改建、扩建生产车间(生产线)或需增加认证范围的，应当依法申请药品GMP认证。申请药品GMP认证的生产企业应按规定填报药品GMP认证申请书，并报送相应的资料。GMP认证的审查程序分为形式审查、技术审查和现场审查。药品生产企业申请注射剂、放射性药品、国务院药品监督管理部门规定的生物制品GMP认证，由企业所在地省级药品监督管理部门对药品生产企业GMP认证申请资料进行初审合格后，报国务院药品监督管理部门认证，国务院药品监督管理部门组织对初审合格的药品GMP认证资料进行形式审查，符合要求的予以受理并转局认证中心。局认证中心对药品生产企业GMP认证申请资料进行技术审查。药品生产企业申请除注射剂、放射性药品、国务院药品监督管理部门规定的生物制品以外的其他药品GMP认证，应向企业所在地省级药品监督管理部门提出认证申请，由省级药品监督管理部门组织对药品生产企业GMP认证申请进行初审、形式审查和技术审查。技术审查符合要求的，实施现场检查。局认证中心负责制定注射剂、放射性药品、国务院药品监督管理部门规定的生物制品GMP现场检查方案，选派药品GMP认证检查组，组织实施现场检查。省级药品监督管理部门负责组织制订本辖区内除注射剂、放射性药品、国务院药品监督管理部门规定的生物制品以外的药品GMP现场检查方案，选派药品GMP认证检查组，组织实施现场检查。对认证合格的，由国务院药品监督管理部门或者省级药品监督管理部门颁发药品GMP证书并予以公告。经现场检查，对不符合药品GMP认证标准的，责令企业限期改正。企业在期限内改正完毕，提交改正报告，符合要求的，由原认证部门选派检查组再次进行现场检查。经再次现场检查，不符合药品GMP认证标准的，不予通过药品GMP认证，由局认证中心或省、自治区、直辖市药品监督管理局向被检查企业发认证不合格通知书。

第三节　药品生产企业的设置

一、药品生产的许可证制度

2001年12月实施的《药品管理法》进一步确立了我国实行药品生产的许可证制度。药品生产的许可证制度是指国家为了控制药品生产组织的条件，确保药品质量的一项强制管理和监督制度，目的是通过法律措施预防产生不合格的药品，保证药品质量，保障人体用药安全有效。

药品生产的许可证制度规定了开办药品生产企业的审批主体、审批程序和证照的法律地位。药品生产企业是指生产药品的专营企业或兼营企业。开办药品生产企业，须经企业所在地的省、自治区、直辖市人民政府药品监督管理部门批准并发给药品生产许可证，凭药品生产许可证到工商行政管理部门办理登记注册。无药品生产许可证的，不得生产药品。药品生产许可证应当标明有效期和生产范围，到期重新审查发证。药品生产许可证的法律地位是药品生产企业有权生产药品的资格证明，只有取得药品生产许可证的企业才具备生产药品的法定资格。药品生产许可证也是具有法定附加条件的生产资格证明，其有效期为5年。一旦药品生产企业终止生产药品或者关闭，药品生产许可证应由原发证部门缴销。企业必须按照许可证所标明的生产范围进行生产，禁止超范围生产。根据1998年国务院机构改革的“三定方案”，开办药品生产企业的审批职能由国家药品监督管理部门行使，所以药品生产许可证的行政许可职能是由各省级人民政府药品监督管理部门行使。除了药品生产许可证，开办药品生产企业还应进行工商行政登记注册，领取企业营业执照。药品监督管理部门批准开办药品生产企业，还应当符合国家制定的药品行业发展规划和产业政策，防止重复建设。长期以来，我国医药制造行业出现了低水平重复建设的现象，药品生产企业数量众多(2014年CFDA数据:药品生产企业有7138家)，企业规模偏小，生产的品种、剂型重复，绝大多数是缺乏知识产权的仿制药；一些地方和部门片面追求自身利益，地方保护色彩浓重。因此，法律规定药品监督管理部门必须配合国务院经济综合主管部门，在审批开办药品生产企业时，还应当考虑新办企业是否符合国家制定的医药行业整体发展规划、医药产业政策等因素。

二、开办药品生产企业的法定条件及程序

1.开办药品生产企业，必须具备四项基本条件。

首先是人员条件。必须具有依法经过资格认定的药学技术人员、工程技术人员及相应的技术工人。依法经过资格认定是指国家有关部门依照《执业药师资格制度暂行规定》或其他相关法律的规定对药学技术人员、工程技术人员及相应技术工人进行资格认定，符合法定条件的人员才有资格从事药品生产，因为具备掌握药学科学知识和技能的药学技术人员是开办药品生产企业必不可少的条件。

其次是厂房、设施和卫生环境条件。必须具有与其药品生产相适应的厂房、设施和卫生环境。药品生产必须具备相应的硬件条件，厂址的选择必须适当，厂房、生产车间的设计，空气洁净级别必须与所生产的药品、剂型相适应，厂区环境必须符合要求，达到空气清新、远离污染排放源的要求等。

再次是生产质量控制条件。应当具有能对所生产药品进行质量管理和质量检验的机构、人员以及必要的仪器设备。药品生产企业应当具备质量控制的能力，必须能够利用自身的条件对药品生产中的质量管理方面所出现的问题做出正确的判断和处理。即必须对生产药品的原料、辅料、半成品、环境状况、空气洁净度级别、工艺用水等进行测试和监控，同时必须对即将出厂销售的药品进行质

量检验，符合法定标准后方可出厂销售。因此，企业必须建立起相应的质量管理和质量检验的组织机构，具有达到要求的仪器设备。

最后是规章制度条件。必须具有保证药品质量的规章制度，即具备相应的软件条件。药品生产企业必须制定保证药品质量的各项规章制度，包括技术标准、产品标准和卫生标准等，并且做到实施标准有相应的原始记录和凭证。

2. 开办药品生产企业及办理和变更药品生产许可证的具体程序。

申办人应当向拟办企业所在地省、自治区、直辖市人民政府药品监督管理部门提出申请。省、自治区、直辖市人民政府药品监督管理部门应当自收到申请之日起 30 个工作日内，按照国家发布的药品行业发展规划和产业政策进行审查，并做出是否同意筹建的决定；申办人完成拟办企业筹建后，应当向原审批部门申请验收。原审批部门应当自收到申请之日起 30 个工作日内，依据《药品管理法》第 8 条规定的开办条件组织验收；验收合格的，发给药品生产许可证。申办人凭药品生产许可证到工商行政管理部门依法办理登记注册。

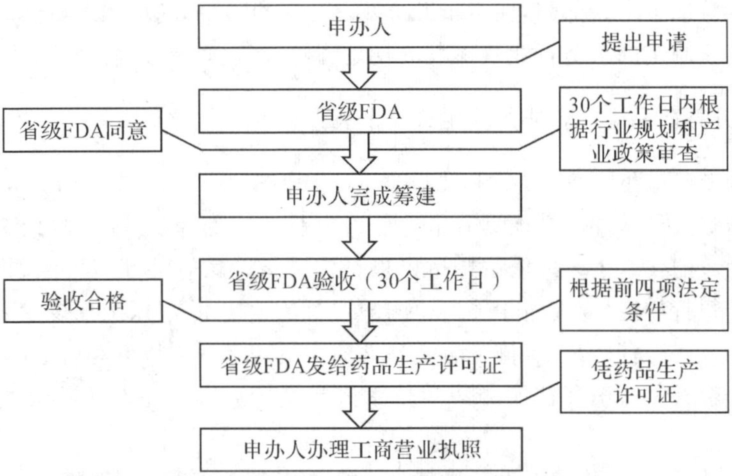

图 7-1　开办药品生产企业的程序

药品生产企业变更药品生产许可证许可事项的，应当在许可事项发生变更 30 日前，向原发证机关申请药品生产许可证变更登记；未经批准，不得变更许可事项。原发证机关应当自收到申请之日起 15 个工作日内做出决定。申办人凭变更后的药品生产许可证到工商行政管理部门依法办理变更登记手续。药品生产许可证有效期届满，需要继续生产药品的，持证企业应当在许可证有效期届满前 6 个月，按照国务院药品监督管理部门的规定申请换发药品生产许可证。

三、药品生产的法定规范

1.药品生产必须执行的标准。

除中药饮片的炮制外，药品必须按照国家药品标准和国务院药品监督管理部门批准的生产工艺进行生产，生产记录必须完整准确。法律明确规定药品生产依照的标准只能是国家药品标准，即国家药典和国家食品药品监督管理总局颁布的标准。生产工艺是指规定为生产一定数量成品所需起始原料和包装材料的质量、数量，以及工艺、加工说明、注意事项，包括生产过程中控制的一个或一套文件。生产工艺是企业自行设计确定，报药品监督管理部门批准后生效的，药品生产企业改变影响药品质量的生产工艺的，必须报原批准部门审核批准。生产记录也是药品生产的法定文件之一，是证明一个批次的药品合格的具有法律效力的证据。

药品生产企业通过完整准确的生产记录监督和控制药品生产的各个环节，了解药品生产全过程的实际情况，同时通过生产记录保证生产药品质量，进行自我保护，保护自身合法权益不受损害。所以法律要求生产记录必须做到完整、准确。中药饮片必须按照国家药品标准炮制；国家药品标准没有规定的，必须按照省、自治区、直辖市人民政府药品监督管理部门制定的炮制规范炮制。为了促进中药现代化建设，促进中药与国际接轨，法律严格规定了中药饮片的炮制必须执行国家药品标准。同时，中药饮片是具有中国传统医药特色的药品，法律应当考虑到中药饮片的地区特点不同、地方用药习惯多样和炮制方法不一的实际情况，进行适当的变通，允许一些尚未收入国家药品标准的中药饮片按照省级药品监督管理部门制定的炮制规范进行生产。同时为了提高监督管理的效率，便于国家药品监督管理部门掌握情况，法律规定了中药饮片的备案制度，规定省、自治区、直辖市人民政府药品监督管理部门制定的炮制规范应当报国务院药品监督管理部门备案。

2.药品生产的原辅料要求。

生产药品所需的原料、辅料，必须符合药用要求。原料是指用来加工生产的物质，在药品生产中，是指药品生产过程中除辅料外的所有投入物，主要是指在药品中发挥治疗作用的有效成分或活性成分。辅料是指生产药品和调配处方时所用的赋形剂和附加剂。法律对药品生产的原辅料做出了原则性规定，要求其必须符合药用要求，也就是必须符合国家药品标准、生物制品规程或其他有关行业标准。

3.药品生产企业检验药品的义务。

法律赋予药品生产企业对生产的药品进行自我检验的义务。药品生产企业必须对其生产的药品进行质量检验;不符合国家药品标准或者不按照省、自治区、直辖市人民政府药品监督管理部门制定的中药饮片炮制规范炮制的,不得出厂。根据法律对假、劣药的界定,企业未经检验就出厂销售的药品视为生产销售假药,将受到法律制裁。企业进行自我检验的法定依据是国家药品标准或省级药品监督部门制定的中药饮片炮制规范。

4.药品委托生产法律制度。

药品委托生产,是指持有药品证明文件的委托方委托其他药品生产企业进行药品生产的行为。药品委托生产是发达国家制药企业通行的做法。通过委托生产,委托方和受托方都能够得到相应的经济利益,有利于节约整个社会的医药资源。受托方可以充分利用本企业闲置的生产资源、生产条件创造计划外的企业经济效益;委托方可以在不丧失对药品拥有权的前提下组织药品的生产,这种方式减少甚至完全取消了企业的生产投入,企业通过药品销售来取得经济效益,实现企业的虚拟经营。法律规定了药品委托生产的限制性条件,即首先必须经国务院药品监督管理部门或者国务院药品监督管理部门授权的省、自治区、直辖市人民政府药品监督管理部门批准,药品生产企业可以接受委托生产药品;其次,接受委托生产药品的生产企业即受托方的主体资格是必须持有与其受托生产的药品相适应的《药品生产质量管理规范》认证证书的药品生产企业。相关法律法规还对受托方生产药品提出了要求,委托生产的药品不得低于原质量标准,产品处方等主要项目要与原药品保持一致,规定委托生产药品其包装及标签上应标明委托双方单位名称、生产地点;某些特殊药品包括疫苗、血液制品和国务院药品监督管理部门规定的其他药品,不得委托生产。

第四节　违反药品生产管理的法律责任

一、行政责任

1.生产主体违法的行政责任。

未取得药品生产许可证生产药品的,依法予以取缔,没收违法生产、销售的药品和违法所得,并处违法生产、销售的药品(包括已售出的和未售出的药品,下同)货值金额2倍以上5倍以下的罚款。

药品生产企业变更药品生产许可事项,应当办理变更登记手续而未办理的,由原发证部门给予警告,责令限期补办变更登记手续;逾期不补办的,宣布其药品生产许可证无效。提供虚假的证明、文件资料样品或者采取其他欺骗手段取得药品生产许可证或者药品批准证明文件的,吊销药品生产许可证,或者撤销药品批准证明文件，5 年内不受理其申请，并处 1 万元以上 3 万元以下的罚款。

2.违反药品生产法定要求的行政责任。

生产假药的，没收违法生产的药品和违法所得，并处违法生产药品货值金额 2 倍以上 5 倍以下的罚款；有药品批准证明文件的予以撤销，并责令停产、停业整顿；情节严重的，吊销药品生产许可证。

生产劣药的，没收违法生产的药品和违法所得，并处违法生产、销售药品货值金额 1 倍以上 3 倍以下的罚款；情节严重的，责令停产、停业整顿或者撤销药品批准证明文件、吊销药品生产许可证。

从事生产假药及生产劣药情节严重的企业或者其他单位，其直接负责的主管人员和其他直接责任人员 10 年内不得从事药品生产活动。对生产者专门用于生产假药、劣药的原辅材料、包装材料、生产设备，予以没收。

3.违反药品生产质量管理规范的行政责任。

药品的生产企业未按照规定实施《药品生产质量管理规范》的，给予警告，责令限期改正；逾期不改正的，责令停产、停业整顿，并处 5000 元以上 2 万元以下的罚款；情节严重的，吊销药品生产许可证。

开办药品生产企业，药品生产企业新建药品生产车间、新增生产剂型，在国务院药品监督管理部门规定的时间内未通过《药品生产质量管理规范》认证，仍进行药品生产的，给予警告，责令限期改正；逾期不改正的，责令停产、停业整顿，并处 5000 元以上 2 万元以下的罚款；情节严重的，吊销药品生产许可证。

4.违反药品委托生产法律规定的行政责任。

擅自委托或者接受委托生产药品的，对委托方和受托方均依照生产、销售假药的法律责任给予处罚。

二、民事责任

药品的生产企业违反《药品管理法》及相关法律法规的规定，给药品使用者造成人身或财产损害的，依法应向受害人承担赔偿责任。

违反药事法的生产企业承担的民事责任主要是弥补受害一方当事人的损失，它以赔偿责任为主要形式，即一种侵权损害赔偿责任。我国法律规定，损害赔偿的诉讼时效一般为一年，从受害人或者其代理人知道或者应当知道被损害之日起 1 年内提出，超过期限的不予受理。如遇有特殊情况，诉讼时效可以中止、中断或延长。药品生产企业违反药品管理相关法律的民事责任多系医药产品责任。

第八章　药品经营管理的法律规定

第一节　概　述

药品经营管理法律制度旨在保证药品在流通领域中的质量，以保障人体用药安全有效，维护人的身体健康和用药的合法权益。在我国药政机构改革之前，由原卫生部主管全国药品监督管理工作，原国家医药管理局主管化学药品的生产经营管理工作，国家中医药管理局主管中药的生产经营管理工作，部门间职权交叉，多头管理导致权责不清，监管不力。1998年我国药政机构改革之后，由原国家药品监督管理局主管全国药品经营许可的监督管理工作。

《药品管理法》规定："开办药品批发企业，须经企业所在地省、自治区、直辖市人民政府药品监督管理部门批准并发给药品经营许可证；开办药品零售企业，须经企业所在地县级以上地方药品监督管理部门批准并发给药品经营许可证，凭药品经营许可证到工商行政管理部门办理登记注册。无药品经营许可证的，不得经营药品。药品经营许可证应当标明有效期和经营范围，到期重新审查发证。药品监督管理部门批准开办药品经营企业，除依据本法第15条规定的条件外，还应当遵循合理布局和方便群众购药的原则。"我国目前关于药品经营管理的法律、法规及部门规章中，《药品管理法》中所规定的药品经营管理法律制度包括：

1. 药品经营企业许可证制度。
2. 药品经营企业《药品经营质量管理规范》(GSP)认证制度。
3. 药品分类管理制度。
4. 药学技术人员资格认定制度。
5. 进货检查验收制度。
6. 购销记录制度。
7. 药品保管制度。

一、药品经营企业许可证制度

药品经营本身具有流量大、品种多、周期长等特点，就需要对药品经营企业的开办实行许可证制度,进行事前审查批准,以保证药品经营企业的设置符合国家规定的标准,从而保证药品的质量。

药品批发企业主要面向以零售为目的的药品零售企业和医疗机构,其规模大、品种多、资金雄厚,经常是生产企业的代理或经销商,能大范围内调拨药品,将药品从生产领域纳入流通领域,其经营条件、经营行为,如人员素质、管理制度、购药渠道、购药记录、仓储养护等,直接对药品的质量和人们的用药安全构成影响。因此,开办药品批发企业必须经企业所在地省、自治区、直辖市人民政府药品监督管理部门批准并发给药品经营许可证。

药品零售企业主要是直接面向患者,是药品流通的终端,其经营条件和经营行为,如人员素质、管理制度、购药渠道、储藏条件、销售登记、用药咨询等等,对药品质量和安全合理用药具有重大的影响。因此,开办药品零售企业必须经过药品监督管理部门批准并发给药品经营许可证。由于药品零售企业数量众多、分布广泛,其规模小、品种少、流通周期短,因此,其批准机关不同于药品批发企业的批准机关,规定为企业所在地县级以上地方药品监督管理部门。

二、药品经营企业 GSP 认证制度

药品经营企业必须按照国务院药品监督管理部门制定的 GSP 的要求经营药品。药品监督管理部门按照规定对药品经营企业是否符合 GSP 的要求进行认证;对认证合格的,发给认证证书。GSP 认证是一整套旨在控制药品在流通环节所有可能发生质量事故的因素,从而防止质量事故发生的管理程序。根据药品流通过程表现出的诸多特点,在药品的流通环节应采用严格和具有针对性的措施,提高企业人员素质和经营条件,严格管理制度和行为规范等,以控制可能影响药品质量的各种因素,消除发生质量问题的隐患。保证药品的安全性、有效性和稳定性是 GSP 的基本作用和施行的根本目的。

三、药品分类管理制度

国家对药品实行处方药与非处方药分类管理制度。处方药与非处方药分类管理也称药品分类管理,是按照药品品种、规格、适应证、剂量、给药途径不同,将药品分为处方药和非处方药,并制定相应法规和管理规定进行管理。处方药必须凭医生(包括执业医师和执业助理医师)处方才可调配、购买和使用。由于患者无法正确了解自己的病情,患者只有就诊后医生开具处方才可获得处方药,并在医务人员指导和监控下使用。非处方药是经过长期临床使用,治疗或者减轻患者易于准确判断轻微病症的药品。非处方药不需要凭医生处方,消费者即可自行判断、购买、使用。

对药品实行分类管理制度之前，我国社会上零售药店销售药品时，除对毒性、麻醉、放射、精神药品和戒毒药品实行特殊限制外，其他药品基本上处于自由销售状态，这种状况容易引起消费群体的药品滥用，危及人们的健康和生命。同时，消费者用药不当会导致产生机体耐药性，用药剂量越来越大，造成药品资源的浪费，更严重的后果是可能直接影响我国的人口素质。因此，国家规定对药品实行分类管理制度。从2000年4月1日起，大容量注射液、粉针剂类药品必须凭医生处方才能销售；从2001年10月1日起，所有注射剂类药品必须凭医生处方销售；从2004年7月1日起，除非处方药（OTC）药品目录中列出的，抗生素类药品必须凭医生处方销售；从2005年下半年开始，实现了全部处方药必须凭医生处方销售。

四、药学技术人员资格认定制度

开办药品经营企业必须具有依法经过资格认定的药学技术人员。药学技术人员素质水平是保证药品经营企业，特别是药品零售企业的药品质量和药品服务水平的首要条件。所称“依法经过资格认定”是指国家正式大专院校毕业并经过国家执业药师考试考核合格后发给执业药师或专业技术职务证书的药学技术人员。

五、进货检查验收制度

药品经营企业购进药品，必须建立并执行进货检查验收制度，验明药品合格证明和其他标识；不符合规定要求的，不得购进。药品经营企业只需进行外观检查，验明药品合格证明和其他标识，无须对药品进行实质性的检测。这就存在着销售者无过错的问题，如果药品经营企业依法履行了应尽的义务，主观上无过错，客观上销售了假劣药品，没收假劣药品和违法所得后，可以免除其他行政处罚。

六、购销记录制度

药品经营企业购销药品，必须有真实完整的购销记录。购销记录必须注明药品的通用名称、剂型、规格、批号、有效期、生产厂商、购（销）货单位、购（销）货数量、购销价格、购（销）货日期及国务院药品监督管理部门规定的其他内容。药品经营企业购销药品必须要保留真实完整的购货记录和销售记录，这是GSP在药品购销活动中的具体要求。这既能有效地保证药品的质量，又有利于药品监督管理部门的监督管理。

七、药品保管制度

药品经营企业必须制定和执行药品保管制度，采取必要的冷藏、防冻、防潮、防虫、防鼠等措施，保证药品质量。质量合格的药品，如果保管不善，就可能被污染、变质、超过有效期成为假劣药品，严重影响人体用药安全，损害人民用药的合法权益，同时造成药物资源的浪费。因此，药品保管制度是药品经营企业必须执行的制度，保管制度对保证药品质量尤为重要。

第二节　药品经营的质量管理

作为生产企业与药品使用单位（如医院）和最终使用者（消费者）的连接纽带，药品经营具有流量大、品种多、周期长等特点，而在流通过程中，药品的质量必然会受到各种因素的影响，因此需要对其进行严格管理，防止差错和污染，以保证质量优良的药品在流通过程中不发生质量变化或差错，维护人民身体健康和用药的合法权益。

一、中国特色的 GSP

GSP 是国际通用概念，意为“良好的供应规范”，实质是为防止质量事故发生，对药品在流通环节所有可能发生质量事故的因素加以控制的一整套管理程序。为了保证药品经营质量，大多数国家都采取不同的方式对药品经营过程进行必要的管理。如有的国家制定 GSP、药品流通规范（GDP）等，规范药品贸易活动；更多的国家要求药品经营企业必须具有储存药品并保证药品质量稳定的条件，必须对特殊药品进行特殊的采购、储存、销售管理；绝大多数的国家都要求开办药店必须具有执业药师和药学技术人才。我国 20 世纪 80 年代开始推行 GSP，当时有关部门在对国外 GSP 进行认真研究后，将我国几十年医药商业质量工作的经验与国外 GSP 融合提炼，形成了具有中国特色的 GSP。

（一）我国 GSP 发展历程简介

1984 年《医药商品质量管理规范（试行）》由原国家医药管理局发文在全国医药商业范围内试行。1992 年，该版《医药商品质量管理规范（试行）》经修订由原国家医药管理局正式发布实施，使 GSP 正式成为实行医药行业管理的部门规章。20 世纪 90 年代后期，我国大部分省、自治区、直辖市都开始了以“合格”或“达标”为特征的 GSP 推行工作，到 1998 年止，全国共有 20 多个省、自治区、直辖市近 400 家药品经营企业达到了 GSP 合格标准；有 160 家药品经营企业被授予 GSP 达标企业的称号。在医药行业推行 GSP 的同时，中医药行业管理和卫生行政管理部门也结合自身行业和职能特点，将 GSP 作为有效管理的手段。GSP 已成为医药经营领域内质量管理工作的统一标准。

自 20 世纪 80 年代初发布第一部 GSP，到 1998 年国家药品监督管理体制改革的完成，经过十几年的不断探索和实践，推行 GSP 工作取得了令人瞩目的成就。2001 年 GSP 正式列入新《药品管理法》，被赋予了法律地位。这意味着医药经营企业的市场准入标准的提高，标志着监督实施 GSP 工作开始步入正轨。现行的 GSP 已于 2013 年 1 月 22 日予以公布，并自 2013 年 6 月 1 日起开始施行，到 2015 年 3 月已有 141880 家企业通过 GSP 认证标准。

（二）现行 GSP

根据《药品管理法》第 16 条的规定："药品经营企业必须按照国务院药品监督管理部门依法制定的《药品经营质量管理规范》经营药品。药品监督管理部门按照规定对药品经营企业是否符合《药品经营质量管理规范》的要求进行认证；对认证合格的，发给认证证书。"国家食品药品监督管理总局规定，自 2013 年 7 月 1 日起，新开办药品经营企业，以及药品经营企业申请新建（改、扩建）的营业场所和仓库应当符合新修订药品 GSP 的要求，符合条件的发放药品经营许可证和药品经营质量管理规范认证证书；2014 年 12 月 31 日前，经营疫苗、麻醉药品和精神药品以及蛋白同化制剂和肽类激素的批发企业，经批准可以接受药品委托储存配送的批发企业，应当符合新修订药品 GSP 要求，符合条件的换发药品经营许可证和药品经营质量管理规范认证证书；不符合条件的，核减其相应经营范围或取消其被委托资格；2015 年 12 月 31 日前，所有药品经营企业无论其药品经营许可证和药品经营质量管理规范认证证书是否到期，必须达到新修订药品 GSP 的要求。自 2016 年 1 月 1 日起，未达到新修订药品 GSP 要求的，不得继续从事药品经营活动。

GSP 标准为国家强制性标准，与其他商品的行业标准多为推荐标准不同，药品作为一种特殊商品，它关系着民众的生命安全，必须对其进行严格管理。企业应当依据有关法律法规及 GSP 要求建立质量管理体系，在采购、储存、销售、运输等环节采取有效的质量控制措施，确保药品质量。药品经营企业分为批发和零售两种，GSP 针对企业的不同情况分别进行相应规定。

企业负责人是药品质量的主要责任人，全面负责企业日常管理，负责提供必要的条件，保证质量管理部门和质量管理人员有效履行职责，确保企业实现质量目标并按照本规范要求经营药品。对于从事药品批发的企业，新版的 GSP 对其有更为详细的规定。药品批发企业负责人应当具有大学专科以上学历或者中级以上专业技术职称，经过基本的药学专业知识培训，熟悉有关药品管理的法律法规及 GSP 规范；药品批发企业质量负责人应当具有大学本科以上学历、执业药师资格和3年以上药品经营质量管理工作经历，在质量管理工作中具备正确判断和保障实施的能力；药品批发企业质量管理部门负责人应当具有执业药师资格和3年以上药品经营质量管理工作经历，能独立解决经营过程中的质量问题。

在设施设备方面，GSP进一步具体化了《药品管理法》的规定，比如库房应当配备以下设施设备：药品与地面之间有效隔离的设备；避光、通风、防潮、防虫、防鼠等设备；有效调控温湿度及室内外空气交换的设备；自动监测、记录库房温湿度的设备；符合储存作业要求的照明设备；用于零货拣选、拼箱发货操作及复核的作业区域和设备；包装物料的存放场所；验收、发货、退货的专用场所；不合格药品专用存放场所；经营特殊管理的药品有符合国家规定的存储设施等。经营中药材、中药饮片的，应当有专用的库房和养护工作场所，直接收购地产中药材的应当设置中药样品室（柜）。在采购、收货、验收、储存和养护方面，GSP重点着眼于日常工作规范的完善和执行，强调防患于未然，进行事前管理，保证在每个环节都将影响药品质量的可能性降到最低。在销售方面，GSP强调企业应当将药品销售给合法的购货单位，对购货单位的证明文件、采购人员及其提货人员的身份证明进行核实，保证药品销售流向真实、合法，并做好药品的销售记录。在出库方面，GSP规定药品出库时应当对照销售记录进行复核并建立复核记录。在发现异常情况时，药品不得出库，且须报告质量管理部门处理。在运输和配送方面，GSP规定企业应当按照质量管理制度的要求严格执行运输操作规程，并采取有效措施保证运输过程中的药品质量与安全。企业委托运输药品的，应当与承运方签订运输协议并至少保存相关记录5年。在售后管理方面，GSP强调企业应当加强对退货的管理，保证退货环节药品的质量和安全，配备专职或兼职人员负责售后投诉管理。企业质量管理部门还应当配备专职或者兼职人员承担药品不良反应监测和报告工作。

零售企业与批发企业相比，少了储存、养护和运输等方面的规定，增加了药品的陈列和销售两个方面。在陈列方面，GSP规定药品的陈列应当按剂型、用途以及储存要求分类陈列，并设置醒目标志，类别标签字迹清晰、放置准确；药品放置于货架（柜），摆放整齐有序，避免阳光直射；处方药、非处方药分区陈列，并有处方药、非处方药专用标识；处方药不得采用开架自选的方式陈列和销售；外用药与其他药品分开摆放；拆零销售的药品集中存放于拆零专柜或者专区；第二类精神药品、毒性中药品种和罂粟壳不得陈列；冷藏药品放置在冷藏设备中，按规定对温度进行监测和记录，并保证存放温度符合要求；中药饮片柜斗谱的书写应当正名正字；装斗前应当复核，防止错斗、串斗；应当定期清斗，防止饮片生虫、发霉、变质；不同批号的饮片装斗前应当清斗并记录；经营非药品应当设置专区，与药品区域明显隔离，并有醒目标志。销售药品时应注意处方经执业药师审核后方可调配；对处方所列药品不得擅自更改或者代用，对有配伍禁忌或者超剂量的处方，应当拒绝调配，但经处方医师更正或者重新签字确认的，可以调配；调配处方后经过核对方可销售；处方审核、调配、核对人员应当在处方上签字或者盖章，并按照有关规定保存处方或者其复印件；销售近效期药品应当向顾客告知有效期；销售中药饮片做到计量准确，并告知煎服方法及注意事项；提供中药饮片代煎服务，应当符合国家有关规定。

（三）我国 GSP 的认证

药品监督管理部门按照规定对药品经营企业是否符合 GSP 的要求进行认证；对认证合格的，发给认证证书。国务院药品监督管理部门、地方药品监督管理部门按照分工或授权对药品批发企业、药品零售企业是否符合 GSP 的要求进行认证；对认证合格的，发给认证证书。新开办药品批发企业和药品零售企业，自取得药品经营许可证之日起 30 日内，向发证的药品监督管理部门或者药品监督管理机构申请。受理部门自收到认证申请之日起 3 个月内，按照国务院药品监督管理部门的规定，组织 GSP 认证；认证合格的，发给认证证书。认证证书的格式由国务院药品监督管理部门统一规定。受理药品零售企业认证申请的药品监督管理机构应当自收到申请之日起 7 个工作日内，将申请移送负责组织药品经营企业认证工作的省、自治区、直辖市人民政府药品监督管理部门。

在《药品管理法》修订前，为推动监督实施 GSP 工作的顺利开展，加强对 GSP 检查员的管理和规范 GSP 检查员的行为，国家药品监督管理局就已制定了《药品经营质量管理规范（GSP）认证管理办法（试行）》（以下简称《GSP 认证管理方法》）和《GSP 检查员管理办法》。《GSP 认证管理办法》明确国务院药品监督管理部门负责制定 GSP 监督实施规划及 GSP 认证的组织、审批和监督管理；负责国际药品经营质量管理的互认工作。认证的具体工作由国家药品监督管理局药品认证管理中心承办。省、自治区、直辖市药品监督管理部门负责本辖区内申请 GSP 认证企业的初审和取得 GSP 认证企业的日常监督管理。《GSP 检查员管理办法》针对 GSP 检查员的申报资格，培训、考试和聘任，聘任后的考核、监督、管理和使用及 GSP 检查员的行为准则等方面做了详细的规定。在此基础上，新《药品管理法》规定省、自治区、直辖市人民政府药品监督管理部门应当设立 GSP 认证检查员库。GSP 认证检查员必须符合国务院药品监督管理部门规定的条件。进行 GSP 认证，必须按照国务院药品监督管理部门的规定，从 GSP 认证检查员库中随机抽取认证检查员组成认证检查组进行认证检查，以确保认证的公平性。总体说来，我国药品经营企业在市场准入这个环节，将面临法律的更严格的要求，企业经营将更加规范；同时，这些新出台的法律一定程度上也为企业今后的发展创造了一个较为公平、统一、开放、有序的市场环境。

（四）GSP 对我国医药流通领域发展的作用

药品经营企业全面实施 GSP，除了可以提高药品经营质量和企业素质外，也有利于促进和推动企业间的兼并、联合、重组，使之朝着规模化、集约化方向发展，从而改变目前我国药品经营企业中存在的数量多、规模小、分散经营、竞争能力和经济效益低下的状况。这既利于减少药品市场过度竞争、秩序混乱，也利于迅速提高医药行业的整体素质，对迎接加入 WTO 后外商进入等带来的挑战具有十分积极的意义。根据药品流通过程表现出的诸多特点，在药品的流通环节应采用严格和具有针对性的措施，以控制可能影响药品质量的各种因素，保证药品的安全性、有效性。

随着市场经济的发展，企业间的竞争已逐步表现为产品质量和服务质量的竞争。这对企业素质提出了更高要求，促进企业在管理水平、制度建设、人员素质、设施改造等方面不断创新、发展和提高。颁布实施 GSP 的另一目的，就是在监督、规范企业经营行为，确保药品安全有效的基础上，推动企业建立和完善正常的运行机制，促进企业综合素质的提高，及时、有效地满足社会对药品的需求。

二、未来药品经营有关的质量管理规范

《优良药房管理规范》（Good Pharmaceutical Practice，GPP）在国际上已被越来越多的国家所采用，其中欧洲、加拿大、美国以及日本都有相应的规范。联合国卫生组织和国际药联（FIP）于 1993 年东京国际药联会议上提出了 GPP 的一系列指导原则和标准，1997 年 WHO 第 53 届药品制剂会议上又重新予以修订。

GPP 是一种广泛适用的规范，制定这一规范的目的是提高药店的经营管理水平和药学人员的药学服务水平，进而促进大众的健康。这一规范涉及药品和相关商品的供应、必备设施的设置、负责任的自我药疗、改善处方和药品使用的药事活动等等。GPP 是一种行业自律性规范，不搞认证、检查和评比等行政性程序，而是为我国药品分类管理制度的建立和广大消费者的自我药疗创造良好的社会环境。随着这一规范的实施，药品经营业也增加了一个可以提升竞争能力的机会，并可以限制恶性竞争。GPP 作为规范有四点重要的要求：①药店的药学技术人员在任何情况下首先关注的是患者的健康；②药房所有活动的核心是将合适合格药品和商品提供给合适的客户，并为患者提供适当的建议，监督药品使用的效果；③将合理和经济地使用药品作为药师的一个重要的作用；④药房应该提供优质的、明确的、多样化的服务。

中国非处方药物协会 2003 年 2 月 25 日发布了我国的 GPP（试行），从人员、培训、标准三个方面对我国的药房提出了要求：①人员配备，GPP 要求将药店工作人员分为初级店员、咨询店员、客户店员、药师、经理和其他，其中咨询店员、客

户店员、药师为药学技术人员。②针对不同服务和不同层次的店员培训。通过设立各类人员技术标准，使用自我培训、资质培训、继续教育等手段，达到人员的合理分布和水平的提高。比如，咨询店员必须掌握若干非处方药品的信息和使用常识。③标准制定。内容包含店面环境、仓储、空间、灯光、设施、图书（目标是达到提供服务的充分条件）；配药（病人能得到合适的药品、正确的剂量）；包装（保证产品的一致性）；销售标签（包含药品信息和药店名称、病人姓名和销售时间）；对病人的教育（至少包含如何使用药品）；记录（目标是跟踪用药情况）；咨询（目标是促进健康、避免生病），要能提供有关教育材料，提供咨询交流场所；自我药疗，准确诊疗和准确建议；产品（药品），保证高质、安全、有效。

第三节　药品经营企业的设置

药品经营企业的设置必须按照国家规定的标准和设置程序，国家对要开办的药品经营企业实行事前监督和事前审批，以保证其经营行为、经营环境等符合保障药品质量的要求，从而保障人体用药的安全性。

一、关于药品经营许可证

《药品管理法》规定开办药品经营企业必须获得药品经营许可证，无药品经营许可证的不得经营药品。药品经营许可证是药品经营企业的资格证书。药品经营企业凭药品经营许可证到工商行政管理部门办理登记注册。

（一）药品经营许可证的获得

药品经营企业分药品批发企业和药品零售企业，由于企业业务不同，药品经营许可证的获得形式也不相同，具体程序是：

1.药品批发企业向所在地省、自治区、直辖市人民政府药品监督管理部门提出申请，受理机构依据国务院药品监督管理部门规定的设置标准，于法定期限内做出是否同意筹建的决定，申办人完成拟办企业筹建后，向原审批部门申请验收，经验收合格的，发给药品经营许可证。

2.药品零售企业是指直接向顾客销售药品的经营企业，包括药品零售商店、药品零售连锁企业和仅能销售非处方药品的超市、宾馆的药品专柜。由于药品零售企业数量众多、分布广泛，因此，其批准机关不同于药品批发企业的批准机关，规定为企业所在地县级以上地方药品监督管理部门，但具体由县级以上哪一级批准，将视具体情况的不同由省、自治区、直辖市人民政府药品监督管理部门规定，药品零售连锁总店及其各连锁门店，必须分别取得药品经营企业许可证。

（二）药品经营许可证的内容及管理

《药品管理法》规定药品经营许可证应当标明有效期，到期后由原发证机关重新审查发证。在药品经营许可证中还应当明确规定企业的具体经营范围。按照药品的类别，企业的具体经营范围可分为：中药材、中药饮片、中成药、化学原料药及其制剂、抗生素、生化药品、血液制品和诊断药品等；放射性药品、血清和疫苗按照专门办法管理。按照药品分类管理的规定，企业的经营范围还可分为处方药、非处方药，其中处方药、非处方药实行许可证管理或经营备案管理。

二、药品经营企业的设置程序

药品经营企业的设置程序主要有资格审查（批发和零售）、现场检查、核发药品经营许可证和申请营业执照。开办药品批发企业，申办人应当向拟办企业所在地省、自治区、直辖市人民政府药品监督管理部门提出申请，并提交相关材料。省、自治区、直辖市人民政府药品监督管理部门应当自收到申请之日起 30 个工作日内，依据国务院药品监督管理部门规定的设置标准做出是否同意筹建的决定，并书面通知申办人。申办人完成拟办企业筹建后，应当向原审批部门申请验收。原审批部门应当自收到申请之日起 30 个工作日内，依据开办药品批发企业验收实施标准组织验收；符合条件的，发给药品经营许可证。申办人凭药品经营许可证到工商行政管理部门依法办理登记注册（图 8-1）。

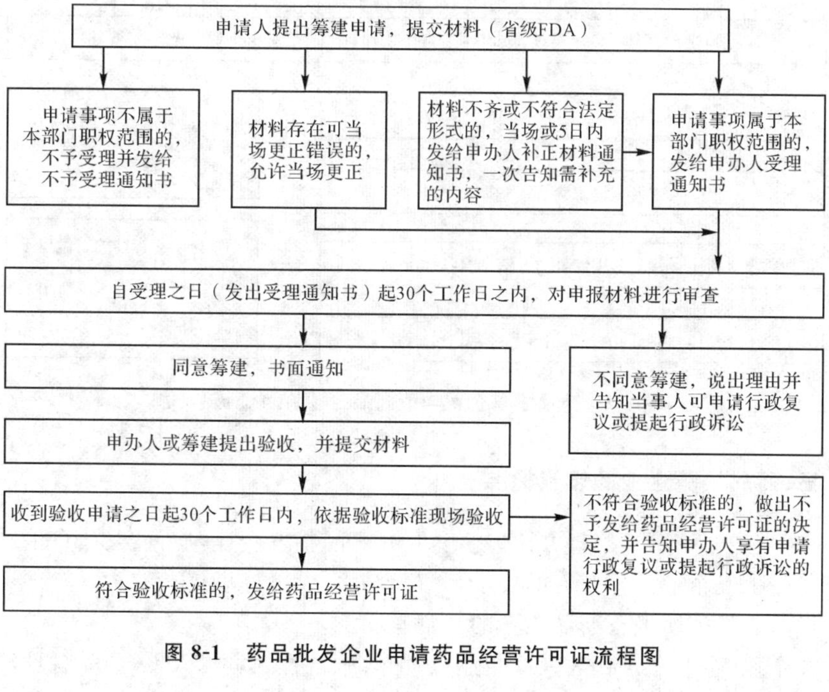

图 8-1　药品批发企业申请药品经营许可证流程图

开办药品零售企业，申办人应当向拟办企业所在地设区的市级药品监督管理机构或者省、自治区、直辖市人民政府药品监督管理部门直接设置的县级药品监督管理机构提出申请,并提交相关材料。受理申请的药品监督管理机构应当自收到申请之日起 30 个工作日内,依据国务院药品监督管理部门规定的设置标准,结合当地常住人口数量、地域、交通状况和实际需要进行审查,做出是否同意筹建的决定。申办人完成拟办企业筹建后,应当向原审批机构申请验收。原审批机构应当自收到申请之日起 15 个工作日内,依据开办药品零售企业验收实施标准组织验收;符合条件的,发给药品经营许可证(图 8-2)。申办人凭药品经营许可证到工商行政管理部门依法办理登记注册。药品经营许可证是企业从事药品经营活动的法定凭证,任何单位和个人不得伪造、变造、买卖、出租和出借。药品经营许可证应当标明有效期和营业范围,到期重新审查发证。

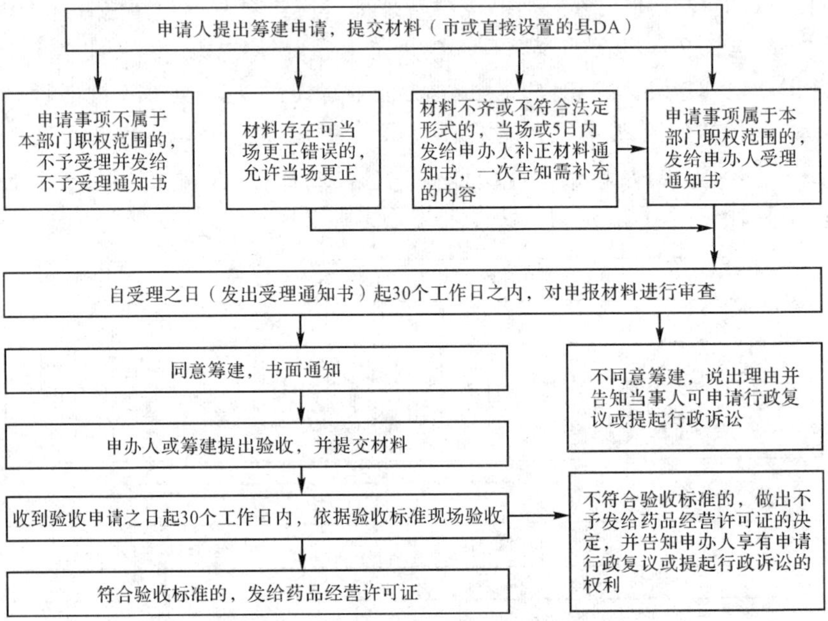

图 8-2 药品零售企业申请药品经营许可证流程图

三、药品经营企业的设置标准

《药品经营许可证管理办法》规定,开办药品批发企业,应符合省、自治区、直辖市药品批发企业合理布局的要求,并符合以下设置标准:

1.具有保证所经营药品质量的规章制度。

2.企业、企业法定代表人或企业负责人、质量管理负责人无《药品管理法》第 76 条、第 83 条规定的情形。

3.具有与经营规模相适应的一定数量的执业药师。质量管理负责人具有本科以上学历，且必须是执业药师。

4.具有能够保证药品储存质量要求的、与其经营品种和规模相适应的常温库、阴凉库、冷库。仓库中具有适合药品储存的专用货架和实现药品入库、传送、分拣、上架、出库现代物流系统的装置和设备。

5.具有独立的计算机管理信息系统，能覆盖企业内药品的购进、储存、销售以及经营和质量控制的全过程；能全面记录企业经营管理及实施 GSP 方面的信息；符合 GSP 对药品经营各环节的要求，并具有可以实现接受当地药品监管部门监管的条件。

6.具有符合 GSP 对药品营业场所及辅助、办公用房以及仓库管理、仓库内药品质量安全保障和进出库、在库储存与养护方面的条件。

开办药品零售企业，应符合当地常住人口数量、地域、交通状况和实际需要的要求，符合方便群众购药的原则，并符合以下设置规定：

1.具有保证所经营药品质量的规章制度。

2.具有依法经过资格认定的药学技术人员。经营处方药、甲类非处方药的药品零售企业，必须配有执业药师或者其他依法经过资格认定的药学技术人员。质量负责人应有 1 年以上(含 1 年)药品经营质量管理工作经验。经营乙类非处方药的药品零售企业，以及农村乡镇以下地区设立药品零售企业的，应当按照《药品管理法实施条例》第 15 条的规定配备业务人员，有条件的应当配备执业药师。企业营业时间，以上人员应当在岗。

3.企业、企业法定代表人、企业负责人、质量负责人无《药品管理法》第 76 条、第 83 条规定情形。

4.具有与所经营药品相适应的营业场所、设备、仓储设施以及卫生环境。在超市等其他商业企业内设立零售药店的，必须具有独立的区域。

5.具有能够配备满足当地消费者所需药品的能力，并能保证 24 小时供应。

药品零售企业应备有的国家基本药物品种数量由各省、自治区、直辖市药品监督管理部门结合当地具体情况确定。国家对经营麻醉药品、精神药品、医疗用毒性药品、预防性生物制品另有规定的，从其规定。

四、药品经营企业设置趋势

(一)将会出现大规模兼并重组

据统计，截至 2013 年 11 月，我国药店总数为 433873 家，和发达国家相比，我国药品经营企业具有数量过多、规模较小、购销分散、管理水平低、经营条件差、区域布局不够合理等特点。为改变医药流通领域的上述现状，使医药流通企业走上持续健康发展的道路，根据国务院继续深化医药体制改革，大力加强医药行业管理的要求，原国家经贸委制定的《深化医药流通体制改革的指导意见》和国务院八部委发布的《关于城镇医药卫生体制改革的指导意见》都在积极推进药品流通体制改革，整顿药品流通秩序；鼓励药品生产经营企业打破地区、行业、部门界限和所有制界限，以产权、产品、市场网络为纽带，组建规模化和规范化的公司，建立商贸、工贸或科工贸结合的大型企业集团；鼓励跨地区、跨部门合并、重组，整合资源及市场，提高竞争力。另外，《药品流通监督管理办法》和 GSP 均提高了对企业经营的标准和要求，提高市场准入门槛，抑制企业低水平重复建设，促进了行业结构调整。

（二）大型药品经营企业将转为配送中心，处于竞争劣势的小企业将会破产

随着药品集中招标采购的试点及进一步完善，医疗机构直接面向药品生产企业招标，药品批发企业的代理批发职能将会进一步削弱乃至丧失，转而成为药品配送中心，通过附加服务获得合理的利润和佣金。

第四节　药品的流通管理

一、我国药品流通业的历史

（一）计划经济下的三级批发加零售的药品流通模式

1949 年 10 月 1 日，中华人民共和国正式宣告成立，伴随着社会制度的更替，我国经济也迈入了崭新的一页。在社会主义建设的第一个五年计划中，按照国家商业经营管理制度改革的要求，根据“建站核资”的标准，初步建立我国的医药流通体制。其主要内容有：一是建立了专业的医药商业管理机关，负责医药商业的管理职能；二是医药总公司在全国药品集中生产的城市和进口口岸设一级采购供应站（简称一级站）。一级站负责收购当地产品，接收进口物资，在全国范围内对二级采购供应站（简称二级站）组织调拨供应。省公司按经济区域在省内主要生产城市和交通枢纽城市设二级站。二级站负责收购当地产品，向一级站进货，按合理流向划定供应范围，对本供应区内的三级批发商组织供应。市、县公司设三级批发商店和零售商店，经营批发和零售业务。在随后的 30 年中，医药商业的三级批发体系虽然经过了若干调整，但基本结构并未发生改变，在全国形成了以北京、天津、上海等 5 个一级站为龙头，省级的二级站为骨干，遍及全国的医药商品供销体系，在国家医药商品相对紧缺的环境下为保障人民用药需求做出了积极贡献。

（二）计划经济向市场经济转轨过程中的药品流通体制

1979 年至 1999 年的 20 年，我国是计划经济向市场经济转轨过程中的药品

流通体制。1979 年,国家开始打破统购包销的单一形式,允许工业自销和大幅度减少计划管理品种,扩大市场调节范围,其重点是打破“一、二、三、零”的批发层次。1979 年后,随着扩大企业自主权试点,改进工业品购销形式,一些地区对三级批发商店和零售商店外出采购的限制有所放宽。到 1984 年,国务院批转商业部城市商业体制改革的报告中提出:改革第一、二、三级的多层次批发体制,改变商品分配和作价办法。之后又进一步明确,批发公司都是自主经营的经济实体,相互之间是平等的经济业务关系。还规定,将商业内部分层次倒扣作价的办法,改为以批发价做基础,按批量作价或协商作价。与此同时,决定将批发站下放到所在市,同市批发公司合并,组成一套批发公司。按照上述要求,商业部各总公司管理的一级站和省公司管理的二级站下放到所在城市,各地陆续对批发机构进行了调整,多数城市组织了各类商品的专业批发公司。药品流通体制顺应国家商业调整的大潮流对原有的三级批发加零售的模式进行了改革。

(三)加大药品流通领域改革力度,加快市场化进程

经过 30 多年的改革开放,我国的医药商业取得了巨大发展。但同时由于过于强调药品的特殊性,医药商业的市场化进程还不够彻底,存在着浓重的保护色彩。医药流通领域对非公有制经济存在歧视,使整个行业的发展缺乏活力。从 1999 年开始,原国家药监局及原国家经贸委出台了一系列法规政策,打破医药商业的保护壁垒,引入竞争机制,医药商业的发展出现生机勃勃的新气象。从 1999 年至 2013 年,全国药房总数就从 12 万家增加到 43 万多家。

二、我国药品流通业的现状

(一)我国现行的药品销售模式

改革开放的 30 多年是我国医药商业大发展时期,原有的三级批发一级零售的模式被打破,各个批发公司都是自主经营的经济实体,相互之间是平等的经济关系。原来以行政手段层层分配、调拨商品的旧运行机制,改变为按市场经济规律办事。这一改革大大促进了药品生产和流通的发展。当前的医药销售方式主要有两种:①生产企业—医药批发公司(一级全国代理)—医药批发公司(二级代理省级)—终端(零售药店、医院);②生产企业—终端(零售药店、医院)。两种方式相比较而言,第一种,由于批发企业的存在可以为生产企业降低寻找客户的成本,也可以节约零售终端寻找货品而消耗的资源。缺点是,环节多,响应速度较慢;第二种,由于省却了批发环节,可以为企业与零售终端节约流通费用,但这意味着企业要拥有自己的销售网络,零售终端也要具备相当规模,不然,会因销售或采购成本的增加,而使这种方式变得不经济。

(二)我国医药批发业现状

目前,我国的药品批发企业的规模小、数量多、营运费用高、经营效益较差。

为了提高药品批发企业的经营水平，国家食品药品监督管理局在新修订的《药品管理法》中，明确规定药品经营企业要通过 GSP 认证。通过对企业进行 GSP 认证，增强企业贯彻执行药品管理法律法规的自觉性，提高企业全员素质，完善药品经营企业的设施设备、仓储养护条件；完善药品经营企业质量管理制度，促进计算机网络质量管理现代化，提高企业经营管理的先进性和科学性；同时药品监督管理部门还以监督实施 GSP 认证为契机，促进药品经营企业联合、重组、兼并。通过监督实施 GSP 认证，规范壮大发展一批优秀经营企业，促进提高一批良好经营企业，淘汰一批经营管理不善企业，进一步增强我国加入 WTO 后药品流通企业的市场竞争力。这些政策的出台以及行业竞争的加剧，使得我国医药商业行业的集中度得以提高。

（三）我国医药零售业现状

我国的医药零售业在计划经济时代一直是国有企业“大一统”的天下，零售药店大多是各大医药公司的下属门店。改革开放后，传统的医药零售限制一定程度被打破，药品零售市场开始繁荣。但是这一时期的医药零售业仍处在保护之下，直到 2001 年原国家药品监督管理局出台了《零售药店设置暂行规定》，才意味着国家对开办药品零售企业的全面放开。在我国的医药零售业上主要存在着三种类型的零售企业：单体药店、连锁药店以及医疗机构的药房。单体药店指只拥有单一门店的药店。在我国的医药零售市场中，单体药店占有很重要的位置，2013 年全国共有单体药店 27 万多家，随着新版 GSP 的实施，单体药店数量逐步减少。连锁药店是我国医药零售领域中发展最迅速、最有生命力的一种业态。随着国家对发展连锁药店政策的出台，加之药品零售市场的美好发展前景，连锁药店代表了医药零售的一个新的发展方向。到 2006 年，国内药店连锁率达到顶峰——38%，后即转入下降通道，直到 2011 年才有所回升，近年来全国连锁药店率一直徘徊不前。2013 年我国连锁药店有 160064 家。医疗机构的药房从严格意义上讲并不是一个独立的经济实体，但根据商务部统计，2011 年我国药物 70%的流通渠道在医疗机构手里，只有 30%是在药店。与此形成鲜明对比的是，美国药品销售绝大多数是通过零售药店完成的，美国的零售药店拥有更完整的市场空间。我国医疗机构的药房是体制转型期间对医疗价值补偿的一个产物，受医疗体制和社会保障体制改革艰巨性及不确定性的巨大影响，短期内医药零售市场的这种分割格局还不会有较大改变。

三、药品流通监督管理法律规定

1998 年机构改革后，原来医药领域“政出多门”的现状有了一定的改观，随着法制化进程的深入，原国家药品监督管理局从 1999 年开始加大了医药流通领域的立法力度，出台了一系列的法律法规规范药品流通领域的经营行为，并加强了监督管理，自2007年5月1日起施行的《药品流通监督管理办法》从法律层面对药品流通监督管理进行规范。

（一）药品生产、经营企业购销药品的监督管理法律规定

1.药品生产、经营企业对其药品购销行为负责，对其销售人员或设立的办事机构以本企业名义从事的药品购销行为承担法律责任。

2.药品生产、经营企业应当对其购销人员进行药品相关的法律、法规和专业知识培训，建立培训档案，培训档案中应当记录培训时间、地点、内容及接受培训的人员。药品生产、经营企业应当加强对药品销售人员的管理，并对其销售行为做出具体规定。

3.药品生产、经营企业不得在经药品监督管理部门核准的地址以外的场所储存或者现货销售药品。药品生产企业只能销售本企业生产的药品，不得销售本企业受委托生产的或者他人生产的药品。药品生产企业、药品批发企业销售药品时，应当提供有效的许可证和复印件。

4.药品生产企业、药品批发企业销售药品时，应当开具标明供货单位名称、药品名称、生产厂商、批号、数量、价格等内容的销售凭证。药品零售企业销售药品时，应当开具标明药品名称、生产厂商、数量、价格、批号等内容的销售凭证。

5.药品生产、经营企业采购药品时，应按《药品流通监督管理办法》第10条规定索取、查验、留存供货企业有关证件、资料，按本办法第11条规定索取、留存销售凭证。药品生产、经营企业按照本条前款规定留存的资料和销售凭证，应当保存至超过药品有效期1年，但不得少于3年。

6.药品生产、经营企业知道或者应当知道他人从事无证生产、经营药品行为的，不得为其提供药品。药品生产、经营企业不得为他人以本企业的名义经营药品提供场所、资质证明文件或票据等便利条件。药品生产、经营企业不得以展示会、博览会、交易会、订货会、产品宣传会等方式现货销售药品。药品经营企业不得购进和销售医疗机构配制的制剂。未经药品监督管理部门审核同意，药品经营企业不得改变经营方式。

7.药品零售企业应当按照国家食品药品监督管理总局药品分类管理规定的要求，凭处方销售处方药。经营处方药和甲类非处方药的药品零售企业，执业药师或者其他依法经资格认定的药学技术人员不在岗时，应当挂牌告知，并停止销售处方药和甲类非处方药。

8.药品说明书要求低温、冷藏储存的药品，药品生产、经营企业应当按照有关规定，使用低温、冷藏设施设备运输和储存。

9.药品生产、经营企业不得以搭售、买药品赠药品、买商品赠药品等方式向

公众赠送处方药或者甲类非处方药。药品生产、经营企业不得采用邮售、互联网交易等方式直接向公众销售处方药。禁止非法收购药品。

(二)医疗机构购进、储存药品的监督管理法律规定

1.医疗机构设置的药房,应当具有与所使用药品相适应的场所、设备、仓储设施和卫生环境,配备相应的药学技术人员,并设立药品质量管理机构或者配备质量管理人员,建立药品保管制度。

2.医疗机构购进药品时,应当按照本办法第12条规定,索取、查验、保存供货企业有关证件、资料、票据。医疗机构购进药品,必须建立并执行进货检查验收制度,并建有真实完整的药品购进记录。药品购进记录必须注明药品的通用名称、生产厂商(中药材标明产地)、剂型、规格、批号、生产日期、有效期、批准文号、供货单位、数量、价格、购进日期。药品购进记录必须保存至超过药品有效期1年,但不得少于3年。

3.医疗机构储存药品,应当制定和执行有关药品保管、养护的制度,并采取必要的冷藏、防冻、防潮、避光、通风、防火、防虫、防鼠等措施,保证药品质量。医疗机构应当将药品与非药品分开存放;中药材、中药饮片、化学药品、中成药应分别储存、分类存放。

4.医疗机构和计划生育技术服务机构不得未经诊疗直接向患者提供药品。医疗机构不得采用邮售、互联网交易等方式直接向公众销售处方药。

5.医疗机构以集中招标方式采购药品的,应当遵守《药品管理法》《药品管理法实施条例》及《药品流通监督管理办法》的有关规定。

第五节　违反药品经营管理的法律责任

一、无证经营的法律责任

《药品管理法》第73条规定:未取得药品生产许可证、药品经营许可证或者医疗机构制剂许可证生产药品、经营药品的,依法予以取缔,没收违法生产、销售的药品和违法所得,并处违法生产、销售的药品(包括已售出的和未售出的药品)货值金额2倍以上5倍以下的罚款;构成犯罪的,依法追究刑事责任。

属于无证经营的情形有:

1.未经批准,擅自在城乡集市贸易市场设点销售药品或者在城乡集市贸易市场设点销售的药品超出批准经营的药品范围的,依照《药品管理法》第73条的规定给予处罚。

2.个人设置的门诊部、诊所等医疗机构向患者提供的药品超出规定的范围

和品种的，依照《药品管理法》第73条的规定给予处罚。

3.药品生产企业、药品经营企业和医疗机构变更药品生产经营许可事项，应当办理变更登记手续而未办理的，由原发证部门给予警告，责令限期补办变更登记手续；逾期不补办的，宣布其药品生产许可证、药品经营许可证和医疗机构制剂许可证无效；仍从事药品生产经营活动的，依照《药品管理法》第73条的规定给予处罚。根据2007年5月1日施行的《药品流通监督管理办法》的相关规定，药品流通领域17种违法行为被设置了行政处罚，这有力地规范了药品的流通秩序。

二、生产、销售假药、劣药的法律责任

1.生产、销售假药的，没收违法生产、销售的药品和违法所得，并处违法生产、销售药品货值金额2倍以上5倍以下的罚款；有药品批准证明文件的予以撤销，并责令停产、停业整顿；情节严重的，吊销药品生产许可证、药品经营许可证或者医疗机构制剂许可证；构成犯罪的，依法追究刑事责任。

2.生产、销售劣药的，没收违法生产、销售的药品和违法所得，并处违法生产、销售药品货值金额1倍以上3倍以下的罚款；情节严重的，责令停产、停业整顿或者撤销药品批准证明文件，吊销药品生产许可证、药品经营许可证或者医疗机构制剂许可证；构成犯罪的，依法追究刑事责任。

3.从事生产、销售假药及生产、销售劣药情节严重的企业或者其他单位，其直接负责的主管人员和其他直接责任人员10年内不得从事药品生产、经营活动。

4.知道或者应当知道属于假劣药品而为其提供运输、保管、仓储等便利条件的，没收全部运输、保管、仓储的收入，并处违法收入50%以上3倍以下的罚款；构成犯罪的，依法追究刑事责任。

5.药品经营企业、医疗机构未违反《药品管理法》及其实施条例的有关规定，并有充分证据证明其不知道所销售或者使用的药品是假药、劣药的，应当没收其销售或者使用的假药、劣药和违法所得；但是，可以免除其他行政处罚。

三、未按规定实施GSP规范的法律责任

1.药品的生产企业、经营企业、药物非临床安全性评价研究机构、药物临床试验机构未按照规定实施《药品生产质量管理规范》《药品经营质量管理规范》《药物非临床研究质量管理规范》《药物临床试验质量管理规范》的，给予警告，责令限期改正；逾期不改正的，责令停产、停业整顿，并处5000元以上2万元以下的罚款；情节严重的，吊销药品生产许可证、药品经营许可证和药物临床试验机

构的资格。

2.开办药品经营企业，在国务院药品监督管理部门规定的时间内未通过《药品经营质量管理规范》认证，仍进行药品经营的，由药品监督管理部门依照《药品管理法》第 79 条的规定给予处罚。

四、从无证企业购进药品的法律责任

药品的生产企业、经营企业或者医疗机构从无药品生产许可证、药品经营许可证的企业购进药品的，责令改正，没收违法购进的药品，并处违法购进药品货值金额 2 倍以上 5 倍以下的罚款；有违法所得的，没收违法所得；情节严重的，吊销药品生产许可证、药品经营许可证或者医疗机构执业许可证书。

五、药品销售过程中给予、收受回扣的法律责任

1.药品的生产企业、经营企业、医疗机构在药品购销中暗中给予、收受回扣或者其他利益的，药品的生产企业、经营企业或者其代理人给予使用其药品的医疗机构的负责人、药品采购人员、医师等有关人员以财物或者其他利益的，由工商行政管理部门处 1 万元以上 20 万元以下的罚款，有违法所得的，予以没收；情节严重的，由工商行政管理部门吊销药品生产企业、药品经营企业的营业执照，并通知药品监督管理部门，由药品监督管理部门吊销其药品生产许可证、药品经营许可证；构成犯罪的，依法追究刑事责任。

2.药品生产企业、经营企业的负责人、采购人员等有关人员在药品购销中收受其他生产企业、经营企业或者其代理人给予的财物或者其他利益的，依法给予处分，没收违法所得；构成犯罪的，依法追究刑事责任。

六、从重处罚情形的法律规定

违反《药品管理法》和《药品管理法实施条例》的规定，有下列行为之一的，由药品监督管理部门在《药品管理法》和《药品管理法实施条例》规定的处罚幅度内从重处罚：

1.以麻醉药品、精神药品、医疗用毒性药品、放射性药品冒充其他药品，或者以其他药品冒充上述药品的。

2.生产、销售以孕产妇、婴幼儿及儿童为主要使用对象的假药、劣药的。

3.生产、销售的生物制品、血液制品属于假药、劣药的。

4.生产、销售、使用假药、劣药，造成人员伤害后果的。

5.生产、销售、使用假药、劣药，经处理后重犯的。

6.拒绝、逃避监督检查，或者伪造、销毁、隐匿有关证据材料的，或者擅自动

用查封、扣押物品的。

七、其他违法行为的法律责任

1. 伪造、变造、买卖、出租、出借许可证或者药品批准证明文件的，没收违法所得，并处违法所得 1 倍以上 3 倍以下的罚款；没有违法所得的，处 2 万元以上 10 万元以下的罚款；情节严重的，并吊销卖方、出租方、出借方的药品生产许可证、药品经营许可证、医疗机构制剂许可证或者撤销药品批准证明文件；构成犯罪的，依法追究刑事责任。

2. 违反规定，提供虚假的证明、文件资料样品或者采取其他欺骗手段取得药品生产许可证、药品经营许可证、医疗机构制剂许可证或者药品批准证明文件的，吊销药品生产许可证、药品经营许可证、医疗机构制剂许可证或者撤销药品批准证明文件，5 年内不受理其申请，并处 1 万元以上 3 万元以下的罚款。

3. 药品经营企业没有真实完整的购销记录，责令改正，给予警告；情节严重的，吊销药品经营许可证。

4. 药品的生产企业、经营企业、医疗机构违反规定，给药品使用者造成损害的，依法承担赔偿责任。

第九章　医疗机构药事管理的法律规定

第一节　概　述

医疗机构药事管理是指医疗机构以患者为中心，以临床药学为基础，对临床用药全过程进行有效的组织实施与管理，促进临床科学、合理用药的药学技术服务和相关的药品管理工作。

作为药品使用最集中的单位，医疗机构无疑在保证用药安全、有效、经济，保障人民用药安全及药品的科学管理等方面都承担着重要的责任并发挥着极其重要的作用。随着医药科技的飞速发展，医疗机构的药事管理正从单一向综合发展，医疗机构的工作模式开始由凭借经验管理逐步向科学化、标准化、规范化管理迈进，医疗机构药事管理的主要内容已经开始由以药物为中心转向以病人为中心，在法律规定的前提下更好地为病人服务。

医疗机构药事管理的内容非常丰富，主要包括药品供应与管理、药品调剂管理、医院制剂管理、医院药物质量控制、临床药学管理、药物信息与研究管理、药物经济学和对医疗机构的人员管理等。随着法制社会的发展，医疗机构药事管理相关的法律法规也越来越健全，相关的法律有《药品管理法》《医疗机构管理条例》《麻醉药品和精神药品管理条例》《医疗用毒性药品管理办法》《医疗器械监督管理条例》《抗菌药物临床应用管理办法》等。尤其在 2011 年 3 月 1 日起施行的由原卫生部、国家中医药管理局和解放军总后勤部卫生部联合发布的《医疗机构药事管理规定》以及 2007 年 5 月 1 日起施行的《处方管理办法》，以更加科学、规范的规定引导医疗机构的药事管理工作，保证了民众的用药安全，使医疗机构的药事管理水平迈上一个新台阶。

第二节　医疗机构药事管理组织和药学部门

随着医药事业的发展，药学部门已经成为医疗机构发展的重要技术职能部门。医疗机构根据其自身的特点都设有药品管理的组织机构，并配备相应的药学专业人员，负责药品管理工作，担负药品的监督、检查，执行国家各项药品法律的职能，为临床用药服务，确保临床用药的安全与合理。医疗机构的药学部门不仅要承担医院众多的药品供应、管理和药学技术工作，而且还要面向医生和病人参与临床合理用药的指导工作。这就要求药学部的工作必须由原来的单纯供应型服务转向药品管理和技术型服务，使医疗机构的临床用药水平得到提高和发展，发挥药学部门的新型服务功能。

一、医疗机构药事管理组织

医疗机构药事管理组织主要由医院的药学部或药剂科及有关医院药事监督管理机构组成。根据不同的医院规模、机构设置、人员编制、任务不同而有所区别，目前我国还没有统一的规定，一般而言都是医院院长负责制下的药事委员会、药学部(药剂科)等。通常所说的药事管理组织主要是指药事管理委员会，它是医疗机构日常管理工作的重要组织。根据《医疗机构药事管理规定》和《药品管理法》的相关规定，二级以上的医疗机构应当设立药事管理与药物治疗学委员会(组)，其他医疗机构应当成立药事管理与药物治疗学组。药事管理与药物治疗学委员会(组)监督、指导本机构科学管理药品和合理用药。

(一)人员组成

药事管理与药物治疗学委员会(组)设主任委员 1 名，副主任委员若干名。医疗机构负责人任主任委员，药学和医务部门负责人任副主任委员，而委员通常由药剂科和有关医疗科室负责人或有经验的医生或药剂人员组成。二级以上医院药事管理与药物治疗学委员会(组)委员由具有高级技术职务任职资格的药学、临床医学、护理、医院感染管理和医疗行政管理等人员组成。其他医疗机构的药事管理与药物治疗学组，可以根据情况由具有药师、医师以上专业技术职务任职资格的上述专业人员组成。医疗机构药事管理与药物治疗学委员会(组)应建立健全相应的工作制度，日常工作由药学部门负责。

(二)药事管理与药物治疗学委员会(组)的职责

根据《医疗机构药事管理规定》，医疗机构药事管理与药物治疗学委员会(组)的职责包括：

1. 贯彻执行医疗卫生及药事管理等有关法律、法规、规章。审核制定本机构药事管理和药学工作规章制度，并监督实施。

2. 制定本机构药品处方集和基本用药供应目录。

3. 推动药物治疗相关临床诊疗指南和药物临床应用指导原则的制定与实施，监测、评估本机构药物使用情况，提出干预和改进措施，指导临床合理用药。

4. 分析、评估用药风险和药品不良反应、药品损害事件，并提供咨询与指导。

5. 建立药品遴选制度，审核本机构临床科室申请的新购入药品、调整药品品种或者供应企业和申报医院制剂等事宜。

6.监督、指导麻醉药品、精神药品、医疗用毒性药品及放射性药品的临床使用与规范化管理。

7.对医务人员进行有关药事管理法律法规、规章制度和合理用药知识教育培训;向公众宣传安全用药知识。

二、药学部门的设置及其功能

药学部门在医疗机构中是一个综合性的部门,它不仅承担着日常的药事管理工作,还承担着医疗机构中与药学相关的技术服务工作。医疗机构也应根据本机构的功能、任务、规模,按照精简高效的原则设置相应的药学部门。医疗机构的药学部门按照《药品管理法》及相关法律、法规、规章和本单位管理的规章制度的要求,具体负责本机构的药事管理工作,负责组织管理本机构临床用药和各项药学技术服务。在日常的药事管理活动中,药学部门要建立以病人为中心的药学管理工作模式,开展以合理用药为核心的临床药学工作,组织药师参与临床疾病诊断、治疗,提供药学专业技术服务,提高医疗质量。药学部门还应当建立健全相应的工作制度、操作规程和工作记录,并组织实施。

(一)药学部门的组成

三级医院设置药学部(药剂科),并可根据实际情况设置二级科室;二级医院设置药剂科;其他医疗机构设置药房。药学部一般设有办公室,包括有办公室秘书、教学室、药品会计室等。在药学部下再根据不同的职能分工设有调剂室、制剂科、药品科、药品库房、药品质量检验室、临床药理研究室等(图9-1)。

药剂科是这些部门中最重要的科室,它是在院长直接领导下的医院药学科学技术职能部门,是代表医院对全院药品实施管理的综合科室,负责本院的药学行政和业务技术管理工作。按照《药品管理法》及其实施条例,建立健全本院药品监督管理制度,监督检查本院各医疗科室合理使用药品的情况,管理医院中与药品有关的所有事务,控制药品质量,确保药品供应并防止药品的滥用和浪费等。药剂科必须根据医疗、科研的实际需要,及时准确地调配处方和制备制剂,保证患者安全、合理、有效、经济地用药,做好新药试验和药物利用度的评价工作,收集药品的不良反应,及时向卫生行政部门汇报并提出需要改进和淘汰品种的意见。在药剂科的负责下,调剂室、制剂科、药品科、药品库房、药品质量检验室、临床药理研究室等共同承担医疗机构药学部门的药学工作,具体做到:

1.制定本院基本药物临床应用管理办法,建立并落实抗菌药物临床应用分级管理制度。

2.及时准确地调配处方,对医师处方、用药医嘱的适宜性进行审核。

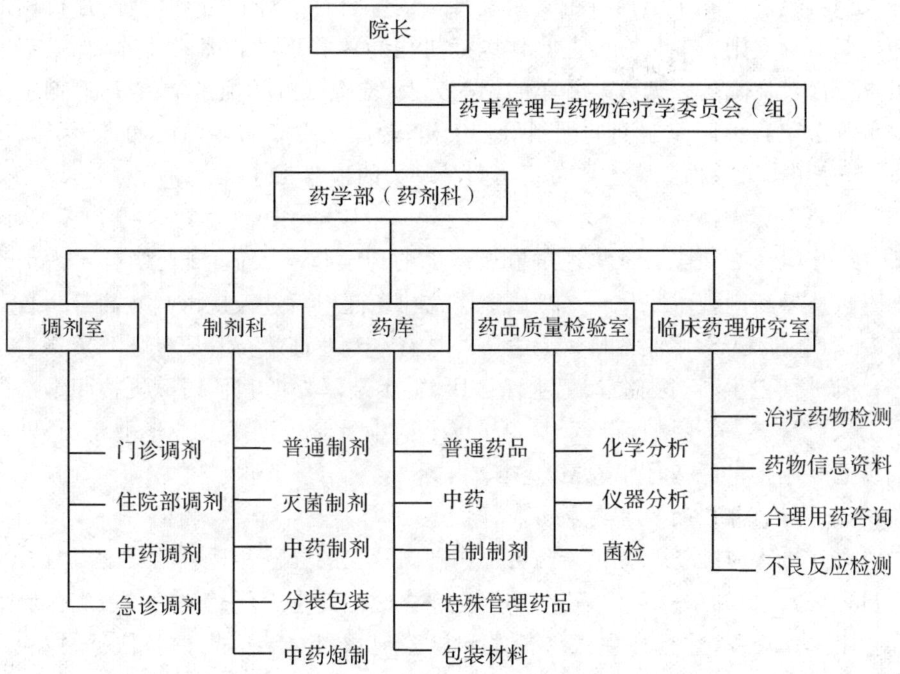

图 9-1　三级医院一般药事管理模式

3.加强药品质量管理，做好药品保管、储存和供应工作，建立健全药品监督检验制度和药品质量控制系统，以保证临床用药安全有效。

4.做好用药的咨询与指导以及药学工作信息的收集整理，建立和维护药品数据库、药学网站。

5.根据医事法的严格要求和临床需要，认真做好医院新制剂的研究与生产供应。

6.临床药师全职参与临床药物治疗工作，对患者进行用药教育，指导患者安全用药。

7.开展科研工作，不断提高专业技术水平。

8.建立临床用药监测、评价和超常预警制度，对药物临床使用的安全性、有效性和经济性进行监测、分析、评估，实施处方和用药医嘱点评与干预。

9.承担医学院校学生的教学、实习及在职人员进修的任务。

10.开展药物不良反应的监测工作，协调临床遴选药物。

11.根据临床需求确定合理的药品结构，最大限度地保证用药的安全、有效、经济的合理用药原则落实，尊重患者对药品使用的知情权和隐私权。

12.承担新药临床研究，认真进行药物评价工作，保证病人使用药物安全、合理、有效、经济。除了药剂科主管医院日常的综合性工作以外，其他医疗机构的药学部门分支则主要负责一些具体医疗机构药事管理的技术性工作，如调剂室负责门诊及住院病人处方及领单的调配分发，检查处方的配伍禁忌等；制剂室主要负责医院各种医院制剂的配制研究工作；药库主要负责药品的购进、保管、出库等方面的工作；检验室主要负责与药品有关的检验工作等。

（二）人员资格条件

医疗机构必须配备依法经过资格认定的药学技术人员，非药学技术人员不得直接从事药剂技术工作。二级以上医院药学部门负责人应由具有高等学校药学专业或临床药学专业本科以上学历并具有本专业高级技术职务任职资格者担任；除诊所、卫生所、医务室、卫生保健所、卫生站以外的其他医务机构药学部门负责人应具有高等学校药学专业专科以上或中等学校药学专业毕业学历，及药师以上专业技术职务任职资格。

（三）药学部门的硬件要求

医疗机构应配备和提供与药事工作部门承担的任务相适应的药学专业技术人员、仪器设备和工作条件，药学部门应建立健全药事工作相关的各项工作制度和技术操作规程，并且各项工作记录和检验记录（原始记录、检验依据、检验结论）必须完整，工作记录和检验报告应书写清楚，并经复核签字后存档。

第三节　医疗机构用药规定

一、药品供应与管理规定

医疗机构应根据《国家基本药物目录》《处方管理办法》《国家处方集》《药品采购供应质量管理规范》等制定本院《药品处方集》和《基本用药供应目录》，编制药品采购计划，按规定购入药品。

在药品的供应与管理过程中应当要掌握新药动态和市场信息，制订药品采购计划，加速周转，减少库存，保证药品供应。同时，做好药品成本核算和账务管理。目前，医疗机构在药品采购时大部分采取的是药品的招标活动，具体形式有公开招标采购、议价采购或参加集中招标采购，对于药品的招标实行的是集中管理。我国药品招标的程序公正及制度完善尚有待努力。药学部门在采购中要严格遵循国家关于药品招标的政策法规要求，规范药品采购工作程序，建立并执行药品进货检查验收制度，验明药品合格证明和其他标识；不符合规定要求的，不得购进和使用。药学部门对购入药品质量有疑义时，医疗机构可委托国家认定资格的药检部门进行抽检。此外，经药事管理与药物治疗学委员会（组）审核批准，核医学科可购用、调剂本专业所需的放射性药品，其他科室不得从事药物配制或药品购售工作。在药品的保管过程中，药学部门应制定和执行药品保管制度，定期对贮存药品质量进行抽检。药品仓库应具备适宜的仓储条件，保证药品质量。化学药品、生物制品、中成药和中药饮片应分别储存、分类定位存放。易燃、易爆、强腐蚀性等危险性药品必须另设仓库单独存放，制定相关的工作制度和应急预案并设置必要的安全设施。对麻醉药品、精神药品、医疗用毒性药品、放射性药品必须按国家有关规定进行管理，并监督使用。药学部门还应当定期对库存药品进行养护与质量检查，药品库的仓储条件和管理应当符合药品采购供应质量管理规范的要求。

二、药物临床应用管理规定

药物临床应用是使用药物进行预防、诊断和治疗疾病的医疗过程。医师、临床药师和护士组成的临床治疗团队在药物临床应用时须遵循安全、有效、经济的原则，开展临床合理用药工作。医疗机构应尊重患者对药物应用的知情权和隐私权。临床药师应全职参与临床药物治疗方案设计；对重点患者实施治疗药物监测，指导合理用药；收集药物安全性和疗效等信息，建立药学信息系统，提供用药咨询服务。医疗机构在药物的临床应用中已从以药物为中心转向以病人为中心，并建立健全了临床药师制度。临床药师应由具有药学专业本科以上学历并按《预防医学、全科医学、药学、护理、其他卫生技术等专业技术资格考试暂行规定》和《临床医学、预防医学、全科医学、药学、护理、其他卫生技术等专业技术资格考试实施办法》有关规定取得中级以上药学专业技术资格的人员担任。

其主要职责是：

1.负责药品采购供应、处方或者用药医嘱审核、药品调剂、静脉用药集中调配和医院制剂配制，指导病房（区）护士请领、使用与管理药品。

2.参与临床药物治疗，进行个体化药物治疗方案的设计与实施，开展药学查房，为患者提供药学专业技术服务。

3.参加查房、会诊、病例讨论和疑难、危重患者的医疗救治，协同医师做好药物使用遴选，对临床药物治疗提出意见或调整建议，与医师共同对药物治疗负责。

4.开展抗菌药物临床应用监测，实施处方点评与超常预警，促进药物合理使用。

5.开展药品质量监测、药品严重不良反应和药品损害的收集、整理、报告等工作。

6.掌握与临床用药相关的药物信息，提供用药信息与药学咨询服务，向公众宣传合理用药知识。

7.结合临床药物治疗实践,进行药学临床应用研究;开展药物利用评价和药物临床应用研究;参与新药临床试验和新药上市后安全性与有效性监测。

8.其他与医院药学相关的专业技术工作。

医务人员如发现可能与用药有关的严重不良反应,在做好观察与记录的同时,应及时报告本机构药学部门和医疗管理部门,并按规定上报药品监督管理部门和卫生行政部门。而药学部门的药学技术人员在日常配合医生做好临床用药外,更应做好药物的不良反应监测工作。在药物临床应用过程中,药学专业技术人员发现处方或医嘱所列药品违反治疗原则的应当向医师指出并应拒绝调配;发现滥用药物或药物滥用者应及时报告本机构药学部门和医疗管理部门,并按规定上报卫生行政部门或其他有关部门。另外,医疗机构开展新药临床研究必须严格执行国家卫生行政部门和国家药品监督管理部门的有关规定。未经批准,任何医疗机构和个人不得擅自进行新药临床研究。违反规定者,将依法严肃处理,所获数据不得作为新药审批和申报科技成果依据。

三、药品调剂管理规定

药品调剂工作是药学技术服务的重要组成部分。药学专业技术人员应严格依照法律法规及药品调剂质量管理和技术操作规程的要求,认真审核处方或用药医嘱,经适宜性审核后调剂配发药品。发出药品时应当告知患者用法用量和注意事项,指导患者安全用药。

门诊药房实行大窗口或柜台式发药,住院药房对注射剂按日剂量配发,对口服制剂药品实行单剂量配发药品。

对处方所列药品,不得擅自更改或者代用。

对有配伍禁忌、超剂量的处方,药学专业技术人员应拒绝调配;必要时,经处方医师更正或者重新签字,方可调配。需要强调的是,由于药品的特殊性,药品质量的好坏、药品的真伪都将直接影响患者的生命安全,因此,药品在售出之前,医疗机构对药品的真伪承担法律责任。为了保证患者用药安全,药品一经发出以后,除药品本身的质量原因外不得退换,这也是保护其他患者的利益。此外,医疗机构要根据临床需要逐步建立全肠道外营养和肿瘤化疗药物等静脉液体配制中心(室),实行集中配制和供应。

根据 2007 年 5 月 1 日起施行的《处方管理办法》第 18 条规定,处方开具当日有效。医疗机构麻醉药品使用淡红色处方,急诊药品使用淡黄色处方,儿科用药使用淡绿色处方,第二类精神药品和普通处方为白色,同时上述特殊处方均有右上角标注。第一类精神药品、注射剂,每张处方为一次用量;急诊用药不超过

3 天量；普通处方用药不超过 7 天量；慢性病、老年病、特殊病例用药天数可适当延长，但医生要注明理由。普通处方、急诊处方、儿科处方应保留 1 年，医疗用毒性药品、精神药品、戒毒药品处方保留 2 年，麻醉药品处方保留 3 年。医生书写处方，应以国家承认并公示的药品名为准，药品的简写或缩写须为国内通用写法，不准医院或医师自编药品缩写和代号。医院处方可外带，电子处方要附医生签名的纸后打印处方，除医疗用毒性药品、精神药品、麻醉药品、戒毒药品外，医院不能限制病人持方去其他医院或药店购药。

四、药学研究管理规定

药学研究管理也是医疗机构药事管理的一个重要方面，但在很多医院中，由于条件因素方面的限制，这部分工作未必完全开展起来。一般而言，有条件的医疗机构应支持药学专业技术人员结合临床实际工作需要按照有关规定开展药学研究工作。医疗机构药学研究工作的主要内容是：

1. 开展临床药学和临床药理研究，围绕合理用药、新药开发进行药效学、药物动力学、生物利用度以及药物安全性等研究；结合临床需要开展化学药品和中成药新制剂、新剂型的研究。

2. 运用药物经济学的理论与方法，对医疗机构药物资源利用状况和药品应用情况进行综合评估和研究，合理配置和使用卫生资源。

3. 开展医疗机构药事管理规范化、标准化的研究，完善各项管理制度，不断提高管理水平。

4. 开展药学伦理学教育和研究，不断提高医务人员的职业道德水准。

五、药学专业技术人员的培养与管理规定

医疗机构的药学专业技术人员应按照有关规定取得相应的药学专业技术职务任职资格。医疗机构负责对本单位药学专业技术人员进行日常管理和考核。医疗机构直接接触药品的药学人员，应当进行健康检查，患有传染病或者其他可能污染药品的疾病的，不得从事直接接触药品的工作。各级卫生行政部门和医疗机构要重视临床药师的培养和使用，充分发挥其在临床药物治疗工作中的作用。医疗机构要制订药学专业技术人员培训计划，组织医疗机构药学专业技术人员，按规定参加规范化培训和继续教育，并将完成培训计划和取得规定的继续教育学分，作为考核和晋升高一级专业职务任职资格及聘任的条件之一。2011 年《医疗机构药事管理规定》第 33 条规定，医疗机构药学专业技术人员不得少于本机构卫生专业技术人员的 8%；建立静脉用药调配中心的，医疗机构应当增加配备药学专业人员数量。第 34 条规定，医疗机构应当根据本机构性质、任务、规

模配备适当数量的临床药师，三级医院临床药师不少于5名，二级医院临床药师不少于3名。这些规定奠定了我国医疗机构临床药学工作的人力资源基础，使今后医疗机构的临床药学工作落实到人，必将推动我国医院药学工作的进步与发展。

第四节　医疗机构制剂管理规定

医疗机构的制剂管理是指医疗机构根据临床需要进行自制制剂的生产与使用的管理。医疗机构制剂管理按照《药品管理法》及其实施条例等有关法律、行政法规规定执行，下面将从医疗机构制剂技术工作人员的规定和医疗机构制剂许可证的审批、品种审批及使用管理等方面进行分别介绍。

一、医疗机构药剂人员资格规定

医疗机构必须配备依法经过资格认定的药学技术人员。非药学技术人员不得直接从事药剂技术工作。“依法经过资格认定”是指国家正式大专院校毕业及经过国家有关部门考试合格后发给执业药师或专业技术职务证书的药学技术人员。医疗机构应由药学技术人员直接从事药剂技术工作，甚至包括调剂、制剂、采购、分发、保管等。随着医疗机构功能作用的变化，药剂技术工作将由保证临床实践和为病人直接服务转变为开展药学监护、临床治疗咨询、药物不良反应监测、药物经济学研究等，医疗机构药学技术人员的重要性将日益突出。非药学技术人员未经过药学专业知识系统学习和上岗培训，且不具备相应技术资格和执业资格，只能从事一些辅助工作，如财会、统计、划价、消毒、蒸馏等，不能直接从事药剂技术工作。

二、医疗机构制剂审批规定

医疗机构配制制剂，须经所在地省、自治区、直辖市人民政府卫生行政部门审核同意，由省、自治区、直辖市人民政府药品监督管理部门批准，发给医疗机构制剂许可证。无医疗机构制剂许可证的，不得配制制剂。医疗机构制剂许可证应当标明有效期，到期重新审查发证。医疗机构制剂是指医疗机构根据本单位临床和科研需要，依照规定的药品生产工艺规程配制的符合质量标准的药物制剂。配制制剂首先应当获得批准。

医疗机构制剂许可证的申请程序是：必须先经省级卫生行政部门审核同意，再报省级药品监督管理部门批准。药品监督管理部门是医疗机构配制制剂的审批部门和监督管理部门，有责任对持证单位进行经常的质量监督检查，发现任何违反《药品管理法》的行为，有权依法责令整顿、停止配制制剂、吊销制剂批准文号或医疗机构制剂许可证。医疗机构制剂许可证是医疗机构配制制剂的资格证明，是对医疗机构药剂部门人员、设备、检验、规章制度的总结。没有该证照的，医疗机构不得配制制剂。随着国家的药品监督管理政策、药品市场的变化及医疗体制改革的发展，医疗机构配制制剂的条件将发生变化，因此，要实行动态管理。在规定的有效期满后，重新审查发证（图 9-2）。

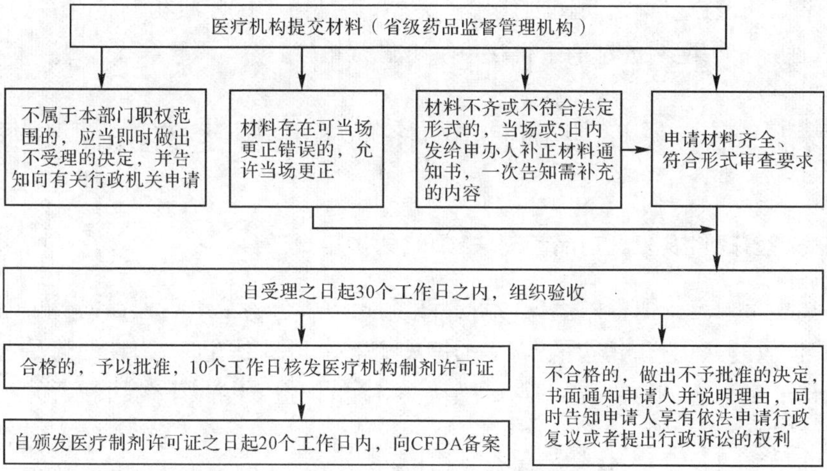

图 9-2　医疗机构申请医疗机构制剂许可证流程图

医疗机构配制制剂，必须具有能够保证制剂质量的设施、管理制度、检验仪器和卫生条件。医疗机构配制制剂必须具备相应的硬件和软件才能充分保证所配制剂的质量。医疗机构配制的制剂有其特殊性，如使用量不定、规模小、储存时间短、针对性强、临床必需等，是药品生产企业所无法代替的。但是，医疗机构配制制剂也是一种药品的生产过程，应当按药品生产企业进行管理，按 GMP 的要求进行规范。此外，医疗机构配制制剂还必须具备各种管理程序和管理制度。

三、医疗机构制剂使用规定

医疗机构配制的制剂，应当是本单位临床需要而市场上没有供应的品种，并须经所在地省、自治区、直辖市人民政府药品监督管理部门批准后方可配制。配制的制剂必须按照规定进行质量检验；合格的，凭医师处方在本医疗机构使用。特殊情况下，经国务院或者省、自治区、直辖市人民政府的药品监督管理部门批准，医疗机构配制的制剂可以在指定的医疗机构之间调剂使用。医疗机构配制的制剂，不得进入市场销售。医疗机构配制的制剂一般情况下是医疗机构在长期医疗实践中总结出来的经验方或协定处方，或处于保密，或申请专利的制剂，它未按照有关审批办法的规定进行药理、药效、毒理、生物利用度等方面的实验，未按照规定的程序经专家审评后批准上市，没有完善的科学实验即规范的论证资料证明其安全性和有效性，一般是根据临床需要而配制，存在稳定性差、工艺不成熟及有效期短等特点。因此必须获得政府批准，生产合格，并且只能在本医疗机构中，根据医生的指导合理使用，既明确了法律责任，又避免了因配制的制剂使用不当而引发的不必要纠纷。特殊情况下，由政府批准的医疗机构制剂可以在不同的医疗机构之间调剂使用。另外，正是由于医疗机构制剂存在的上述特点，医疗机构配制的制剂不得在市场上进行销售。

第五节　医疗机构违反用药相关规定的法律责任

一、医疗机构违反《药品管理法》规定的法律责任

1. 违反规定未取得医疗机构制剂许可证而生产药品、经营药品的，依法予以取缔，没收违法生产、销售的药品和违法所得，并处违法生产、销售的药品（包括已售出的和未售出的药品，下同）货值金额 2 倍以上 5 倍以下的罚款；构成犯罪的，依法追究刑事责任。

2. 违反规定生产、销售假药的，没收违法生产、销售的药品和违法所得，并处违法生产、销售药品货值金额 2 倍以上 5 倍以下的罚款；情节严重的，吊销医疗机构制剂许可证；构成犯罪的，依法追究刑事责任。

3. 违反规定生产、销售劣药的，没收违法生产、销售的药品和违法所得，并处违法生产、销售药品货值金额 1 倍以上 3 倍以下的罚款；情节严重的，吊销医疗机构制剂许可证；构成犯罪的，依法追究刑事责任。

4. 违反规定从无药品生产许可证、药品经营许可证的企业购进药品的，责令改正，没收违法购进的药品，并处违法购进药品货值金额 2 倍以上 5 倍以下的罚款；有违法所得的，没收违法所得；情节严重的，吊销医疗机构执业许可证书。

5. 违反规定伪造、变造、买卖、出租、出借医疗机构制剂许可证的，没收违法所得，并处违法所得 1 倍以上 3 倍以下的罚款；没有违法所得的，处 2 万元以上 10 万元以下的罚款；情节严重的，并吊销卖方、出租方、出借方的医疗机构制剂许可证；构成犯罪的，依法追究刑事责任。

6. 违反规定提供虚假的证明、文件资料样品或者采取其他欺骗手段取得医疗机构制剂许可证的，吊销医疗机构制剂许可证，5 年内不受理其申请，并处 1 万元以上 3 万元以下的罚款。

7. 违反规定将其配制的制剂在市场销售的，责令改正，没收违法销售的制

剂，并处违法销售制剂货值金额1倍以上3倍以下的罚款；有违法所得的，没收违法所得。

8. 违反规定在药品购销中暗中给予、收受回扣或者其他利益的，由工商行政管理部门处1万元以上20万元以下的罚款，有违法所得的，予以没收；构成犯罪的，依法追究刑事责任。

9. 违反规定，负责人、药品采购人员、医师等有关人员收受药品生产企业、药品经营企业或者其代理人给予的财物或者其他利益的，由卫生行政部门或者本单位给予处分，没收违法所得；对违法行为情节严重的执业医师，由卫生行政部门吊销其执业证书；构成犯罪的，依法追究刑事责任。

10. 违反规定，给药品使用者造成损害的，依法承担赔偿责任。

二、医疗机构违反《药品管理法实施条例》规定的法律责任

1. 未经批准，医疗机构擅自使用其他医疗机构配制的制剂的，依照《药品管理法》第80条的规定给予处罚。

2. 个人设置的门诊部、诊所等医疗机构向患者提供的药品超出规定的范围和品种的，依照《药品管理法》第73条的规定给予处罚。

3. 医疗机构使用假药、劣药的，依照《药品管理法》第74条、第75条的规定给予处罚。

4. 违反《药品管理法》第29条的规定，擅自进行临床试验的，对承担药物临床试验的机构，依照《药品管理法》第79条的规定给予处罚。

5. 生产没有国家药品标准的中药饮片，不符合省、自治区、直辖市人民政府药品监督管理部门制定的炮制规范的；医疗机构不按照省、自治区、直辖市人民政府药品监督管理部门批准的标准配制制剂的，依照《药品管理法》第75条的规定给予处罚。

6. 医疗机构配制的制剂，其包装、标签、说明书违反《药品管理法》及实施条例规定的，依照《药品管理法》第86条的规定给予处罚。

7. 医疗机构变更药品生产经营许可事项，应当办理变更登记手续而未办理的，由原发证部门给予警告，责令限期补办变更登记手续；逾期不补办的，宣布其医疗机构制剂许可证无效；仍从事药品生产经营活动的，依照《药品管理法》第73条的规定给予处罚。

8. 医疗机构未违反《药品管理法》和实施条例的有关规定，并有充分证据证明其不知道所销售或者使用的药品是假药、劣药的，应当没收其销售或者使用的假药、劣药和违法所得；但是，可以免除其他行政处罚。

三、医疗机构违反《医疗机构管理条例》(本节以下简称《条例》)规定的法律责任

1.违反《条例》第4条规定,未取得医疗机构执业许可证擅自执业的,由县级以上人民政府卫生行政部门责令其停止执业活动,没收非法所得和药品、器械,并可以根据情节处以1万元以下的罚款。

2.违反《条例》第2条规定,逾期不校验医疗机构执业许可证仍从事诊疗活动的,由县级以上人民政府卫生行政部门责令其限期补办校验手续;拒不校验的,吊销其医疗机构执业许可证。

3.违反《条例》第23条规定,出卖、转让、出借医疗机构执业许可证的,由县级以上人民政府卫生行政部门没收非法所得,并可以处以5000元以下的罚款;情节严重的,吊销其医疗机构执业许可证。

4.违反《条例》第27条规定,诊疗活动超出登记范围的,由县级以上人民政府卫生行政部门予以警告,责令其改正,并可以根据情节处以3000元以下的罚款;情节严重的,吊销其医疗机构执业许可证。

5.违反《条例》第28条规定,使用非卫生技术人员从事医疗卫生技术工作的,由县级以上人民政府卫生行政部门责令其限期改正,并可以处以5000元以下的罚款;情节严重的,吊销其医疗机构执业许可证。

6.违反《条例》第32条规定,出具虚假证明文件的,由县级以上人民政府卫生行政部门予以警告;对造成危害后果的,可以处以1000元以下的罚款;对直接责任人员由所在单位或者上级机关给予行政处分。

四、医疗机构违反《麻醉药品和精神药品管理条例》《医疗用毒性药品管理办法》规定的法律责任

(一)违反《麻醉药品和精神药品管理条例》规定的法律责任

1.取得印鉴卡的医疗机构违反条例的规定,有下列情形之一:①未依照规定购买、储存麻醉药品和第一类精神药品的;②未依照规定保存麻醉药品和精神药品专用处方或者未依照规定进行处方专册登记的;③未依照规定报告麻醉药品、精神药品的进货、库存、使用数量的;④紧急借用麻醉药品和第一类精神药品后未备案的;⑤未依照规定销毁麻醉药品的,由设区的市级卫生主管部门责令限期改正,给予警告;逾期不改正的,处5000元以上1万元以下罚款,情节严重的,吊销其印鉴卡并处分直接负责的主管人员和责任人员。

2.具有麻醉药品和第一类精神药品处方资格的执业医师违反条例规定开具相关处方,或未按临床指导原则使用麻醉药品的,由其所在医疗机构取消其麻醉药品和第一类精神药品处方资格;造成严重后果的,由原发证机关吊销其执业

证书。

3.未取得麻醉药品和第一类精神药品处方资格的执业医师擅自开具麻醉药品和第一类精神药品处方的，由县级以上卫生主管部门给予警告，暂停执业活动；造成严重后果的，吊销其执业证书；构成犯罪的，依法追究刑事责任。

4.处方的调配人、核对人违反本条例的规定未对麻醉药品和第一类精神药品处方进行核对，造成严重后果的，由原发证部门吊销其执业证书。

(二)违反《医疗用毒性药品管理办法》规定的法律责任

医疗机构擅自生产、收购、经营毒性药品，由县级以上卫生主管部门没收其全部毒性药品，给予警告或按照非法所得的5～10倍罚款；情节严重、致人伤残或死亡，构成犯罪的，依法追究刑事责任。

五、医疗机构违反《中医药条例》规定的法律责任

1.违反规定，有下列情形之一的，由县级以上地方人民政府负责中医药管理的部门责令限期改正；逾期不改正的，责令停业整顿，直至由原审批机关吊销其医疗机构执业许可证、取消其城镇职工基本医疗保险定点医疗机构资格，并对负有责任的主管人员和其他直接责任人员依法给予纪律处分：

(1)不符合中医医疗机构设置标准的；

(2)获得城镇职工基本医疗保险定点医疗机构资格，未按照规定向参保人员提供基本医疗服务的。

2.未经批准，擅自开办中医医疗机构，或者未按照规定通过执业医师或者执业助理医师资格考试取得执业许可，从事中医医疗活动的，依照《执业医师法》和《医疗机构管理条例》的有关规定给予处罚。

3.篡改经批准的中医医疗广告内容的，由原审批部门撤销广告批准文号，1年内不受理该中医医疗机构的广告审批申请。负责中医药管理的部门撤销中医医疗广告批准文号后，应当自做出行政处理决定之日起5个工作日内通知广告监督管理机关。广告监督管理机关应当自收到负责中医药管理的部门通知之日起15个工作日内，依照《广告法》的有关规定查处。

六、医疗机构违反《医疗机构药事管理规定》的法律责任

医疗机构出现下列情形之一的，由县级以上地方卫生、中医药行政部门责令改正、通报批评、给予警告；对于直接负责的主管人员和其他直接责任人员，依法给予降级、撤职、开除等处分：

1.未建立药事管理组织机构，药事管理工作和药学专业技术工作混乱，造成医疗安全隐患和严重不良后果的。

2.未按照本规定配备药学专业技术人员、建立临床药师制,不合理用药问题严重,并造成不良影响的。

3.未执行有关的药品质量管理规范和规章制度,导致药品质量问题或用药错误,造成医疗安全隐患和不良严重后果的。

4.非药学部门从事药品购用、调剂或制剂活动的。

5.将药品购销、使用情况作为个人或者部门、科室经济分配的依据,或者在药品购销、使用中牟取不正当利益的。

6.违反本规定的其他规定并造成严重后果的。

七、医疗机构违反《抗菌药物临床应用管理办法》的法律责任

1.医疗机构有下列情形之一的,由县级以上卫生行政部门责令限期改正;逾期不改的,进行通报批评,并给予警告;造成严重后果的,对负有责任的主管人员和其他直接责任人员,给予处分:

(1)未建立抗菌药物管理组织机构或者未指定专(兼)职技术人员负责具体管理工作的。

(2)未建立抗菌药物管理规章制度的。

(3)抗菌药物临床应用管理混乱的。

(4)未按照本办法规定执行抗菌药物分级管理、医师抗菌药物处方权限管理、药师抗菌药物调剂资格管理或者未配备相关专业技术人员的。

(5)其他违反本办法规定行为的。

2.医疗机构有下列情形之一的,由县级以上卫生行政部门责令限期改正,给予警告,并可根据情节轻重处以3万元以下罚款;对负有责任的主管人员和其他直接责任人员,可根据情节给予处分:

(1)使用未取得抗菌药物处方权的医师或者使用被取消抗菌药物处方权的医师开具抗菌药物处方的。

(2)未对抗菌药物处方、医嘱实施适宜性审核,情节严重的。

(3)非药学部门从事抗菌药物购销、调剂活动的。

(4)将抗菌药物购销、临床应用情况与个人或者科室经济利益挂钩的。

(5)在抗菌药物购销、临床应用中牟取不正当利益的。

3.未经县级卫生行政部门核准,村卫生室、诊所、社区卫生服务站擅自使用抗菌药物开展静脉输注活动的,由县级以上地方卫生行政部门责令限期改正,给予警告;逾期不改的,可根据情节轻重处以1万元以下罚款。

第十章 药品不良反应报告和监测的法律规定

第一节 概 述

药品是防病治病、康复保健的特殊产品，确保公众用药安全有效是每个医药工作者的职责和义务。药品不良反应（Adverse Drug Reaction，ADR）报告法律制度，旨在提高临床安全有效用药水平，维护公众身体健康，繁荣医药事业。为了加强上市药品的安全监管，规范药品不良反应报告和监测的管理，保障公众用药安全有效，根据我国《药品管理法》和《药品管理法实施条例》，2010 年 12 月 13 日，原卫生部发布了《药品不良反应报告和监测管理办法》（本节以下简称《办法》），并于 2011 年 7 月 1 日起施行。

一、药品不良反应报告和监测法律制度的发展

ADR 报告和监测工作是为加强药品的上市后监管，规范药品不良反应报告和监测，及时、有效控制药品风险，保障公众用药安全有效，是提高药品质量、促进医药水平提高的重要手段，是我国药品监督管理部门和卫生行政部门的共同任务。我国政府对 ADR 的监测工作历来十分重视。1983 年，原卫生部委托部分省卫生厅起草了《药品毒副反应报告制度》，后改为《药品不良反应监察报告制度》。由于当时尚无法律依据而未下发执行。1984 年，我国《药品管理法》颁布，规定药品监督管理部门、卫生行政部门、药品生产企业、药品经营企业和医疗单位要经常考察并组织调查药品的质量、疗效和不良反应，将药品不良反应报告和监测工作列为药品生产、经营、使用单位和监督管理部门的法定任务，为依法管理 ADR 工作提供了依据。1988～1990 年，原卫生部药政局和医政司先后在北京、上海、广东、湖北、黑龙江等省市及解放军总医院共 14 个医疗单位进行 ADR 监测报告工作试点，通过两年多的试点，取得了较成功的经验，为建立我国 ADR 报告开展奠定了基础。1989 年，组建了国家药品不良反应监测中心（原卫生部药品不良反应监测中心，现为国家食品药品监督管理总局药品评价中心），明确了该中心的职能和任务。各省、自治区、直辖市相继成立了药品不良反应监测中

心，设立地市级中心，解放军总后勤部卫生部还成立了全军药品不良反应监测中心，解放军各军区也设立了军区中心。这些机构为广泛收集本地区ADR病例报告、开展本地区ADR监测和交流工作，发挥了积极作用。1995年以后，进行了面向医疗机构的教育培训工作。国家和省级中心通过编印ADR通讯期刊，召开专业学术会议，聘请国际组织和发达国家专家、有关官员来华讲学，举办继续医学教育培训班，利用报纸杂志、广播电视等新闻媒体，进行广泛宣传ADR的危害、报告和监测工作的意义，交流药品不良反应病例分析经验等活动，使医疗机构的医药护理人员初步建立了ADR及其报告的意识，掌握了ADR专业知识，同时为开展ADR监测工作培训了一批业务骨干。

近年来，国家药品不良反应监测中心共收集来自药品生产、经营、使用单位以及上百种医药学期刊的ADR病例报告数百万份，为信息库的建立积累了数据。经过积极努力，我国于1998年3月正式加入WHO国际药品监测合作计划（截至2014年共194个成员国）。成员国的义务：包括定期向WHO报道ADR病例报告；参加WHO召开的各国家ADR监测中心年会；承担有关ADR监测的国际性研究工作等。

1998年以来，原国家药品监督管理局不定期邀请WHO药品安全部和WHO国际药品监测合作中心的官员及专家来华进行ADR方面的专题讲座，使我国及时了解国际动态与发展趋势，为进一步加强国际交流奠定了基础。为实现用现代化手段进行ADR信息的快速传递和资源共享，原国家药品监督管理局建立了“国家ADR监测信息网”。该网络覆盖全国，为广泛开展信息传递与交换提供空间。建立我国ADR监测信息网，也是加快实现与国际信息交流与技术合作的有效手段。为加速实现依法实施ADR报告制度，原国家药品监督管理局在过去工作的基础上，努力探索，积极寻找适合我国特点的管理模式。经各方努力，尤其是各级药品监督管理部门和卫生行政部门密切配合，于1999年11月联合发布《药品不良反应监测管理办法（试行）》。2011年7月1日，修订后的《药品不良反应报告和监测管理办法》正式施行。

《药品管理法》第42条规定：“国务院药品监督管理部门对已经批准生产或者进口的药品，应当组织调查；对疗效不确、不良反应大或者其他原因危害人体健康的药品，应当撤销批准文号或者进口药品注册证书。已被撤销批准文号或者进口药品注册证书的药品，不得生产或者进口、销售和使用；已经生产或者进口的，由当地药品监督管理部门监督销毁或者处理。”《药品管理法》第71条规定：“国家实行药品不良反应报告制度。药品生产企业、药品经营企业和医疗机构必须经常考察本单位所生产、经营、使用的药品质量、疗效和反应。发现可能与用药有关的严重不良反应，必须及时向当地省、自治区、直辖市人民政府药品监督管理部门和卫生行政部门报告。具体办法由国务院药品监督管理部门会同国务院卫生行政部门制定。对已确认发生严重不良反应的药品，国务院或者省、自治区、直辖市人民政府的药品监督管理部门可以采取停止生产、销售、使用的紧急控制措施，并应当在5日内组织鉴定，自鉴定结论做出之日起15日内依法做出行政处理决定。”

综上简述，我国ADR监测工作在医药卫生工作者的努力下，取得了一定的成绩，但进展略显缓慢，总体水平不高，与国际先进管理要求相比、与民众的用药要求相比，还存在差距，对此应该有清醒的认识。

二、实行药品不良反应报告和监测制度的意义

国家食品药品监督管理总局与国家卫生和计划生育委员会是承担保证全国人民身体健康和有效监督用药安全职能的两个部门，有责任和义务为公众的健康事业做好这方面工作。国家食品药品监督管理总局担负着对全国药品的研究、生产、经营、使用全过程进行监督管理的职责，ADR监测工作是药品监督管理的一个重要组成部分，也是一项非常有意义又容易被忽视的重要工作。要充分理解和认识国家实行ADR报告制度的意义，我们首先要树立这样一个认识：ADR的发生是受医药学研究技术和人们认识水平的限制而导致的必然现象，是不以人的意志为转移的客观事实。被批准上市的药品，绝不意味着它就是绝对安全有效的，或者只有治疗作用而无副作用。尽管经过上市前的无数次动物实验和临床试验证明它是安全有效的，但绝不等于上市后也是安全有效的，因为开展试验的环境是特定的，试验对象是有限的。新药上市后，大范围、广对象地用于不同的人或不同的病症时，可能会产生未知的不良反应。

WHO在发展中国家的调查表明，住院病人中ADR发生率为10%～20%，有5%的住院病人是因ADR入院的；全世界1/3死亡病例的死因不是疾病本身，而是不合理用药。这些数字说明，药品在正常用法用量下也会出现与用药目的无关的有害反应，并且表现出特有的严重性和危害性。所以，一种药品上市应该是严密观察其安全性的开始，通过上市后的严密监测和报告，获得不良反应信息，采用科学的方法进行分析评价，尽可能地确定其因果关系，客观做出该药品安全性的评定，并用特种方式告知医生和患者，以达到指导合理用药，避免同样药害重复发生的目的。不能将ADR视同药品质量事故、医疗差错或医疗事故等问题来对待和处理，避免ADR需要人去观察、捕捉、分析。实行ADR报告和监测制度就是为了更科学地指导合理用药、保障用药安全有效。许多国家的实践表明，ADR报告和监测制度是提高合理用药水平的有效制度。

第二节 药品不良反应的用语含义和分类

一、药品不良反应及其他用语含义

(一)《药品不良反应报告和监测管理办法》中用语的含义

1.药品不良反应。

合格药品在正常用法用量下出现的与用药目的无关的有害反应。该定义将药品不良反应限定为质量合格的药品,排除了错误用药、超剂量用药、病人不遵守医嘱以及药物滥用导致的药品不良反应或不良事件。

2.药品不良反应报告和监测。

药品不良反应的发现、报告、评价和控制的过程。报告与监测是为了尽早发现各种类型的不良反应,研究药物不良反应的因果关系和诱发因素,使药品监督管理部门及时了解有关不良反应的情况,并采取必要的预防措施,以保障公众用药安全、维护公众身体健康。

3.新的药品不良反应。

药品说明书中未载明的不良反应。说明书中已有描述,但不良反应发生的性质、程度、后果或者频率与说明书描述不一致或者更严重的,按照新的药品不良反应处理。

4.严重药品不良反应。

因使用药品引起以下损害情形之一的反应:①导致死亡;②危及生命;③致癌、致畸、致出生缺陷;④导致显著的或者永久的人体伤残或者器官功能的损伤;⑤导致住院或者住院时间延长;⑥导致其他重要医学事件,如不进行治疗可能出现上述所列情况的。

(二)世界卫生组织的ADR定义

世界卫生组织国际药物监测合作中心给药品不良反应下的定义为:人们为了预防、治疗、诊断疾病,或为了调节生理功能,正常地使用药物而发生的一种有害的、非预期的反应。药品不良反应主要包括副作用、毒性作用、后遗效应、变态反应、继发反应、特异质反应、过敏反应、首剂反应、停药综合征、药物依赖性、致癌作用、致突变作用、致畸作用等。

(三)其他用语的含义

1.药品群体不良事件。

同一药品在使用过程中,在相对集中的时间、区域内,对一定数量人群的身体健康或者生命安全造成损害或者威胁,需要予以紧急处置的事件。

同一药品：指同一生产企业生产的同一药品名称、同一剂型、同一规格的药品。

2. 药品重点监测。

为进一步了解药品的临床使用和不良反应发生情况，研究不良反应的发生特征、严重程度、发生率等，开展的药品安全性监测活动。

3. 药源性疾病。

在预防、诊断、治疗或调节生理功能的过程中，与用药有关的人体功能异常或组织损伤所引起的临床症状。与 ADR 不同的是，引起药源性疾病并不限于正常用法和用量，还包括过量、误用药物等用药差错所造成的损害。

4. 药品不良反应的发生率。

一定范围（包括地区、人群、时间等）药品不良反应发生的概率，主要有以下描述方法：①十分常见：≥1/10；②常见：≥1/100 且＜1/10；③偶见：≥1/1000 且＜1/100；④罕见：≥1/10000 且＜1/1000；⑤十分罕见：＜1/10000。

5. 用药差错。

有相当一部分药品不良反应是由于用药不当或人为失误造成的，因此是可以预防的。其中主要包括：①误诊；②处方药物不对或药物适当但剂量不对；③病人有未发现的疾病、遗传因素或过敏症，可造成对药物的不良反应；④自我药疗；⑤不遵守规定的药物疗程；⑥病人服用多种不同药物（多重用药），可造成相互作用。但不是所有的药品不良反应都是用药差错导致的，大多数的药品不良反应不是由于用药差错引起的，即使谨慎地避免了上述情况，也不能保证医疗干预措施的药物完全无风险。所有药物都存在效益和危害可能性之间的得失。

二、药品不良反应分类

按照世界卫生组织的分类，一般将药品不良反应分为以下几类：

1. A 型药品不良反应（剂量型异常）。这类药品不良反应是由于药品本身的药理作用增强而发生的，常与剂量或合并用药有关。其特点是可以预测，停药或减量后症状减轻或消失，一般发生率高、死亡率低。临床表现包括副作用、毒性反应、过敏反应、首剂反应等。

2. B 型药品不良反应（质变性异常）。这类药品不良反应是与药品的正常药理作用完全无关的异常反应，与剂量无关。其特点是常规药理学筛选难以发现，一般很难预测，发生率低，但死亡率高。临床表现包括变态反应、特异质反应等。

3. C 型药品不良反应。一般用药后很长一段时间后出现，潜伏期较长，药品和药品不良反应之间没有明确的时间关系，又称为迟现性不良反应。其特点是发生率高，用药史复杂，难以预测。有些与癌症、致畸有关，发生的机制大多不清，有待进一步研究。

4.药品相互作用引起的不良反应。

第三节　药品不良反应管理机构和职责

国家实行药品不良反应报告制度。国家食品药品监督管理总局主管全国药品不良反应监测工作，省、自治区、直辖市人民政府食品药品监督管理局主管本行政区域内的药品不良反应监测工作，各级卫生行政部门负责医疗卫生机构中与实施药品不良反应报告制度有关的管理工作。国务院卫生行政部门和地方各级卫生行政部门在职责范围内，依法对已确认的药品不良反应采取相关的紧急措施。

一、国家食品药品监督管理总局对药品不良反应的管理职责

国家食品药品监督管理总局负责全国药品不良反应监测管理工作，并履行以下主要职责：

1.会同国家卫生和计划生育委员会制定药品不良反应报告的管理规章和政策，并监督实施。

2.与国家卫生和计划生育委员会联合组织开展全国范围内影响较大并造成严重后果的药品群体不良事件的调查和处理，并发布相关信息。

3.对已确认发生严重药品不良反应或者药品群体不良事件的药品依法采取紧急控制措施，做出行政处理决定，并向社会公布。

4.通报全国药品不良反应报告和监测情况。

5.组织检查药品生产、经营企业的药品不良反应报告和监测工作的开展情况，并与国家卫生和计划生育委员会联合组织检查医疗机构的药品不良反应报告和监测工作的开展情况。

二、省、自治区、直辖市食品药品监督管理局对药品不良反应的管理职责

省、自治区、直辖市食品药品监督管理局负责本行政区域内药品不良反应监测管理工作，并履行以下主要职责：

1.根据《药品不良反应报告和监测管理办法》会同同级卫生行政部门制定本行政区域内药品不良反应报告及管理规定，并监督实施。

2.与同级卫生行政部门联合组织开展本行政区域内发生的影响较大的药品群体不良事件的调查和处理，并发布相关信息。

3.对已确认发生严重药品不良反应或者药品群体不良事件的药品依法采取

紧急控制措施，做出行政处理决定，并向社会公布。

4. 通报本行政区域内药品不良反应报告和监测情况。

5. 组织检查本行政区域内药品生产、经营企业的药品不良反应报告和监测工作的开展情况，并与同级卫生行政部门联合组织检查本行政区域内医疗机构的药品不良反应报告和监测工作的开展情况。

6. 组织开展本行政区域内药品不良反应报告和监测的宣传、培训工作。

三、其他相关机构对药品不良反应的管理职责

国家食品药品监督管理总局药品评价中心、国家药品不良反应监测中心承办全国药品不良反应监测技术工作，在国家食品药品监督管理总局的领导下履行以下主要职责：

1. 承担全国药品不良反应、医疗器械不良事件监测与评价的技术工作及其相关业务组织工作，对省、自治区、直辖市药品不良反应、医疗器械不良事件监测与评价机构进行技术指导。

2. 参与拟订、调整国家基本药物目录的相关技术工作。

3. 承担拟订、调整非处方药目录的技术工作及其相关业务组织工作。

4. 承担发布药品不良反应和医疗器械不良事件警示信息的技术工作。

5. 开展药品不良反应、医疗器械不良事件监测工作有关的国际交流与合作。

6. 承办国家食品药品监督管理总局交办的其他事项。

省、自治区、直辖市药品不良反应监测中心在省、自治区、直辖市食品药品监督管理局的领导下承办本行政区域内药品不良反应报告资料的收集、核实、评价、反馈、上报及其他有关工作。药品不良反应监测中心的人员应具备医学、药学及相关专业知识，具有正确分析药品不良反应报告资料的能力。

第四节　药品不良反应的报告、评价与控制

一、药品不良反应的报告与处置

（一）基本要求

药品生产、经营企业和医疗机构获知或者发现可能与用药有关的不良反应，应当通过国家药品不良反应监测信息网络报告；不具备在线报告条件的，应当通过纸质报表报所在地药品不良反应监测机构，由所在地药品不良反应监测机构代为在线报告。报告内容应当真实、完整、准确。各级药品不良反应监测机构应当对本行政区域内的药品不良反应报告和监测资料进行评价和管理。药品生

产、经营企业和医疗机构应当配合药品监督管理部门、卫生行政部门和药品不良反应监测机构对药品不良反应或者群体不良事件的调查，并提供调查所需的资料。药品生产、经营企业和医疗机构应当建立并保存药品不良反应报告和监测档案。

（二）个例药品不良反应

药品生产、经营企业和医疗机构应当主动收集药品不良反应，获知或者发现药品不良反应后应当详细记录、分析和处理，填写药品不良反应/事件报告表并报告。新药监测期内的国产药品应当报告该药品的所有不良反应；其他国产药品，报告新的和严重的不良反应。进口药品自首次获准进口之日起5年内，报告该进口药品的所有不良反应；满5年的，报告新的和严重的不良反应。药品生产、经营企业和医疗机构发现或者获知新的、严重的药品不良反应应当在15日内报告，其中死亡病例须立即报告；其他药品不良反应应当在30日内报告；有随访信息的，应当及时报告。药品生产企业应当对获知的死亡病例进行调查，详细了解死亡病例的基本信息、药品使用情况、不良反应发生及诊治情况等，并在15日内完成调查报告，报药品生产企业所在地的省级药品不良反应监测机构。个人发现新的或者严重的药品不良反应，可以向经治医师报告，也可以向药品生产、经营企业或者当地的药品不良反应监测机构报告，必要时提供相关的病历资料。设区的市级、县级药品不良反应监测机构应当对收到的药品不良反应报告的真实性、完整性和准确性进行审核。严重药品不良反应报告的审核和评价应当自收到报告之日起3个工作日内完成，其他报告的审核和评价应当在15个工作日内完成。设区的市级、县级药品不良反应监测机构应当对死亡病例进行调查，详细了解死亡病例的基本信息、药品使用情况、不良反应发生及诊治情况等，自收到报告之日起15个工作日内完成调查报告，报同级药品监督管理部门和卫生行政部门，以及上一级药品不良反应监测机构。省级药品不良反应监测机构应当在收到下一级药品不良反应监测机构提交的严重药品不良反应评价意见之日起7个工作日内完成评价工作。对死亡病例，事件发生地和药品生产企业所在地的省级药品不良反应监测机构均应当及时根据调查报告进行分析、评价，必要时进行现场调查，并将评价结果报省级药品监督管理部门和卫生行政部门，以及国家药品不良反应监测中心。国家药品不良反应监测中心应当及时对死亡病例进行分析、评价，并将评价结果报国家食品药品监督管理总局和国家卫生和计划生育委员会。

（三）药品群体不良事件

药品生产、经营企业和医疗机构获知或者发现药品群体不良事件后，应当立即通过电话或者传真等方式报所在地的县级药品监督管理部门、卫生行政部门和药品不良反应监测机构，必要时可以越级报告；同时填写药品群体不良事件基本信息表，对每一病例还应当及时填写药品不良反应/事件报告表，通过国家药品不良反应监测信息网络报告。设区的市级、县级药品监督管理部门获知药品群体不良事件后，应当立即与同级卫生行政部门联合组织开展现场调查，并及时将调查结果逐级报至省级药品监督管理部门和卫生行政部门。省级药品监督管理部门与同级卫生行政部门联合对设区的市级、县级的调查进行督促、指导，对药品群体不良事件进行分析、评价，对本行政区域内发生的影响较大的药品群体不良事件，还应当组织现场调查，评价和调查结果应当及时报国家食品药品监督管理总局和国家卫生和计划生育委员会。对全国范围内影响较大并造成严重后果的药品群体不良事件，国家食品药品监督管理总局应当与国家卫生和计划生育委员会联合开展相关调查工作。药品生产企业获知药品群体不良事件后应当立即开展调查，详细了解药品群体不良事件的发生、药品使用、患者诊治以及药品生产、储存、流通、既往类似不良事件等情况，在 7 日内完成调查报告，报所在地省级药品监督管理部门和药品不良反应监测机构；同时迅速开展自查，分析事件发生的原因，必要时应当暂停生产、销售、使用和召回相关药品，并报所在地省级药品监督管理部门。药品经营企业发现药品群体不良事件应当立即告知药品生产企业，同时迅速开展自查，必要时应当暂停药品的销售，并协助药品生产企业采取相关控制措施。医疗机构发现药品群体不良事件后应当积极救治患者，迅速开展临床调查，分析事件发生的原因，必要时可采取暂停药品的使用等紧急措施。药品监督管理部门可以采取暂停生产、销售、使用或者召回药品等控制措施。卫生行政部门应当采取措施积极组织救治患者。

（四）境外发生的严重药品不良反应

进口药品和国产药品在境外发生的严重药品不良反应（包括自发报告系统收集的、上市后临床研究发现的、文献报道的），药品生产企业应当填写境外发生的药品不良反应/事件报告表，自获知之日起 30 日内报送国家药品不良反应监测中心。国家药品不良反应监测中心要求提供原始报表及相关信息的，药品生产企业应当在 5 日内提交。国家药品不良反应监测中心应当对收到的药品不良反应报告进行分析、评价，每半年向国家食品药品监督管理总局和国家卫生和计划生育委员会报告，发现提示药品可能存在安全隐患的信息应当及时报告。进口药品和国产药品在境外因药品不良反应被暂停销售、使用或者撤市的，药品生产企业应当在获知后 24 小时内书面报国家食品药品监督管理总局和国家药品不良反应监测中心。

（五）定期安全性更新报告

药品生产企业应当对本企业生产药品的不良反应报告和监测资料进行定期

汇总分析，汇总国内外安全性信息，进行风险和效益评估，撰写定期安全性更新报告。定期安全性更新报告的撰写规范由国家药品不良反应监测中心负责制定。设立新药监测期的国产药品，应当自取得批准证明文件之日起每满 1 年提交一次定期安全性更新报告，直至首次再注册，之后每 5 年报告一次；其他国产药品，每 5 年报告一次。首次进口的药品，自取得进口药品批准证明文件之日起每满 1 年提交一次定期安全性更新报告，直至首次再注册，之后每 5 年报告一次。定期安全性更新报告的汇总时间以取得药品批准证明文件的日期为起点计，上报日期应当在汇总数据截止日期后 60 日内。国产药品的定期安全性更新报告向药品生产企业所在地省级药品不良反应监测机构提交。进口药品（包括进口分包装药品）的定期安全性更新报告向国家药品不良反应监测中心提交。省级药品不良反应监测机构应当对收到的定期安全性更新报告进行汇总、分析和评价，于每年 4 月 1 日前将上一年度定期安全性更新报告统计情况和分析评价结果报省级药品监督管理部门和国家药品不良反应监测中心。国家药品不良反应监测中心应当对收到的定期安全性更新报告进行汇总、分析和评价，于每年 7 月 1 日前将上一年度国产药品和进口药品的定期安全性更新报告统计情况和分析评价结果报国家食品药品监督管理总局和国家卫生和计划生育委员会。

二、药品不良反应的评价与控制

药品生产企业应当对收集到的药品不良反应报告和监测资料进行分析、评价，并主动开展药品安全性研究。药品生产企业对已确认发生严重不良反应的药品，应当通过各种有效途径将药品不良反应、合理用药信息及时告知医务人员、患者和公众；采取修改标签和说明书，暂停生产、销售、使用和召回等措施，减少和防止药品不良反应的重复发生。对不良反应大的药品，应当主动申请注销其批准证明文件。药品生产企业应当将药品安全性信息及采取的措施报所在地省级药品监督管理部门和国家食品药品监督管理总局。

药品经营企业和医疗机构应当对收集到的药品不良反应报告和监测资料进行分析和评价，并采取有效措施减少和防止药品不良反应的重复发生。省级药品不良反应监测机构应当每季度对收集到的药品不良反应报告进行综合分析，提取需要关注的安全性信息，并进行评价，提出风险管理建议，及时报省级药品监督管理部门、卫生行政部门和国家药品不良反应监测中心。省级药品监督管理部门根据分析评价结果，可以采取暂停生产、销售、使用和召回药品等措施，并监督检查，同时将采取的措施通报同级卫生行政部门。国家药品不良反应监测中心应当每季度对收集到的严重药品不良反应报告进行综合分析，提取需要关注的安全性信息，并进行评价，提出风险管理建议，及时报国家食品药品监督管理总局和国家卫生和计划生育委员会。国家食品药品监督管理总局根据药品分析评价结果，可以要求企业开展药品安全性、有效性相关研究。必要时，应当采取责令修改药品说明书，暂停生产、销售、使用和召回药品等措施，对不良反应严重的药品，应当撤销药品批准证明文件，并将有关措施及时通报国家卫生和计划生育委员会。省级以上药品不良反应监测机构根据分析评价工作需要，可以要求药品生产、经营企业和医疗机构提供相关资料，相关单位应当积极配合。

第五节　违反药品不良反应管理的法律责任

一、药品生产企业违反药品不良反应管理的法律责任

药品生产企业有下列情形之一的，由所在地药品监督管理部门给予警告，责令限期改正，可以并处5000元以上3万元以下的罚款：

(1)未按照规定建立药品不良反应报告和监测管理制度，或者无专门机构、专职人员负责本单位药品不良反应报告和监测工作的。

(2)未建立和保存药品不良反应监测档案的。

(3)未按照要求开展药品不良反应或者群体不良事件报告、调查、评价和处理的。

(4)未按照要求提交定期安全性更新报告的。

(5)未按照要求开展重点监测的。

(6)不配合严重药品不良反应或者群体不良事件相关调查工作的。

(7)其他违反《药品不良反应报告和监测管理办法》规定的。

药品生产企业有前款规定第(4)项、第(5)项情形之一的，按照《药品注册管理办法》的规定对相应药品不予再注册。

二、药品经营企业违反药品不良反应管理的法律责任

药品经营企业有下列情形之一的，由所在地药品监督管理部门给予警告，责令限期改正；逾期不改的，处3万元以下的罚款：

(1)无专职或者兼职人员负责本单位药品不良反应监测工作的。

(2)未按照要求开展药品不良反应或者群体不良事件报告、调查、评价和处理的。

(3)不配合严重药品不良反应或者群体不良事件相关调查工作的。

三、医疗机构违反药品不良反应管理的法律责任

医疗机构有下列情形之一的，由所在地卫生行政部门给予警告，责令限期改

正;逾期不改的,处 3 万元以下的罚款。情节严重并造成严重后果的,由所在地卫生行政部门对相关责任人给予行政处分:

(1)无专职或者兼职人员负责本单位药品不良反应监测工作的。

(2)未按照要求开展药品不良反应或者群体不良事件报告、调查、评价和处理的。

(3)不配合严重药品不良反应和群体不良事件相关调查工作的。

药品监督管理部门发现医疗机构有前款规定行为之一的,应当移交同级卫生行政部门处理。卫生行政部门对医疗机构做出行政处罚决定的,应当及时通报同级药品监督管理部门。

各级药品监督管理部门、卫生行政部门和药品不良反应监测机构及其有关工作人员在药品不良反应报告和监测管理工作中违反《药品不良反应报告和监测管理办法》,造成严重后果的,依照有关规定给予行政处分。

药品生产、经营企业和医疗机构违反相关规定,给药品使用者造成损害的,依法承担赔偿责任。

第十一章　药品注册的法律规定

第一节　药品注册管理的历史发展

药品注册管理是依法对新药、进口药、仿制药进行的评价和审批管理，是药品管理的首要环节，是保证药品安全有效的关键措施，是药品监督管理的重要部分。为了保证药品的安全有效和质量可控，规范药品注册行为，原国家食品药品监督管理局根据《药品管理法》《行政许可法》和《药品管理法实施条例》，制定发布了《药品注册管理办法》，并修订了《药物非临床研究质量管理规范》和《药物临床试验质量管理规范》，以推动我国药品注册管理和国际接轨，这有利于新药的研究开发，促进药品的国际贸易。

一、药物研究开发的类型和特点

药品是物质，但没有任何物质本来就是药品，只有在人们决定用它来预防和治疗疾病时，才能被称为药品。许多物质都曾被作为防治疾病的药物，但只有真正有效、安全的才能被保留下来。自从化学药物大量出现，经验主义不能适应新药发展的形势，实验科学的方法成为筛选评价药物的主要方式；由医师、药师、医药科学家或普通民众自己来决定某种物质是否可以药用的制度，也逐渐被政府审批注册制度所取代。20世纪以来，药品注册管理办法日趋完善，并呈现出国际化、标准化趋势。

（一）药物研究开发

药物研究开发是探索性、创新性的劳动，药物研究开发是药学科学研究中的重点，20世纪以来医药卫生事业的进步和发展，充分显示药物研究开发的巨大作用。药物研究开发主要涉及各类型新药开发，又称为新药研究开发。具体可分为以下几种类型：

1.研究开发新原料药即新化学实体、新分子实体或新活性实体。来源有：合成新药，天然药物的单一有效成分，采用重组等新技术制得的生物技术药品。以上新药被人们称为创新药，这是药物研究开发的重点，是世界制药企业竞争占领国际药品市场的关键。

2.研究开发已知化合物用作药物。

3.对已上市药物进行结构改造,即 me-too 化合物,又称模仿性新药研究。

4.对已上市药物的进一步研究开发,又称延伸性新药研究开发,如已上市药物新的用途、新的剂型、新的用法用量的研究开发。

5.研究开发新的复方制剂品。

6.研究开发新的中药,包括中药材人工制成品、新的药用部位、新的有效部位等。

7.研究开发新工艺、新材料(原辅料)。

(二)药物研究开发的特点

现代新药研究开发涉及人才、市场、资金、技术、管理、政策、环境等诸多因素,是一项多学科相互渗透、相互合作的技术密集性工程,是投入高、周期长、风险大的系统工程。特别是现代新药研究,涉及人体试验,必须严格遵守人体医学研究的伦理原则和相关的法律法规。

1.需要多学科协同配合。

新药研究的实质是研究某种物质对生命过程的影响和控制。因此,新药研究需要化学、生物学、医学、药学等多门学科的科学家、技术人员协同配合。研究团队中具有博士学位的科技人员占的比例较高。一个国家新药研究开发水平与该国整体科学技术水平密切相关。

2.创新药开发的费用、时间、风险日益增大。

20 世纪 30 年代至 50 年代新药发展很快,现在临床常用药品很多是那一时期上市的。当时的临床研究,一般从 400～500 个化合物中就可找到 1 种新药。开发时间很短,一年或两三年便开发出 1 种新药。目前由于已知的化学药物作用于人体的靶点及其机制都已经基本研究清楚,并已经有相应药物开发出来,而对于药物作用机制不清楚的疾病还需要大量的基础研究以了解其发生、发展的过程以及主要作用因子,因此全新的化学或生物药物研究开发难度很大。另一方面,人们对自身健康的保护意识不断增强,药品注册审批日益严格,创新开发逐渐艰难。

3.创新药带来巨额利润。

研发成功的创新药,在给人类防治疾病带来新手段的同时,也给创制企业带来巨额利润。例如,某跨国制药公司开发的雷尼替丁,1989 年销售额达 23 亿美元,1990 年达 28 亿美元,分别占当年世界药品市场销售额的 1.4%和 1.5%。1990 年该公司年利润率达 28.7%。2004 年某跨国制药公司的阿托伐他汀年销售额达 108.6 亿美元,占世界药品销售额的 2%。该公司当年的销售收入为 292 亿美元。创新药的巨额利润和世界市场占有率,使世界各大制药公司乐此不疲,持续不断地投入巨额资金研究开发新药。

4.新药研究开发竞争激烈。

目前创新药的研究开发被少数国家垄断，以1983～1988年上市的1039个新化学实体（NCEs）药的分布为例：美国占28.3%，日本占15.8%，法国占6.6%，前联邦德国占12.7%，意大利占5.1%，瑞士占9.1%，英国占7.4%，比利时占3.6%。这8个国家的NCEs新药占总数的88.6%。日本在20世纪70年代以前，NCEs新药数少，此后，采取了全方位措施，至20世纪80年代，日本NCEs新药上市数，仅次于美国，位居世界第二。世界研究开发创新药的竞争，包含多方面竞争，其中有不断调整药品注册政策，完善与国际接轨的研究开发工作质量管理体系，建立和完善符合《药物非临床研究质量管理规范》的实验室等。

5.药品注册管理的重要性日益明显。

20世纪，美国最先通过立法制定和完善药品注册管理法律法规和技术标准，建立了《药物非临床研究质量管理规范》实验室认证制度。20世纪60年代以后，医药经济发达的国家也纷纷制定了自己的药品注册管理办法和技术标准，并取得了良好效果。欧美国家采用药品注册的法规和技术标准，几乎垄断了国际药品市场，增强了“品牌效益”。我国自1985年实施新药审批制度以来，药品质量亦有显著提高，但是在一些技术指标、质量保证体系方面还存在不足。目前我国药物制剂还很难达到国际药品市场的法规和技术要求，我国新药研发水平也有待提高。

6.药物研究开发与科研道德相互影响、相互促进。

药学科研道德是药学科研活动中人与人之间、科研人员与社会之间应遵循的行为准则和规范，它是保证药物研究开发有益于人类健康的重要支柱。实践证明，高尚的药学科研道德能维护研究开发的正确方向，促进研究开发健康发展，调动研究开发的积极性。另外，药品注册管理是行政主体权力高度集中的行政行为，若不严于律己，在审批工作中弄虚作假，贪污受贿，所造成的后果将十分严重。在药物研究开发活动中，坚持建立和维护药学科研道德秩序，是研究开发取得成功的基本保证。

二、药品注册管理的发展

药品注册管理是在人们与“药害”作斗争的过程中发展起来的，其发展不仅与新药评价技术和方法的发展有关，和药品国际贸易的激烈竞争也密切相关。20世纪药品注册管理发展大体经历了以下三个阶段：

（一）20世纪上半叶开始注意新药安全管理

随着磺胺、青霉素问世，世界各国出现了研究开发化学治疗药物的热潮。但是各国的药品管理立法还很薄弱，药品管理的法律法规多侧重于假药、劣药、毒药的销售控制和处罚。这段时间出现了许多“药害”事件，如20世纪20年代广泛使用含砷化合物治疗梅毒导致很多人死亡；氯仿用于分娩使许多产妇死亡；2,4-二硝基酚用于减肥出现了白内障和目盲等。1937年美国发生了磺胺酏剂事件，造成107人死亡，原因是所用辅料为有毒的工业用二甘醇。当时美国无明确的法律依据进行处理，只有依据“掺假和贴假标签”对药厂处以罚款。该事件引起公众谴责，抨击新药管理制度弊端，迫使美国国会于1938年修订《食品、药品和化妆品法案》，此修正案着重提出新药申请上市要有充分的科学数据证明新药的安全性。但由于该法只强调药品应安全无毒，没有强调有效，后来又导致一大批疗效不明确的药品充斥市场。

（二）20世纪60年代开始将药品注册纳入法制化管理

1.震惊世界的“药害”——“反应停事件”。

反应停事件使得美国修改了《食品、药品和化妆品法案》，强调上市新药的安全性要求。对一些药厂多次申请生产该药，美国食品药物管理局（FDA）均以：①该药作用于人与动物有差异；②该药能引起末梢神经炎副作用；③妊娠期安全性资料缺乏等理由不予受理，故美国未受到反应停的危害。“反应停事件”震惊世界，促使许多国家重新修订了“药品法”。美国1962年修订的《食品、药品和化妆品法案》，重点提出新药上市申请除证明有效性外，还必须证明安全性，并对审批做了详细规定，日本、英国等也都对新药管理做出详细规定。1979年，美国国会通过并公布《药物非临床研究质量管理规范》（GLP），对新药临床试验前安全性研究做了更严格的全面质量管理规定。

2.加强药品注册管理立法。

“反应停事件”后许多国家修订或制定药品管理法律，将新药注册管理列入法律条文，并制定有关新药注册的单行法律、法规。有关新药注册法律、法规的内容主要有以下几方面：①定义新药，明确药品注册范围；②明确新药注册单位，由中央政府卫生行政部门专门负责审批注册；③规定申请和审批程序，即申请进行临床试验的审批，申请注册新药上市的审批，以及上市后监测；④规定申请者必须提交的研究资料；⑤制定各项试验研究指南；⑥开始推行《药物非临床研究质量管理规范》（GLP）和《药物临床试验质量管理规范》（GCP）；⑦规定已在国外上市而未曾在本国上市的进口药品，按新药对待。各国新药审批注册法规内容大体一致，但在具体技术指标上有差别，最严格的是美国。

（三）20世纪90年代药品注册管理的发展

1.新药审评工作标准化、规范化发展。

建立人用药品注册技术要求国际协调会议（ICH）。该组织由欧共体、日本和美国三方6个单位组成(欧盟、欧洲联邦制药工业协会、日本厚生劳动省、日本制药商联合会、美国食品药品监督管理局),美国药物研究和制药商协会、世界卫生组织、加拿大健康保护支部和欧洲自由贸易联盟作为观察员与会,国际制药商联合会协会作为制药工业的保护伞组织参加协调会。ICH总部设在日内瓦,自1991年召开第一次大会以来,每两年召开一次大会。ICH的任务是:①为药物管理部门和制药公司对药品注册技术要求有分歧时提供一个建设性对话场所;②在保证安全的前提下,合理地修订新的技术要求和研究开发程序,以节省人力和资源;③对新的注册技术规程和要求的解释及应用,创造切实可行的途径,使药品管理部门和制药公司达成共识。ICH的资料除参加国外,还向世界公布,供各国药政部门参考。ICH参加国的制药工业占世界80%,新药经费占世界90%,并集中了一批国际上有经验的审评和研究开发专家,ICH制定的指导原则,已被越来越多的国家和企业采用。ICH对规范新药研究开发行为,保证新药安全、有效方面,发挥了积极作用。

2.将新药的经济学研究列入注册规定范围。

由于新药研究的投入、周期、风险日益增加,新药上市价格越来越贵,民众和医疗保险很难承受,一些价格昂贵的NCEs新药药效却不如已上市的药品。为此,澳大利亚、加拿大等国将药物经济学研究列为新药申报必须提交的资料。其他国家的许多制药公司也将经济学研究作为申报、开发市场的重要基础。

三、我国药品注册管理的发展

我国药品的注册管理经历了曲折发展的道路,从分散管理到集中管理,从粗放式的行政规定管理逐步过渡到科学化法制化管理。

新中国成立后,国家开始建设药政法规体系,药品审评制度作为药品管理的重要内容受到重视。1965年原卫生部、原化工部发布的《药品新产品管理办法(试行)》,成为我国第一个单行的新药管理规章。

1978年国务院批准的《药政管理条例(试行)》中对药品审评做了明确规定,同年原卫生部和原国家医药管理局联合发布了《新药管理办法(试行)》,对新药的定义、分类、研究、临床、鉴定、审批、生产和管理做了全面规定。在这一时期,新药基本上由各省卫生厅(局)审批,仅有麻醉药品、放射性药品、避孕药、中药人工合成品等少数新药由原卫生部审批。

1984年颁布的我国第一部《药品管理法》中,首次以法律的形式确认了药品审评制度。1985年7月原卫生部颁布《新药审批办法》《新生物制品审批办法》《进口药品管理办法》。按照《药品管理法》及《新药审批办法》等的规定,进口药品、新药由原卫生部审批,已有药品标准的药品由各省级卫生行政部门审批,并规定了相应的药品批准文号。原卫生部和各省级卫生行政部门负责拟定和修订国家药品标准和各省、自治区、直辖市药品标准。1998年药品监督管理工作规划新组建原国家药品监督管理局，于1999年陆续修订发布《新药审批办法》等一系列药品注册及管理的法律法规，如《新生物制品审批办法》《新药保护和技术转让的规定》《进口药品管理办法》《仿制药品审批办法》《药品研究和申报注册违规处理办法》《药物非临床研究质量管理规范》《药物临床试验质量管理规范》《药品不良反应监测管理办法(试行)》《药品研究机构登记备案管理办法》《药品研究实验记录暂行规定》等，明确药品的注册审批集中由原国家药品监督管理局统一管理，我国药品注册管理的法规体系日益健全并与国际接轨。原国家药品监督管理局还制定了20多个类别药物临床研究指导原则，40多个中医病症临床研究指导原则等一系列技术指标，建立了一批临床药理基地，组建了药品审评委员会。2001年12月我国正式加入世界贸易组织。根据世贸组织协议之一《与贸易有关的知识产权协定》(TRIPs)宗旨、准则和有关具体规定，2002年10月，原国家食品药品监督管理局发布了《药品注册管理办法(试行)》及其附件，1999年发布的《新药审批办法》《新生物制品审批办法》《新药保护和技术转让的规定》《进口药品管理办法》和《仿制药品审批办法》同时废止。在新的药品注册管理规定中，新药概念定位为“未曾在中国境内上市销售的药品”，缩小了原新药管理办法中新药概念的范围；取消了与《专利法》不接轨的行政保护；增加了按TRIPs有关条文制定的对含有新化合物新药未披露数据的保护和基于保护公众健康而设置的监测期等；并增加了对执法主体执法程序和时限的要求。2005年4月，原国家食品药品监督管理局颁布了《药品注册管理办法》，2007年7月10日，颁布了新修订的《药品注册管理办法》，同年10月1日施行。随着我国药品注册管理意识和水平的全方位提高，药品注册管理法律法规体系还将进一步健全和完善。为规范药品技术转让注册行为，保证药品安全、有效和质量可控，根据《药品注册管理办法》的有关规定，原国家食品药品监督管理局于2009年8月颁布了《药品技术转让注册管理规定》。药品技术转让，是指药品技术的所有者按照本规定的要求，将药品生产技术转让给受让方药品生产企业，由受让方药品生产企业申请药品注册的过程。药品技术转让分为新药技术转让和药品生产技术转让两种。

第二节　我国的药品注册管理办法

为保证药品的安全、有效和质量可控，规范药品注册行为，根据《药品管理法》和《药品管理法实施条例》，原国家食品药品监督管理局发布了《药品注册管理办法》。在中国境内，申请药物临床试验、药品生产和药品进口，以及进行药品审批、注册检验和监督管理，均适用该法。现行《药品注册管理办法》共 15 章 177 条，主要包括：总则，基本要求，药物的临床试验，新药申请的申报与审批，仿制药的申报与审批，进口药品的申报与审批，非处方药的申报，药品补充申请的申报与审批，药品的再注册，药品注册检验，药品注册标准和说明书，药品注册的时限、复审、法律责任、附则等。另外包括附件部分，规定了各类药品注册申报资料要求和新药监测期期限，分别是：中药、天然药物注册分类及申报资料要求，化学药品注册分类及申报资料要求，生物制品注册分类及申报资料要求，药品补充申请注册事项及申报资料要求，药品再注册申报资料项目，新药监测期限表。

一、《药品注册管理办法》基本概念

（一）药品注册

药品注册是指国家食品药品监督管理总局根据药品注册申办人的申请，依照法定程序，对拟上市销售药品的安全性、有效性、质量可控性等系统评价，并决定是否同意其申请的审批过程。

（二）药品注册申请人

药品注册申请人（本节以下简称申请人），是指提出药品注册申请，承担相应法律责任，并在该申请获得批准后持有药品批准证明文件的机构。境内申请人应当是在中国境内合法登记并能独立承担民事责任的机构，境外申请人应当是境外合法制药厂商。境外申请人办理进口药品注册，应当由其驻中国境内的办事机构或者由其委托的中国境内代理机构办理。办理药品注册申请事务的人员应当具有相应的专业知识，熟悉药品注册的法律、法规及技术要求。

（三）药品注册申请

药品注册申请包括新药申请、仿制药申请、进口药品申请及补充申请和再注册申请。境内申请人申请药品注册按照新药申请、仿制药申请的程序和要求办理，境外申请人申请进口药品注册按照进口药品申请的程序和要求办理。

1. 新药申请。

指未曾在中国境内上市销售的药品的注册申请。已上市药品改变剂型、改变给药途径、增加新适应证的药品注册按照新药申请的程序申报。

2. 仿制药申请。

指生产国家食品药品监督管理总局已批准上市的已有国家标准的药品的注册申请，但是生物制品按照新药申请的程序申报。

3. 进口药品申请。

指境外生产的药品在中国境内上市销售的注册申请。

4.补充申请。

指新药申请、仿制药申请或者进口药品申请经批准后,改变、增加或者取消原批准事项或者内容的注册申请。

5.再注册申请。

指药品批准证明文件有效期满后申请人拟继续生产或者进口该药品的注册申请。

二、药品注册管理机构

(一)国家食品药品监督管理总局

国家食品药品监督管理总局主管全国药品注册工作,负责对药物临床试验、药品生产和进口进行审批。国家食品药品监督管理总局依法行使许可权,审批新药、仿制药、进口药品、非处方药,发给相应的药品证明文件。在药品注册管理中的具体职权如下:

1.制定、发布药品注册管理的相关规章、规范性文件;各种技术标准;药物临床研究指导原则等。

2.批准临床药理基地;认证《药品非临床研究质量管理规范》实验室。

3.接受进口药品注册申请、资料、样品;接受省级药品监督管理部门报送的新药、仿制药、非处方药的申请、资料、样品。

4.组织药学、医学和其他科学技术人员,对资料进行技术审评。

5.根据需要对研究情况进行核查,对样品的重复试验可组织对试验过程进行现场核查,也可委托省级药品监督管理部门进行现场核查。对临床试验进行监督检查。

6.对临床试验中出现的严重不良反应,有权决定采取种种控制措施。可以责令修改临床试验方案,暂停或终止临床试验。

7.有权决定是否特殊审批。

8.批准药物临床试验,发给《药物临床试验批件》;批准新药注册,发给《药品注册批件》和新药证书;批准进口药品注册,发给《进口药品注册证》或《医药产品注册证》;批准新药、仿制药生产,发给批准文号;批准药品说明书;批准药品注册标准。

(二)省级药品监督管理部门

国家食品药品监督管理总局可将部分药品注册事项的技术审评或审批工作委托给省级药品监督管理部门。省级药品监督管理部门可以在委托的范围内受理药品注册管理申报,依法对申报药物的研制情况及条件进行现场核查,对药品注册申报资料的完整性、规范性和真实性进行审核,并组织对试制的样品进行检验，对药品补充申请和再注册申请进行审批或备案。

三、药品注册管理中心的工作内容和原则

（一）药品注册管理中心的工作内容

药物的研发过程大体可分为临床前研究、临床试验、生产上市和上市后监测等四个阶段。从药品监督管理的角度来讲，药品注册是新药管理的中心内容，就是对一个申请新药的物质能否进入人体试验，以及能否作为药品生产上市销售的评价、审核、批准。在我国，除麻醉药品、精神药品等特殊管理的药品外，药物的临床前研究一般不需要经过审批即可进行，但进入临床试验必须经审批。为保护人类受试者的安全与权益，药物在进行以人为受试对象的临床研究前，必须对临床前研究的结果进行严格的综合评价，审查批准后方可进行临床试验。临床试验结束后，在对临床试验结果和前期结果、生产现场情况考察的综合评价后，才能确定药品是否可以合法地生产上市。在药品注册审批中，除对药物的有效性、安全性进行系统审查和评价外，国家药品监督管理部门还应当执行国家制定的药品行业发展规划和产业政策，组织对药品的上市价值进行评估。

（二）药品注册管理中心工作应当遵循的原则

1.公平、公正、公开、便民原则。

药品注册工作应当遵循公平、公正、公开、便民的原则。国家食品药品监督管理总局对药品注册实行主审集体负责制、相关人员公示制、回避制和责任过错追究制，对受理、检验、审评、审批、送达等环节进行管理，并接受社会监督。在药品注册过程中，药品监督管理部门认为涉及公共利益的重大许可事项，应当向社会公告，并举行听证。涉及申请人与他人之间重大利益关系的，药品监督管理部门在做出行政许可决定前，应当告知申请人、利害关系人享有要求听证、陈述和申辩的权利。

2.信息公开原则。

药品监督管理部门应当向申请人提供可查询的药品注册受理、检查、检验、审评、审批的进度和结论等信息。

3.保密原则。

药品监督管理部门、相关单位以及参与药品注册工作的人员，对申请人提交的技术秘密和实验数据负有保密责任。

四、药品注册管理中心对知识产权问题的规定

随着我国加入 WTO 后对知识产权等有关承诺的履行，以及人们药品知识产权保护意识的提高，药品注册申报过程中的知识产权问题日益受到重视。为

预防和解决药品注册过程中的知识产权问题，引导我国药品研发生产单位转变观念，合理利用知识产权有关制度进行药品研发，保护自身合法权益，《药品注册管理办法》中明确了有关知识产权的要求和规定。

（一）注册申报中专利状态说明的要求

申请人应当对其申请注册的药物或者使用的处方、工艺、用途等，提供申请人或者他人在中国的专利及其权属状态的说明；他人在中国存在专利的，申请人应当提交对他人的专利不构成侵权的声明。对申请人提交的说明或者声明，药品监督管理部门应当在行政机关网站予以公示。

（二）药品注册过程中专利纠纷的处理

药品注册过程中发生专利权纠纷，当事人可以自行协商解决，或者依照有关法律、法规的规定，通过管理专利工作的部门或人民法院解决。

（三）专利到期药品的申请与审批

对他人已获得中国专利权的药品，申请人可以在该药品专利期届满前2年内提出注册申请。国家食品药品监督管理总局按照《药品注册管理办法》予以审查，符合规定的，在专利期满后核发药品批准文号、进口药品注册证或者医药产品注册证。

（四）对技术秘密的保护

对获得生产或者销售含有新型化学成分药品许可的生产者或者销售者提交的自行取得且未披露的试验数据和其他数据，国家食品药品监督管理总局自批准该许可之日起6年内，对未经已获得许可的申请人同意，使用其未披露数据的申请不予批准；但是申请人提交自行取得数据的除外。

五、药品注册分类

药品按其来源和标准分为新药、仿制药和进口药三种，按种类分为中药、化学药和生物制品，按创新程度分为创新药、模仿性新药、改变剂型或给药途径、增加适应证或工艺改进的制品等。为了保证药品研究质量，同时又能提高新药研制的投入和产出的效率，我国采用药品注册进行分类审批管理的办法。《药品注册管理办法》附件中将药品按照中药和天然药物、化学药品、生物制品分别进行分类，对各类药品申请注册时应提交的研究资料分门别类做出规定。其中中药、天然药物注册分为9类；化学药品注册分为6类；生物制品注册分为15类。

（一）中药、天然药物注册分类

1.未在国内上市销售的从植物、动物、矿物等物质中提取的有效成分及其制剂。

2.新发现的药材及其制剂。

3.新的中药材代用品。

4.药材新的药用部位及其制剂。

5.未在国内上市销售的从植物、动物、矿物等物质中提取的有效部位及其制剂。

6.未在国内上市销售的中药、天然药物复方制剂。

7.改变国内已上市销售中药、天然药物给药途径的制剂。

8.改变国内已上市销售中药、天然药物剂型的制剂。

9.中药、天然药物仿制药。

其中第1～6类为中药新药，第7,8类按新药申请程序申报，第9类为仿制药。

（二）化学药品注册分类

1.未在国内外上市销售的药品。

包括：①通过合成或者半合成的方法制得的原料药及其制剂；②天然物质中提取或者通过发酵提取的新的有效单体及其制剂；③用拆分或者合成等方法制得的已知药物中的光学异构体及其制剂；④用已上市销售的多组分药物制备为较少组分的药物；⑤新的复方制剂；⑥已在国内上市销售的制剂增加国内外均未批准的新适应证。

2.改变给药途径且尚未在国内外上市销售的制剂。

3.已在国外上市销售但尚未在国内上市销售的药品。

包括：①已在国外上市销售的制剂及其原料药，和（或）改变该制剂的剂型，但不改变给药途径的制剂；②已在国外上市销售的复方制剂，和（或）改变该制剂的剂型，但不改变给药途径的制剂；③改变给药途径并已在国外上市销售的制剂；④国内上市销售的制剂增加已在国外批准的新适应证。

4.改变已上市销售盐类药物的酸根、碱基（或者金属元素），但不改变其药理作用的原料药及其制剂。

5.改变国内已上市销售药品的剂型，但不改变给药途径的制剂。

6.已有国家药品标准的原料药或者制剂。

其中第1～5类为新药，第6类为仿制品。

（三）治疗用生物制品注册分类

1.未在国内外上市销售的生物制品。

2.单克隆抗体。

3.基因治疗、体细胞治疗及其制品。

4.变态反应原制品。

5.由人的、动物的组织或者体液提取的，或者通过发酵制备的具有生物活性的多组分制品。

6.由已上市销售生物制品组成新的复方制品。

7.已在国外上市销售但尚未在国内上市销售的生物制品。

8.含未经批准菌种制备的微生态制品。

9.与已上市销售制品结构不完全相同且国内外均未上市销售的制品(包括氨基酸位点突变、缺失,因表达系统不同而产生、消除或者改变翻译后修饰,对产物进行化学修饰等)。

10.与已上市销售制品制备方法不同的制品(例如采用不同表达体系、宿主细胞等)。

11.首次采用DNA重组技术制备的制品(例如以重组技术替代合成技术、生物组织提取或者发酵技术等)。

12.国内外尚未上市销售的由非注射途径改为注射途径给药,或者由局部用药改为全身给药的制品。

13.改变已上市销售制品的剂型但不改变给药途径的生物制品。

14.改变给药途径的生物制品(不包括上述12项)。

15.已有国家药品标准的生物制品。

其中第1～14类为新生物制品。

(四)预防用生物制品注册分类

1.未在国内外上市销售的疫苗。

2.DNA疫苗。

3.已上市销售疫苗变更新的佐剂,偶合疫苗变更新的载体。

4.由非纯化或全细胞(细菌、病毒等)疫苗改为纯化或者组分疫苗。

5.采用未经国内批准的菌毒种生产的疫苗(流感疫苗、钩端螺旋体疫苗等除外)。

6.已在国外上市销售但未在国内上市销售的疫苗。

7.采用国内已上市销售的疫苗制备的结合疫苗或者联合疫苗。

8.与已上市销售疫苗保护性抗原谱不同的重组疫苗。

9.更换其他已批准表达体系或者已批准细胞基质生产的疫苗;采用新工艺制备并且实验室研究资料证明产品安全性和有效性明显提高的疫苗。

10.改变灭活剂(方法)或者脱毒剂(方法)的疫苗。

11.改变给药途径的疫苗。

12.改变国内已上市销售疫苗的剂型,但不改变给药途径的疫苗。

13.改变免疫剂量或者免疫程序的疫苗。

14.扩大使用人群(增加年龄组)的疫苗。

15.已有国家药品标准的疫苗。

其中第1～14类为新生物制品。

第三节　药物的临床前研究和临床试验

药物的临床前研究和临床试验作为药物研发过程中的主要环节，是确证药品安全、有效、质量可控的关键过程。我国药品注册管理办法及相关规范中对药物的临床前研究和临床试验做了科学、严格的规定。

一、药物的临床前研究

(一)临床前研究内容

为申请药品注册而进行的药物临床前研究，包括药物的合成工艺、提取方法、纯度、处方筛选、制备工艺、理化性质、剂型选择、检验方法、质量指标、稳定性和药理、毒理、动物药代动力学等试验性研究。中药制剂还应包括原药材的来源、加工及炮制等；生物制品还应包括菌株或起始材料、制造检定规程等。根据药品注册申报资料要求，临床前研究可概括为以下3个方面：

1.文献研究。

包括药品名和命名依据，立题目的与依据。

2.药学研究。

包括原料药工艺研究、制剂处方及工艺研究、确证化学结构或组分的试验、药品质量试验、药品标准起草及说明、样品检验、辅料、稳定性试验、包装材料和容器有关试验等。

3.药理毒理研究。

一般药理试验，主要有药效学试验，急性毒性试验，过敏性、溶血性和局部刺激性试验，致突变试验，生殖毒性试验，致癌毒性试验，依赖性试验，动物药代动力学试验等。

临床前药物安全性评价是药物临床前研究的核心内容。我国《药品管理法》和《药品注册管理办法》中明确规定，药物的安全性评价研究必须执行《药物非临床研究质量管理规范》。

(二)药品的命名

药品的命名是药品标准化中的一项基础工作，也是新药审定的内容之一。由于历史的原因，目前上市药品中名称混乱的现象比较严重，时常异物同名、同物异名，而且往往将药品名称与药物的治疗作用相联系。如属心血管系统用药的心脉宁、心脉乐、心得宁、心得安等，从名称看其作用好似基本相同，但事实上不尽相同。心脉宁是降血脂的，心脉乐是降胆固醇的，心得宁是抗心律失常的，而心得安是治疗高血压的，一字之差，易造成处方、配方、使用时的误差甚至事故。在国外，一药多名的情况也非常普遍，有些药品的名称多达两三百个，有些药品在各个国家的药典中名称也不相同。药名的混乱给医药工作者带来很大困难。因此，对一个新药必须按命名原则命名，使药名符合科学化、系统化、简单化的要求。

1.药品名称的各种类型。

一般来说，药品名称包括通用名称和商品名称。列入国家药品标准的药品的名称为药品通用名称，又称为药品的法定名称。已经作为药品通用名称的，该名称不得作为药品商标使用。药品商品名称经工商行政管理部门批准注册成为该药品的专用商品名称，受到保护，故又称专利名。WHO还审定出版了关于单一药物通用名法规——《国际非专利药品名称》，其中的药品名称均为国际非专利药品名。

2.药品名称包含的项目。

根据《药品注册管理办法》及其附件中关于申报药品名称的规定，化学药品的名称包括通用名、化学名、英文名、汉语拼音；中药材的名称包括中文名、汉语拼音、拉丁名；中药制剂的名称包括中文名、汉语拼音、英文名；生物制品的名称包括通用名、汉语拼音、英文名。

3.药品命名原则。

WHO专家委员会提出两条主要命名原则：①药品名称读音清晰易辨，全词不宜过长，且应避免与目前已经使用的药名混淆；②属同一药效类别的药物，其名称应力求用适当的方法使之显示这一关系。凡是易令病人从解剖学、生理学、病理学和治疗学角度猜测药效的名称，一般不应采用。我国药典委员会下设药品名称专业组，制定和修订《药品命名原则》，药典收载的中文药品名称均为法定名称；英文名除另有规定外，均采用国际非专利药名。有机药物化学名称根据中国化学学会编纂的《有机化学命名原则》命名，母体的选定原则上与美国《化学文摘》系统一致。外国的专利名，无论是外文拉丁化或中文名音译都不能采用。

目前，药品命名的基本方式大致有下列数种，下面仅就有机化学药品和中成药的命名做简要介绍：

(1)有机化学药品的命名：①有统一的通俗名，尽量采用：如甘油，不用丙三醇；氯仿，不用三氯甲烷；②化学名比较短的(一般不超过5个字)，采用化学名：如苯甲酸、枸橼酸哌嗪等；③化学名比较长的，可根据实际情况采用下述命名方法：采用化学基团简缩命名。简缩时要考虑与拉丁名称尽量对应，并注意防止所定的名称得出和该药品不同的结构。如氯丙嗪，中文名与拉丁名相对应，也反映了一些化学基团，因“嗪”没有标明什么“嗪”，不能通过中文名画出结构，所以这个名称比较简短而好；但像乙胺嘧啶，中文名与拉丁名虽相近，也反映了一些化学基团，但因通过“乙胺嘧啶”可以得出不同结构的化合物，所以不是理想的药名。采用化学基团与音译结合命名，优点是与拉丁名较有联系，字数容易控制，如苯巴比妥、苯妥英钠。采用化学基团与意译相结合，如己烯雌酚。采用民间译名命名，在命名时应注意尽量用通俗的字，如地塞米松、可待因；④同类药品应考虑系统性：如磺胺类药；一般用“磺胺××”（磺胺间甲氧嘧啶）；抗生素类药，经常用“××霉素”，而头孢菌素类往往用“头孢××”；半合成的抗生素，尚需在前面加化学基团字头，并注意简短而有区别，如“氨苄青霉素钠”“苯唑青霉素钠”等；⑤盐类或酯类药物，将酸名放在前面，碱或醇名放在后面，如盐酸利多卡因、烟酸肌醇酯、对羟基苯甲酸乙酯等。

（2）中成药的命名：①根据实际剂型命名，剂型名列于后；②如不是单味成药，采用药材名型结合命名，如益母草膏；③复方中成药，可根据情况采用下列命名方法：方内主要药材名与功效结合命名。名称一般不超过5个字，如参苓白术散，由人参、茯苓、白术等十味药组成。主要药材名与功效结合命名，此命名法过去比较常见，如桑菊感冒片。以几味药命名或加注的，如六味地黄丸、八味沉香散。关于中药材、无机化学药品、动植物提取的药品及各类制剂（包括复方制剂）的命名方法，尚有许多具体要求，在此就不一一列举了。

（三）临床前研究的其他要求

1.从事药品研究开发的机构的要求。

从事药品研究开发的机构必须具有与试验研究项目相适应的人员、场地、设备、仪器、条件和管理制度；所用试验动物、试剂和原材料应符合国家有关规定和要求，并应保证所有试验数据和资料的真实性。

2.研究用原料药的规定。

单独申请注册药物制剂的，研制开发药物制剂所使用的原料药，必须具有药品批准文号、进口药品注册证或医药产品注册证，该原料药必须通过合法途径获得。研究用原料药不具有药品批准文号、进口药品注册证或医药产品注册证的，必须经国家食品药品监督管理总局批准。

3.境外药物试验研究资料的处理。

药品注册申请人使用境外药物研究机构提供的药物试验研究资料作为药品注册申报资料的，必须附由境外药物研究机构出具的其所提供资料的项目、页码的情况说明和证明该机构已在境外合法注册登记的政府证明文件，经国家食品药品监督管理总局认可后，方可作为药品注册申请的申报资料。国家食品药品监督管理总局可根据审查需要派人员进行现场检查。

4.技术指导原则。

药物研究应当参照国家食品药品监督管理总局发布的有关技术指导原则进行。申请人采用其他评价方法和技术的,应当提交证明其科学性的资料。

5.委托研究。

药品注册申请人委托药物研究机构、药品生产企业或其他科研机构进行药物的研究或进行单项试验、检测、样品的试制、生产等,委托方应与被委托方签订合同并对药物研究数据及其资料的真实性负责。

二、药物的临床试验

根据《药品管理法》的规定,药物的临床试验必须经过国家食品药品监督管理总局批准,且必须执行《药物临床试验质量管理规范》。

(一)临床试验的分期及最低病例数要求

药物临床试验包括临床试验和生物等效性试验。临床试验分为Ⅰ,Ⅱ,Ⅲ,Ⅳ期。新药在批准上市前,应当进行Ⅰ,Ⅱ,Ⅲ期临床试验。经批准后,有些情况下可仅进行Ⅱ期和Ⅲ期临床试验或仅进行Ⅲ期临床试验。

Ⅰ期临床试验:初步的临床药理学及人体安全性评价试验。观察人体对于新药的耐受程度和药代动力学,为制订给药方案提供依据。

Ⅱ期临床试验:治疗作用初步评价阶段。其目的是初步评价药物对目标适应证患者的治疗作用和安全性,也包括为Ⅲ期临床试验研究设计和给药剂量方案的确定提供依据。此阶段的研究设计可以根据具体的研究目的,采用多种形式,包括随机盲法对照临床试验。

Ⅲ期临床试验:治疗作用确证阶段。其目的是进一步验证药物对目标适应证患者的治疗作用和安全性,评价利益与风险关系,最终为药物注册申请的审查提供充分的依据。试验一般应为具有足够样本量的随机盲法对照试验。

Ⅳ期临床试验:新药上市后应用研究阶段。其目的是考察在广泛使用条件下的药物的疗效和不良反应,评价在普通或者特殊人群中使用的利益与风险关系以及改进给药剂量等。

生物等效性试验,是指用生物利用度研究的方法,以药代动力学参数为指标,比较同一种药物的相同或者不同剂型的制剂,在相同的试验条件下,其活性成分吸收程度和速度有无统计学差异的人体试验。生物利用度试验的病例数为18～24例。药物临床试验的受试例数应当符合临床试验的目的和相关统计学的要求,并且不得少于《药品注册管理办法》附件所规定的最低临床试验病例数。根据规定,临床试验的最低受试者(病例)数(试验组)要求一般是:Ⅰ期为20～30例,Ⅱ期为100例,Ⅲ期为300例,Ⅳ期为2000例。不同注册分类的药品对临床试验的要求各不相同。罕见病、特殊病种及其他情况，要求减少临床试验病例数或者免做临床试验的，必须经国家食品药品监督管理总局审查批准。

（二）药品注册中需要进行临床试验的情况

1. 申请新药注册。

《药品注册管理办法》中规定：申请新药注册，必须进行临床试验。包括中药、天然药物注册分类中的第1～8类；化学药品注册分类中的第1～5类；治疗用生物制品中的第1～12类须进行Ⅰ～Ⅲ期临床试验，第13～15类仅须进行Ⅲ期临床试验；预防用生物制品中第1～9类、第14类的疫苗须按新药要求进行Ⅰ～Ⅲ期临床试验；第10类在提供所要求的证明后可免做，第11类由注射途径给药改为非注射给药的疫苗以及第13类中改变免疫程序的疫苗可免做Ⅰ期临床试验，第12,15类仅须进行Ⅲ期临床试验。

2. 申请仿制药注册。

一般不需进行临床试验；需要进行临床试验的化学药品一般进行生物等效性试验；需要用工艺和标准控制药品质量的药品，应当进行临床试验。

3. 申请进口药品注册。

按照国内相应药品注册类别要求进行临床试验。

4. 药品补充申请注册。

已上市药品增加新的适应证或者生产工艺等有重大变化的，需要进行临床试验。

（三）药物临床试验场所

药物临床试验批准后，申请人应当从具有药物临床试验资格的机构中选择承担药物临床试验的机构，商定临床试验的负责单位、主要研究者及临床试验参加单位。在我国，临床试验机构需要依法进行资格认定。至2014年12月，国家食品药品监督管理总局共认定了823家具有药物临床试验资格的机构。

（四）药物临床试验方案的备案

申请人在药物临床试验实施前，应当将已确定的临床试验方案和临床试验负责单位的主要研究者姓名、参加研究单位及其研究者名单、伦理委员会审核同意书、知情同意书样本等报送国家食品药品监督管理总局备案，并抄送临床试验单位所在地和受理该申请的省、自治区、直辖市药品监督管理部门。

（五）临床研究用药制备和使用管理

临床试验用药物应当在符合《药品生产质量管理规范》的车间制备。制备过程应当严格执行《药品生产质量管理规范》的要求。申请人可以按照其拟定的临床试验用样品标准自行检验临床试验用药物，也可以委托本办法确定的药品检验所进行检验。临床试验用药物检验合格后方可用于临床试验。申请人对临床试验用药物质量负责。药品监督管理部门可以对临床试验用药物抽查检验。疫苗类制品、血液制品、国家食品药品监督管理总局规定的其他生物制品，应当由国家食品药品监督管理总局指定的药品检验所进行检验。临床试验用药物检验合格后方可用于临床试验。

（六）按要求、按时报送资料

申请人完成临床试验后，应当向国家食品药品监督管理总局提交临床试验总结报告、统计分析报告以及数据库。临床试验过程中发生严重不良事件的，研究者应当在24小时内报告有关省、自治区、直辖市药品监督管理部门和国家食品药品监督管理总局，通知申请人，并及时向伦理委员会报告。药物临床试验应当在批准后3年内实施。逾期未实施的，原批准证明文件自行废止；仍需进行临床试验的，应当重新申请。

（七）保障受试者安全

临床研究机构和临床研究者有义务采取必要措施，保障受试者安全，密切注意药物不良反应，按照规定进行报告和处理。出现大范围、非预期的不良反应或者严重不良事件，或者有证据证明临床试验用药物存在严重质量问题时，国家食品药品监督管理总局或者省、自治区、直辖市药品监督管理部门可以采取紧急控制措施，责令暂停或者终止临床试验，申请人和临床试验单位必须立即停止临床试验。

（八）境外申请人在中国进行国际多中心药物临床研究的规定

1.临床试验用药物应当是已在境外注册的药品或者已进入Ⅱ期或者Ⅲ期临床试验的药物；国家食品药品监督管理总局不受理境外申请人提出的尚未在境外注册的预防用疫苗类药物的国际多中心药物临床试验申请。

2.国家食品药品监督管理总局在批准进行国际多中心药物临床试验的同时，可以要求申请人在中国首先进行Ⅰ期临床试验。

3.在中国进行国际多中心药物临床试验时，在任何国家发现与该药物有关的严重不良反应和非预期不良反应，申请人应当按照有关规定及时报告国家食品药品监督管理总局。

4.临床试验结束后，申请人应当将完整的临床试验报告报送国家食品药品监督管理总局。

5.国际多中心药物临床试验取得的数据用于在中国进行药品注册申请的，应当符合本办法有关临床试验的规定并提交国际多中心临床试验的全部研究资料。

三、GLP和GCP

为了确保新药的安全性，与国际新药管理接轨，1993年12月国家科学技术委员会发布《药品非临床研究质量管理规定(试行)》。1999年10月,原国家药品监督管理局在《规定》的基础上制定并发布了《药物非临床研究质量管理规范(试行)》(GLP)。这是推动我国新药研究与开发走向规范化、科学化、国际化的重要举措。2003年6月4日,原国家食品药品监督管理局局务会审议通过了《药物临床试验质量管理规范》(GCP),同年9月1日起实施。

(一)《药物非临床研究质量管理规范》

1. GLP的适用范围。

GLP适用于申请药品注册而进行的非临床安全性研究。非临床研究是指为评价药品安全性,在实验室条件下,用实验系统进行各种毒性试验,包括单次给药的毒性试验、反复给药的毒性试验、生殖毒性试验、致突变试验、致癌试验、各种刺激性试验、依赖性试验及与评价药品安全性有关的其他毒性试验。

2. GLP的主要内容。

GLP共9章45条,主要内容如下:

第一章　总则。共2条(第1～2条)。说明制定GLP的目的和依据;说明GLP适用于为申请药品注册而进行的非临床研究。

第二章　组织机构和人员。共5条(第3～7条)。要求非临床安全性评价研究机构应建立完善的组织管理体系,配备机构负责人、质量保证部门负责人和相应的工作人员。规定了非临床安全性评价研究机构的工作人员应具备的6个方面的条件;机构负责人的条件和职责;专题负责人的12项职责。规定非临床安全性评价研究机构应设立独立的质量保证部门,及其6项职责。规定每项研究工作必须聘任专题负责人,及专题负责人的8项职责。

第三章　实验设施。共7条(第8～14条)。对非临床研究机构建立与研究工作相适应的实验设施做了原则性规定。实验设施包括动物饲养设施,动物用品及笼具、饲料、垫料等存放设施,供试品、对照品的处置设施,保管档案的设施,环境调控、管理设施以及相应的实验室。

第四章　仪器设备和实验材料。共6条(第15～20条)。对设备、放置、保管、保养仪器设备做了原则性规定。对供试品、对照品的管理提出4项要求;规定实验室的试剂和溶剂应贴有标签;规定了实验用动物饲料、饮水的检验要求,清洁剂等的管理要求。

第五章　标准操作规程。共4条(第21～24条)。规定非临床研究机构必须对16方面的工作制定标准操作规程。规定了标准操作规程的制定、修改、生效、保管、分发、废除销毁的审批权限和程序,以及具体要求。

第六章　研究工作的实施。共11条(第25～35条)。对研究工作实施程序做出明确规定。每项研究均应有专题名称或代号;专题负责人应制订实验方案,经质量保证部门审查，机构负责人批准后方可执行；实验方案应包括15项内容；对研究过程中需修改实验方案的程序和要求，运行管理，实验记录，动物出现异常时的处理程序等做出规定；研究工作结束后，专题负责人应及时写出总结报告，质量保证部门负责人审查和签署意见，机构负责人签字；并规定了总结报告的13方面内容，以及修改、补充总结报告内容应按原程序办理。

第七章　资料档案。共5条(第36～40条)。对研究工作结束后，资料档案的内容及归档做了明确规定。规定资料档案应有专人保管，保存时间应在药物上市后至少5年；易变质的标本等保存时间，应以能够进行质量评价为时限。

第八章　监督检查。共2条(第41～42条)。明确国家食品药品监督管理总局为监督、检查和认证机关；凡在中华人民共和国申请药品注册而进行的非临床研究的单位，都是监督、检查、资格认证的对象。

第九章　附则。共3条(第43～45条)。明确有关用语的含义，明确该规范由国家食品药品监督管理总局解释。

3. GLP的基本流程。

GLP的要点是，通过对机构和人员、设施和设备、供试品和对照品，以及研究程序制定统一标准，进行合理控制，保证各种毒性试验的可靠性、准确性。

4. GLP的实施与药物非临床安全性评价研究机构的认证。

2003年8月，原国家食品药品监督管理局印发了《药物非临床研究质量管理规范检查办法(试行)》，规定自2003年10月1日起，按照《办法》的规定对药物非临床安全性评价研究机构实施GLP检查，并根据GLP检查工作进展，逐步要求为药品申报注册而进行的药物非临床安全性评价研究必须在符合GLP要求的机构中进行。至2006年11月，已有22家药物非临床安全性评价的研究机构通过GLP认证。为进一步推进药物非临床研究实施GLP，从源头上提高药物研究水平，保证药物研究质量，2006年11月，原国家食品药品监督管理局发布《国家食品药品监督管理局关于推进实施〈药物非临床研究质量管理规范〉的通知》，规定自2007年1月1日起，未在国内上市销售的化学原料药及其制剂、生物制品；未在国内上市销售的从植物、动物、矿物等物质中提取的有效成分、有效部位及其制剂和从中药、天然药物中提取的有效成分及其制剂；中药注射剂的新药非临床安全性评价研究必须在经过GLP认证，符合GLP要求的实验室进行。否则，其药品注册申请将不予受理。

(二)GCP的主要内容

1999年原国家药品监督管理局颁发《药物临床试验质量管理规范(试行)》(GCP)，2003年《药物临床试验质量管理规范》颁布正式实施。GCP共十三章70条，主要内容如下：

第一章　总则。共4条(第1～4条)。说明该规范的目的:保证药物临床试验过程规范,结果科学可靠,保护受试者的权益并保障其安全。说明该规范是临床试验全过程的标准规定,包括方案设计、组织实施、监察、稽查、记录、分析总结和报告。凡药品进行各期临床试验,包括人体生物利用度或生物等效性试验,均须按本规范执行,并明确,所有以人为对象的研究必须符合《赫尔辛基宣言》的道德原则,即公正、尊重人格、力求使受试者最大程度受益和尽可能避免伤害。

第二章　临床试验前的准备与必要条件。共3条(第5～7条)。进行药物临床试验必须有充分的科学依据。在进行人体试验前,必须周密考虑该试验的目的及要解决的问题,应权衡对受试者和公众健康预期的受益及风险,预期的受益应超过可能出现的损害。选择临床试验方法必须符合科学和伦理要求。临床试验用的药品由申办者准备和提供。进行临床试验前,申办者必须提供试验药物的临床前研究资料,包括处方组成、制造工艺和质量检验结果。药物临床试验机构的设施与条件应满足安全有效地进行临床试验的要求。

第三章　受试者的权益保障。共8条(第8～15条)。在药物临床试验的过程中,必须对受试者的个人权益给予充分的保障,并确保试验的科学性和可靠性。受试者的权益、安全和健康必须高于对科学和社会利益的考虑。伦理委员会与知情同意书是保障受试者权益的主要措施。伦理委员会是为确保临床试验中受试者的权益而成立的。伦理委员会至少由5人组成,其中有从事医药相关专业人员、非医药专业人员、法律专家及来自其他单位的人员,并有不同性别的委员。伦理委员会的组成和工作不应受任何参与试验者的影响。知情同意书是对试验的情况进行充分和仔细的解释后,向受试者或法定代理人出具的书面文件。

第四章　试验方案。共3条(第16～18条)。规定临床研究前应制订试验方案,该方案应由研究者与申办者共同商定,报伦理委员会审批后实施。并规定了试验方案应包括的内容,共23项。

第五章　研究者的职责。共13条(第19～31条)。规定了负责临床试验的研究者应具备的条件,以及研究者的12项职责。

第六章　申办者的职责。共13条(第32～44条)。申办者是发起一项临床试验,并对该试验的启动、管理、财务和监察负责的公司、机构和组织。规定了申办者的12项职责。

第七章　监察员的职责。共3条(第45～47条)。监察员是申办者与研究者之间的主要联系人,监察员应遵循标准操作规程,督促临床试验的进行,以保证临床试验按方案进行。

第八章　记录与报告。共5条(第48～52条)。对病例报告表的记录做了规范化的要求，规定了临床试验总结报告的内容和临床试验资料的保存年限至试验药物被批准上市后5年。

第九章　统计分析与数据处理。共3条(第53～55条)。分别对临床试验过程中统计结果的表达与分析、数据的处理做了规范化的要求，并对受试者的分配方案做了规定。

第十章　试验用药品的管理。共5条(第56～60条)。规定试验用药不得销售。试验用药的使用由研究者负责，必须保证仅用于该临床试验的受试者，由专人负责并记录。记录应包括数量、装运、递送、接受、分配、应用后剩余药物的回收与销毁等。申办者负责对临床试验用的所有药品做适当的包装与标签。

第十一章　质量保证。共4条(第61～64条)。规定申办者及研究者均应采用标准操作规程。对实验结果必须核实，数据处理必须采用质量控制，对临床试验的稽查和观察也做了相关规定。

第十二章　多中心试验。共3条(第65～67条)。多中心试验是由多位研究者按同一试验方案在不同地点和单位同时进行的临床试验。各中心同期开始与结束试验。由一位主要研究者总负责。对多中心试验的计划和实施要考虑的9点做了原则规定。

第十三章　附则。共3条(第68～70条)。明确有关术语的含义，该规范由国家药品监督管理局解释，自2003年9月1日起施行。

第四节　新药、仿制药和进口药品的申报与审批

一、新药申请的申报与审批

(一)对新药报送资料的要求

申请新药注册所报送的资料应当完整、规范，数据必须真实、可靠；引用文献资料应当注明著作名称、刊物名称及卷、期、页等；未公开发表的文献资料应当提供资料所有者许可使用的证明文件；外文资料应当按照要求提供中文译本。

(二)新药申报与审批程序

新药注册申报与审批，分为临床试验申报审批和生产上市申报审批两个阶段。两次申报与审批均由省级药品监督管理部门受理，最终由国家食品药品监督管理总局审批。

1.新药临床试验申请与审批。

申请人完成临床前研究后，应当填写药品注册申请表，向所在地省、自治区、直辖市药品监督管理部门如实报送有关资料。省、自治区、直辖市药品监督管理

部门应当对申报资料进行形式审查,对符合要求的予以受理后,组织对药物研制情况及原始资料进行现场核查,对申报资料进行初步审查,提出审查意见。申请注册的药品属于生物制品的,还需抽取3个生产批号的检验用样品,并向药品检验所发出注册检验通知。药品检验所对样品进行注册检验,将检验报告送交国家食品药品监督管理总局药品审评中心。国家食品药品监督管理总局药品审评中心收到申报资料后,应在规定的时间内组织药学、医学及其他技术人员对申报资料进行技术审评,提出技术审评意见,连同有关资料报送国家食品药品监督管理总局。国家食品药品监督管理总局依据技术审评意见做出审批决定。符合规定的,发给药物临床试验批件;不符合规定的,发给审批意见通知件,并说明理由。

2.新药生产申请与审批。

申请人完成药物临床试验后,应当填写药品注册申请表,向所在地省、自治区、直辖市药品监督管理部门报送申请生产的申报资料,并同时向中国药品生物制品检定所报送制备标准品的原材料及有关标准物质的研究资料。省、自治区、直辖市药品监督管理部门应当对申报资料进行形式审查,对符合要求的予以受理后,组织对药物研制情况及原始资料进行现场核查,对申报资料进行初步审查,提出审查意见。除生物制品外的其他药品,还需抽取3批样品,向药品检验所发出标准复核的通知。在规定的时限内将审查意见、核查报告及申报资料送交国家食品药品监督管理总局药品审评中心。药品检验所应对申报的药品标准进行复核,将复核意见送交国家食品药品监督管理总局药品审评中心。国家食品药品监督管理总局药品审评中心收到申报资料后,组织药学、医学及其他技术人员对申报资料进行审评。经审评符合规定的,国家食品药品监督管理总局药品审评中心通知申请人申请生产现场检查并告知国家食品药品监督管理总局药品认证管理中心。申请人应当自收到生产现场检查通知之日起6个月内向国家食品药品监督管理总局药品认证管理中心提出现场检查的申请。国家食品药品监督管理总局药品认证管理中心在收到生产现场检查的申请后,组织对样品批量生产过程等进行现场检查,确认核定的生产工艺的可行性,同时抽取1批样品(生物制品抽取3批样品),送指定药品检验所检验,将生产现场检查报告送交国家食品药品监督管理总局药品审评中心。药品检验所应当依据核定的药品标准对抽取的样品进行检验,并在规定的时间内将药品注册检验报告送交国家食品药品监督管理总局药品审评中心。国家食品药品监督管理总局药品审评中心依据技术审评意见、样品生产现场检查报告和样品检验结果,形成综合意见,连同有关资料报送国家食品药品监督管理总局。国家食品药品监督管理总局依据综合意见,做出审批决定。符合规定的,发给新药证书,申请人已持有药品生产许可证并具备生产条件的，同时发给药品批准文号。

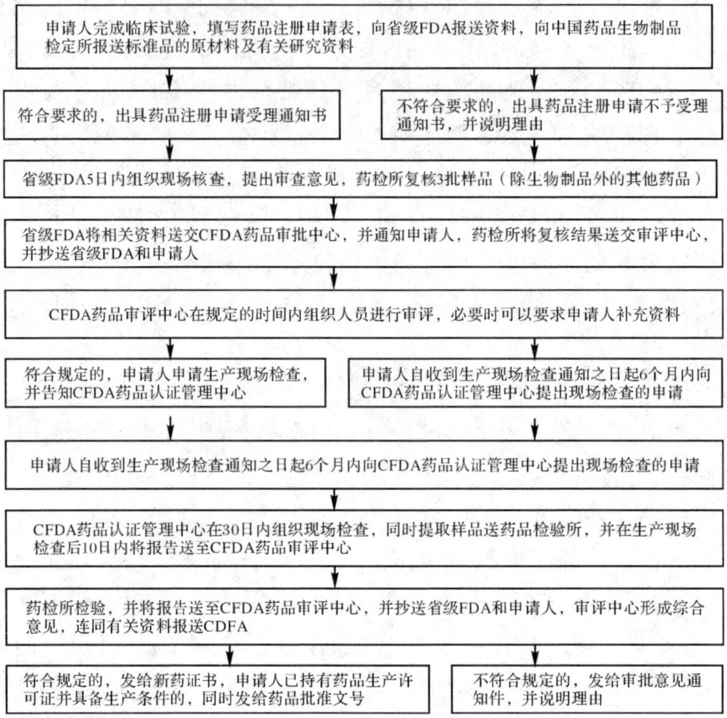

图 11-1 新药生产申请与审批程序

（三）新药审批的有关规定

1. 特殊审批。

为鼓励创新，鼓励罕见病药物的研制，以及满足疑难疾病治疗所需，对下列新药申请可实行特殊审批，申请人在药品注册过程中可以提出特殊审批的申请，省级药品监督管理部门提出意见，国家食品药品监督管理总局讨论通过：

（1）未在国内上市销售的从植物、动物、矿物等物质中提取的有效成分及其制剂，新发现的药材及其制剂。

（2）未在国内外获准上市的化学原料药及其制剂、生物制品。

（3）治疗艾滋病、恶性肿瘤、罕见病等疾病且具有明显临床治疗优势的新药。

（4）治疗尚无有效治疗手段的疾病的新药。其中主治病症未在国家批准的中成药“功能主治”中收载的新药，可以视为尚无有效治疗手段的疾病的新药。

2. 联合研制的新药申报。

多个单位联合研制的新药，应当由其中的一个单位申请注册，其他单位不得重复申请。需要联合申请的，应当共同署名作为该新药的申请人。新药申请获得批准后每个品种，包括同一品种的不同规格，只能由一个单位生产。

3.补充资料的规定。

药品注册过程中，申请人不得自行补充新的技术资料，进入特殊审批程序的注册申请或者涉及药品安全性的新发现，以及按要求补充资料的除外。申请人认为必须补充新的技术资料的，应当撤回其药品注册申请，资料补充完毕后重新申报。

4.新药审批期间的注册分类和技术要求。

在新药审批期间，新药的注册分类和技术要求不因相同活性成分的制剂在国外获准上市而发生变化，不因国内药品生产企业申报的相同活性成分的制剂在我国获准上市而发生变化。

5.样品管理。

新药申请所需样品，应当在取得《药品生产质量管理规范》认证的车间生产；新开办药品生产企业、药品生产企业新建药品生产车间或新增生产剂型的，其样品的生产过程必须符合《药品生产质量管理规范》的要求。

6.技术转让的有关规定。

药品批准文号或新药证书的持有者进行该药的生产技术转让或具备生产条件后申请该药品生产，按补充申请的程序申报，且应依据批准的生产工艺和质量标准进行生产现场检查。

7.其他规定。

对已上市药品改变剂型但不改变给药途径且与原剂型比较有明显的临床应用优势的注册申请，应当采用新技术以提高药品的质量和安全性。改变剂型但不改变给药途径，以及增加新适应证的注册申请，应当由具备生产条件的企业提出；靶向制剂，缓释、控释制剂等特殊剂型除外。

(四)新药监测期的管理

1.新药的监测期。

国家食品药品监督管理总局根据保护公众健康的要求，可以对批准生产的新药品种设立监测期。监测期内的新药，国家食品药品监督管理总局不批准其他企业生产、改变剂型和进口。监测期自新药批准生产之日起计算，最长不得超过5年。《药品注册管理办法》附件中对新药监测期期限做了规定，其他新药不设监测期。

2.监测期新药的管理。

药品生产企业应当考察处于监测期内的新药的生产工艺、质量、稳定性、疗效及不良反应等情况，并每年向所在地省、自治区、直辖市药品监督管理部门报告。有关药品生产、经营、使用及检验、监督单位发现新药存在严重质量问题、严重或者非预期的不良反应时，应当及时向省、自治区、直辖市药品监督管理部门报告。省级药品监督管理部门对存在严重质量问题、严重或者非预期的不良反应的新药，应当立即组织调查，并报告国家食品药品监督管理总局。药品生产企业未履行新药监测期责任的，省级药品监督管理部门应当责令其改正。

3.涉及监测期新药及其他药物的申请审批。

药品生产企业对设立监测期的新药从获准生产之日起2年内未组织生产的，国家食品药品监督管理总局可以批准其他药品生产企业提出的生产该新药的申请，并重新对该新药进行监测。新药进入监测期之日起，国家食品药品监督管理总局已经批准其他申请人进行药物临床试验的，可以按照药品注册申报与审批程序继续办理该申请。符合规定的，国家食品药品监督管理总局批准该新药的生产或者进口，并对境内药品生产企业生产的该新药一并进行监测。新药进入监测期之后，不再受理其他申请人的同品种注册申请。已经受理但尚未批准进行药物临床试验的其他申请人同品种申请予以退回，新药监测期满后，申请人可以提出进口药品申请或者仿制药申请。进口药品注册申请首先获得批准，已经批准境内申请人进行临床试验的，可以按照药品注册申报与审批程序继续办理其申请，符合规定的，国家食品药品监督管理总局批准其进行生产；申请人也可以撤回该项申请，重新提出仿制药申请。对已经受理但尚未批准进行药物临床试验的其他同品种申请予以退回，申请人可以提出仿制药申请。

二、仿制药的申报与审批

（一）申请人条件

仿制药申请人应当是持有药品生产许可证、药品生产质量管理规范认证证书的药品生产企业，其申请的药品应当与药品生产许可证载明的生产范围一致。

（二）仿制药的条件

仿制药应当与被仿制药具有同样的活性成分、给药途径、剂型、规格和相同的治疗作用。在已有多家企业生产的品种中，应当参照有关技术指导原则选择被仿制药进行对照研究。

（三）申报与审批

申请生产仿制药的审批程序，与新药申报程序相似：①申报人填写药品注册申请表，向所在地省、自治区、直辖市药品监督管理部门报送有关资料和生产现场检查申请；②省级药品监督管理部门负责资料形式审查，研制情况和原始资料进行现场核查，现场抽取连续生产的3批样品送药品检验所检验，对符合规定的，将审查意见、核查报告、生产现场检查报告及申报资料送交国家食品药品监督管理总局；③药品检验所应当对抽取的样品进行检验并将药品注册检验报告送交国家食品药品监督管理总局；④国家食品药品监督管理总局对资料进行全面审查，合乎要求的，批准进行临床研究，或者生产；批准临床研究的按新药审批程序进行，批准生产的发给药品生产批准文号。

三、进口药品注册管理

（一）申请进口的药品的要求

1. 申请进口的药品，应当获得境外制药厂商所在生产国家或者地区的上市许可；未在生产国家或者地区获得上市许可，但经国家食品药品监督管理总局确认该药品安全、有效而且临床需要的，可以批准进口。

2. 申请进口的药品，其生产应当符合所在国家或者地区药品生产质量管理规范及中国《药品生产质量管理规范》的要求。

3. 申请进口药品制剂，必须提供直接接触药品的包装材料和容器合法来源的证明文件、用于生产该制剂的原料药和辅料合法来源的证明文件。原料药和辅料尚未取得国家食品药品监督管理总局批准的，应当报送有关生产工艺、质量指标和检验方法等规范的研究资料。

（二）进口药品的申报与审批程序

进口药品的申报与审批，与新药审批程序基本相同，所不同之处，一是直接向国家食品药品监督管理总局申请；二是中国药品生物制品检定所承担样品检验和标准复核；三是批准后所发证明文件是进口药品注册证。中国香港、澳门和台湾地区的制药厂商申请注册的药品，参照进口药品注册申请的程序办理，符合要求的发给医药产品注册证。

（三）进口药品分包装的申报与审批

1. 进口药品分包装的定义。进口药品分包装，是指药品已在境外完成最终制剂生产过程，在境内由大包装规格改为小包装规格，或者对已完成内包装的药品进行外包装、放置说明书、粘贴标签等。

2. 申请进口药品分包装，应当符合下列要求：

（1）该药品已经取得进口药品注册证或者医药产品注册证。

（2）该药品应当是中国境内尚未生产的品种，或者虽有生产但是不能满足临床需要的品种。

（3）同一制药厂商的同一品种应当由一个药品生产企业分包装，分包装的期限不得超过进口药品注册证或者医药产品注册证的有效期。

（4）除片剂、胶囊外，分包装的其他剂型应当已在境外完成内包装。

（5）接受分包装的药品生产企业，应当持有药品生产许可证。进口裸片、胶囊申请在国内分包装的，接受分包装的药品生产企业还应当持有与分包装的剂型相一致的药品生产质量管理规范认证证书。

(6)申请进口药品分包装,应当在该药品进口药品注册证或者医药产品注册证的有效期届满1年前提出。

3.进口药品分包装的申请与审批程序。

(1)境外制药厂商应当与境内药品生产企业签订进口药品分包装合同。接受分包装的药品生产企业向所在地省级药品监督管理部门提出申请,提交由委托方填写的药品补充申请表,报送有关资料和样品。

(2)省级药品监督管理部门提出审核意见后,将申报资料和审核意见报送国家食品药品监督管理总局审批,同时通知申请人。

(3)国家食品药品监督管理总局对报送的资料进行审查,符合规定的,发给药品补充申请批件和药品批准文号。

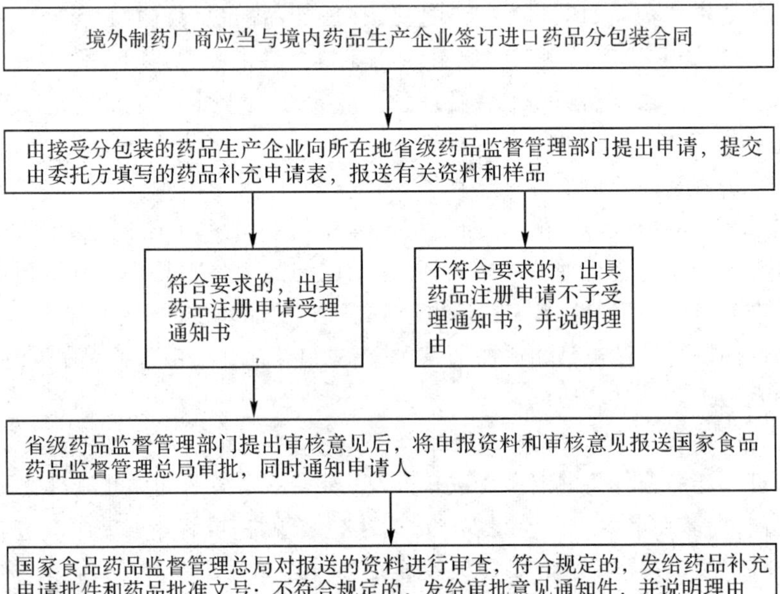

图11-2 进口药品分包装的申请与审批程序

4.对分包装的有关规定。

(1)进口分包装的药品应当执行进口药品注册标准。

(2)进口分包装药品的说明书和标签必须与进口药品的说明书和标签一致,并且应当标注分包装药品的批准文号和分包装药品生产企业的名称。

(3)境外大包装制剂的进口检验按照国家食品药品监督管理总局的有关规定执行,包装后产品的检验与进口检验执行同一药品标准。

(4)提供药品的境外制药厂商应当对分包装后药品的质量负责。分包装后的药品出现质量问题的，国家食品药品监督管理总局可以撤销分包装药品的批准文号，必要时可以依照《药品管理法》有关规定，撤销该药品的进口药品注册证或者医药产品注册证。

四、非处方药的申报

药品申请注册时，若符合非处方药的情形，可以同时提出按照非处方药管理的申请。由于非处方药不需要凭职业医师处方而消费者可自行购买和使用，因此，在药品注册管理中对其安全性和标签、说明书的审评特别重要。

（一）非处方药申报规定

申请仿制的药品属于按非处方药管理的，申请人应当在药品注册申请表的"附加申请事项"中标注非处方药项。申请仿制的药品属于同时按处方药和非处方药管理的，申请人可以选择按照处方药或者非处方药的要求提出申请。

（二）非处方药的申报与审批

申请注册的药品属于以下情况的，申请人可以在《药品注册申请表》的"附加申请事项"中标注非处方药项，符合非处方药有关规定的，按照非处方药审批和管理；不符合非处方药有关规定的，按照处方药审批和管理。

1.经国家食品药品监督管理总局确定的非处方药改变剂型，但不改变适应证或者功能主治、给药剂量以及给药途径的药品。

2.使用国家食品药品监督管理总局确定的非处方药活性成分组成的新的复方制剂。

（三）其他规定

1.非处方药的注册申请，其药品说明书和包装标签应当符合非处方药的有关规定。

2.进口的药品属于非处方药的，适用进口药品的申报和审批程序，其技术要求与境内生产的非处方药的技术要求一致。

五、药品补充申请的申报与审批

变更研制新药、生产药品和进口药品已获批准证明文件及其附件中载明事项的，应当提出补充申请。补充申请的申请人，应当是药品批准证明文件的持有人或药品注册申请人。

（一）申报

申请人应当填写药品补充申请表，向所在地省级药品监督管理部门报送有关资料和说明。进口药品的补充申请，申请人应当向国家食品药品监督管理总局报送有关资料和说明，提交生产国家或者地区药品管理机构批准变更的文件。

（二）审批

按规定变更药品包装标签、根据国家食品药品监督管理总局的要求修改说明书等的补充申请，报省、自治区、直辖市药品监督管理部门备案。改变国内药品生产企业名称、改变国内生产药品的有效期、国内药品生产企业内部改变药品生产场地等的补充申请，由省、自治区、直辖市药品监督管理部门受理并审批，符合规定的，发给药品补充申请批件，并报送国家食品药品监督管理总局备案。修改药品注册标准、变更药品处方中已有药用要求的辅料、改变影响药品质量的生产工艺等的补充申请，由省、自治区、直辖市药品监督管理部门提出审核意见后，报送国家食品药品监督管理总局审批，同时通知申请人。修改药品注册标准的补充申请，必要时由药品检验所进行标准复核。进口药品的补充申请，由国家食品药品监督管理总局审批。其中改变进口药品制剂所用原料药的产地、变更进口药品外观但不改变药品标准、根据国家药品标准或国家食品药品监督管理总局的要求修改进口药说明书、补充完善进口药说明书的安全性内容、按规定变更进口药品包装标签、改变注册代理机构的补充申请，由国家食品药品监督管理总局备案。

（三）药品补充申请注册管理的其他规定

1.对药品生产技术转让、变更处方和生产工艺可能影响产品质量等的补充申请，省、自治区、直辖市药品监督管理部门应当组织进行生产现场检查，抽取样品，并通知药品检验所进行样品检验。

2.修改药品注册标准的补充申请，药品检验所在必要时应当进行标准复核。

3.需要换发药品批准证明文件的，原药品批准证明文件由国家食品药品监督管理总局予以注销；增发药品批准证明文件的，原批准证明文件继续有效。

4.药品补充申请批准证明文件的有效期与原批准证明文件有效期相同，有效期应一并再申请。

六、药品再注册

国家食品药品监督管理总局核发的药品批准文号、进口药品注册证或者医药产品注册证的有效期为5年。有效期届满，需要继续生产或者进口的，申请人应当在有效期届满前6个月申请再注册。

（一）药品再注册的申请和审批程序

药品再注册申请由药品批准文号的持有者向省、自治区、直辖市药品监督管理部门提出，按照规定填写药品再注册申请表，并提供有关申报资料。省级药品监督管理部门对申报资料进行审查，做出是否予以再注册的决定，并将决定报国家食品药品监督管理总局。国家食品药品监督管理总局对再注册药品进行系统评价,符合规定的,予以再注册。进口药品的再注册申请由国家食品药品监督管理总局受理,并在6个月内完成审查。符合规定的,予以再注册。

(二)不予再注册的情形和规定

1.有效期届满前未提出再注册申请的。

2.未达到国家食品药品监督管理总局批准上市时提出的有关要求的。

3.未按照要求完成Ⅳ期临床试验的。

4.未按照规定进行药品不良反应监测的。

5.经国家食品药品监督管理总局再评价属于疗效不确、不良反应大或者其他原因危害人体健康的。

6.按照《药品管理法》的规定应当撤销药品批准证明文件的。

7.不具备《药品管理法》规定的生产条件的。

8.未按规定履行监测期责任的。

9.其他不符合有关规定的情形。

不符合药品再注册规定的,国家食品药品监督管理总局发出不予再注册的通知,并说明理由;除因法定事由被撤销药品批准证明文件的外,在有效期届满时,注销其药品批准文号、进口药品注册证或者医药产品注册证。

七、药品批准文号和进口药品注册证号的格式

药品批准文号的格式为:国药准字 H(Z,S,J)+4位年号+4位顺序号,其中H代表化学药品,Z代表中药,S代表生物制品,J代表进口药品分包装。如国药准字 H20100526,国药准字 Z20120011。

进口药品注册证号的格式为:H(Z,S)+4位年号+4位顺序号。医药产品注册证证号的格式为:H(Z,S)C+4位年号+4位顺序号,其中H代表化学药品,Z代表中药,S代表生物制品,如 H20110797。对于境内分包装用大包装规格的注册证,其证号在原注册证号前加字母B。

新药证书号的格式为:国药证字 H(Z,S)+4位年号+4位顺序号,其中H代表化学药品,Z代表中药,S代表生物制品。

第五节　药品注册有关规定和法律责任

一、药品注册检验

（一）概念

药品注册检验，包括样品检验和药品标准复核。样品检验，是指药品检验所按照申请人申报或者国家食品药品监督管理总局核定的药品标准对样品进行的检验。药品标准复核，是指药品检验所对申报的药品标准中检验方法的可行性、科学性、设定的项目和指标能否控制药品质量等进行的实验室检验和审核工作。样品检验报告和药品标准复核意见是国家食品药品监督管理总局审评注册药品的关键信息。因此，从事药品注册检验的药品检验所，应当按照药品检验所实验室质量管理规范和国家计量认证的要求，配备与药品注册检验任务相适应的人员和设备，符合药品检验的质量保证体系和技术要求。

（二）药品注册检验的机构

药品注册检验由中国食品药品检定研究院或者省、自治区、直辖市药品检验所承担。进口药品的注册检验由中国食品药品检定研究院组织实施。可以实行《药品注册管理办法》规定的特殊审批情形的药品、生物制品、放射性药品和国家食品药品监督管理总局规定的其他药品，由中国食品药品检定研究院或国家食品药品监督管理总局指定的药品检验所实施。

二、药品注册标准

（一）定义和要求

1. 国家药品标准。

国家药品标准是指国家食品药品监督管理总局颁布的《中国药典》、药品注册标准和其他药品标准，其内容包括质量指标、检验方法以及生产工艺等技术要求。

2. 药品注册标准。

药品注册标准是指国家食品药品监督管理总局批准给申请人特定药品的标准，生产该药品的药品生产企业必须执行该注册标准。

3. 制定药品注册标准的要求。

药品注册标准不得低于中国药典标准。药品注册标准的项目及其检验方法的设定，应当符合中国药典的基本要求、国家食品药品监督管理总局发布的技术指导原则及国家药品标准编写原则。申请人应当选取有代表性的样品进行标准的研究工作。

（二）药品标准物质的管理

药品标准物质，是指供药品标准中物理和化学测试及生物方法试验用，具有确定特性量值，用于校准设备、评价测量方法或者给供试药品赋值的物质，包括标准品、对照品、对照药材、参考品。中国食品药品检定研究院负责标定国家药品标准物质。中国食品药品检定研究院可以组织有关的省、自治区、直辖市药品检验所、药品研究机构或者药品生产企业协作标定。

三、药品注册复审

（一）不予批准的药品注册申请

有下列情形之一的，国家食品药品监督管理总局不予批准：①不同申请人提交的研究资料、数据相同或者雷同，且无正当理由的；②在注册过程中发现申报资料不真实，申请人不能证明其申报资料真实的；③研究项目设计和实施不能支持对其申请药品的安全性、有效性、质量可控性进行评价的；④申报资料显示其申请药品安全性、有效性、质量可控性等存在较大缺陷的；⑤未能在规定的时限内补充资料的；⑥原料药来源不符合规定的；⑦生产现场检查或者样品检验结果不符合规定的；⑧法律法规规定的不应当批准的其他情形。

药品监督管理部门依法做出不予受理或者不予批准的书面决定，应当说明理由，并告知申请人享有依法提起行政复议或者提起行政诉讼的权利。

（二）复审的申请和决定

申请人对国家食品药品监督管理总局做出的不予批准决定有异议的，可以在收到不予批准的通知之日起 60 日内填写药品注册复审申请表，向国家食品药品监督管理总局提出复审申请并说明复审理由。申请人仅限于就原申请事项及原申报资料提出一次复审申请。

国家食品药品监督管理总局接到复审申请后，应当在 50 日内做出复审决定，并通知申请人。复审需要进行技术审查的，国家食品药品监督管理总局应当组织有关专业技术人员按照原申请时限进行。

四、药品注册审批的时限

药品监督管理部门应当遵守《药品管理法》《行政许可法》及《药品管理法实施条例》规定的药品注册时限要求。《药品注册管理办法》所称药品注册时限，是药品注册的受理、审查、审批等工作的最长时间，根据法律法规的规定，中止审批或者申请人补充资料等所用时间不计算在内。药品注册检验、审评工作时间应当按照《药品注册管理办法》的规定执行，有特殊原因需要延长时间的，应当说明理由，报国家食品药品监督管理总局批准并告知申请人。

五、法律责任

根据《药品管理法》《行政许可法》《药品注册管理办法》等规定，对药品注册中违法行为，由药品监督管理部门及相关部门依法给予行政处罚。

（一）药品监督管理部门及其工作人员违法的法律责任

1. 药品监督管理部门及其工作人员违反《药品注册管理办法》的规定，有下列情形之一的，由其上级行政机关或者监察机关责令改正；情节严重的，对直接负责的主管人员和其他直接责任人员依法给予行政处分：①对符合法定条件的药品注册申请不予受理的；②不在受理场所公示依法应当公示的材料的；③在受理、审评、审批过程中，未向申请人、利害关系人履行法定告知义务的；④申请人提交的申报资料不齐全、不符合法定形式，不一次告知申请人必须补正的全部内容的；⑤未依法说明不受理或者不批准药品注册申请理由的；⑥依法应当举行听证而不举行听证的。

2. 药品监督管理部门及其工作人员在药品注册过程中索取或者收受他人财物或者谋取其他利益，构成犯罪的，依法追究刑事责任；尚不构成犯罪的，依法给予行政处分。

3. 药品监督管理部门在药品注册过程中有下列情形之一的，由其上级行政机关或者监察机关责令改正，对直接负责的主管人员和其他直接责任人员依法给予行政处分；构成犯罪的，依法追究刑事责任：①对不符合法定条件的申请做出准予注册决定或者超越法定职权做出准予注册决定的；②对符合法定条件的申请做出不予注册决定或者不在法定期限内做出准予注册决定的；③违反规定未履行保密义务的。

4. 药品检验所在承担药品审批所需要的检验工作时，出具虚假检验报告的，依照《药品管理法》第 87 条的规定处罚。

5. 药品监督管理部门擅自收费或者不按照法定项目和标准收费的，由其上级行政机关或者监察机关责令退还非法收取的费用；对直接负责的主管人员和其他直接责任人员依法给予行政处分。

（二）药品注册申请人违法的法律责任

1. 申请人在申报临床试验时，报送虚假药品注册申报资料和样品的，药品监督管理部门不予受理或者对该申报药品的临床试验不予批准，对申请人给予警告，1 年内不再受理该申请人提出的该药物临床试验申请；已批准进行临床试验的，撤销批准该药物临床试验的批件，并处 1 万元以上 3 万元以下罚款，3 年内不再受理该申请人提出的该药物临床试验申请。药品监督管理部门对报送虚假资料和样品的申请人建立不良行为记录，并予以公布。

2.申请药品生产或者进口时，申请人报送虚假药品注册申报资料和样品的，国家食品药品监督管理总局对该申请不予受理或者不予批准，对申请人给予警告，1年内不受理其申请；已批准生产或者进口的，撤销药品批准证明文件，5年内不受理其申请，并处1万元以上3万元以下罚款。药品监督管理部门对报送虚假资料和样品的申请人建立不良行为记录，并予以公布。

3.药品生产企业被吊销药品生产许可证的，该企业所持有的药品批准文号自行废止，国家食品药品监督管理总局予以注销。

4.药品注册中未按照规定实施《药物非临床研究质量管理规范》或者《药物临床试验质量管理规范》的，依照《药品管理法》第79条的规定处罚。

5.药品检验所在承担药品审批所需要的检验工作时，出具虚假检验报告的，依照《药品管理法》第87条的规定处罚。

6.根据规定，需要进行药物重复试验，申请人拒绝的，国家食品药品监督管理总局对其予以警告并责令改正，不予改正的取消该品种的申报资格。

第十二章　特殊药品管理的法律规定

第一节　概　述

特殊管理的药品是指麻醉药品、精神药品、医疗用毒性药品和放射性药品。麻醉药品、精神药品、医疗用毒性药品和放射性药品疗效独特，目前尚无其他药品可以替代。这些药品在防治疾病、维护人们健康方面起了积极作用，具有不可否认的医疗和科学价值。但是这几类药品也具有独特的毒副作用，若管理不当，滥用或流入非法渠道，将会对人体健康、公共卫生和社会构成严重危害。根据《药品管理法》规定，国家对这几类药品实行特殊管理，以保证其合法、安全、合理使用，达到防治疾病的作用，严防其滥用和流入非法渠道，造成对人体健康、公共卫生和社会的危害。本章主要介绍麻醉药品、精神药品国际管制的相关内容，我国对麻醉药品和精神药品的管制，以及对医疗用毒性药品、放射性药品管理的有关规定。

一、麻醉药品和精神药品

（一）麻醉药品和精神药品

麻醉药品和精神药品，是指列入麻醉药品目录、精神药品目录（以下称目录）的药品和其他物质。精神药品分为第一类精神药品和第二类精神药品。

麻醉药品是指连续使用后易产生药物依赖性的药品，如阿片、吗啡、哌替啶（杜冷丁）等。麻醉药品不是麻醉药，麻醉药是医疗上用于全身或局部麻醉的麻醉剂，如氟烷、硫喷妥钠、普鲁卡因等。

精神药品是指直接作用于中枢神经系统，使之兴奋或抑制，连续使用会产生依赖性的药品。例如司可巴比妥、苯巴比妥等。

（二）麻醉药品和精神药品的特性

1. 耐受性。

药物连续多次应用于人体，其效应逐渐减弱，必须不断地增加用量才能达到原来的效应。耐受性是药物治疗中的一种常见现象，其发生的机理因药物性质的不同而异。由于很多麻醉药品或精神药品使用同一个酶系统，很容易产生“交叉耐受性”，如巴比妥类、酒精及苯二氮类之间的交叉耐受性。

2.药物依赖性。

药物依赖性指药物长期与机体相互作用，使机体在生理机能、生化过程和(或)形态学发生特异性、代偿性和适应性改变的特性，停止用药可导致机体的不适和(或)心理上的渴求。在20世纪60年代以前，人们通常把“身体依赖性”称为“成瘾性”，将“心理依赖性”称之为“习惯性”。由于人们在使用上述两术语时常出现混淆现象，世界卫生组织专家委员会于1964年用“药物依赖性”这一术语取代了“成瘾性”和“习惯性”，并于1969年对“药物依赖性”的含义做了如下描述：

药物依赖性是由药物与机体相互作用造成的一种精神状态，有时也包括具体状态，表现出一种强迫性地要连续或定期用该药的行为和其他反应，目的是要感受它的精神效应，有时也是为了避免停药引起的不适，可以发生或不发生耐受，用药者可以对一种以上药物产生依赖性。依赖性可分为躯体依赖性和精神依赖性：躯体依赖性是机体对长期使用依赖性药物所产生的一种适应状态，包括耐受性和停药后的戒断症状；精神依赖性是指药物对中枢神经系统作用所产生的一种特殊的精神效应，表现为对药物的强烈渴求和强迫性觅药行为。

二、药物滥用和毒品的危害

(一)药物滥用

药物滥用已在世界范围内严重危害着人类的健康、经济发展和社会安定，成为当今全球共同面临的重大社会问题之一。药物滥用是指人们反复、大量地使用与医疗目的无关的具有依赖性潜力的药物，是一种悖于社会常规的非医疗用药。这类药物的欣快作用能使人产生一种松弛和愉快感，一旦产生依赖性，便会不可自制地、不断地追求药物，以感受药物产生的精神效应，甚至导致精神混乱，并产生异常行为，后果极其严重。

(二)毒品及其危害

根据国际公约有关规定，严禁非法使用或滥用麻醉药品和精神药品。《刑法》第357条：本法所称毒品，是指鸦片、海洛因、甲基苯丙胺(冰毒)、吗啡、大麻、可卡因以及国家规定管制的其他能够使人形成瘾癖的麻醉药品和精神药品。毒品的基本特征是具有依赖性、非法性和危害性。毒品的危害可概括为“毁灭自己，祸及家庭，危害社会”12个字。①毒品严重危害人的身心健康，使滥用者道德沦丧，人格丧失；②滥用者为满足个人解瘾，花费大量金钱购买毒品，造成家庭衰败乃至破裂；③不择手段去获取毒品满足瘾癖而诱发其他违法犯罪，破坏正常的社会和经济秩序。当前国际范围内的毒品活动处于泛滥之势，制造、运输、走私、贩卖、非法持有毒品，强大的经济诱惑力使不法分子铤而走险。毒品问题是诱发其他刑事犯罪和社会治安问题的温床，吸毒人员以贩养吸、以盗养吸、以抢养吸、以骗养吸、以娼养吸等现象严重。贩毒集团常常与恐怖主义集团合作，滥用暴力，且采用腐蚀拉拢手段，威胁政治机构的活力，破坏国民经济的发展。有鉴于此，毒品犯罪是当前世界的一大社会公害，制止毒品泛滥已成为世界人民的共同愿望，打击毒品犯罪已成为各国司法机关共同面临的一项严峻任务。

第二节　麻醉药品、精神药品的管制和禁毒

一、麻醉药品、精神药品的管制和禁毒全球化发展

（一）概况

人们使用天然药物阿片治疗咳嗽、疼痛、腹泻等病症，已有悠久的历史。李时珍的《本草纲目》中就列入了多种含阿片的处方。许多国家都曾使用过含阿片的药剂。治疗疾病的阿片成为严重危害社会和国家的毒品，最早发生在19世纪的中国和亚洲诸多国家，这与帝国主义的侵略密切相关。随着经济“全球化”，毒品已不仅仅是天然药物阿片、吗啡、大麻等，其品种范围大大增加。吸食毒品，滥用麻醉药品、精神药品的现象已遍及全球。毒品买卖与犯罪活动成为最严重的全球性问题之一。麻醉药品、精神药品的国际管制和禁毒活动的国际合作，已成为当今国际事务的重要内容。

（二）麻醉药品、精神药品管制和禁毒的国际公约

在全球范围对麻醉药品进行管制已有近百年历史，通过签订一系列国际公约、纲领，麻醉药品和精神药品管制及禁毒工作的国际合作不断取得进展。

1. 1961年《麻醉药品单一公约》和1971年《精神药物公约》。

《麻醉药品单一公约》和《精神药物公约》都贯穿下列基本思想：①麻醉药品与精神药物具有医疗和科学价值，此点必须充分肯定；②滥用这些药物会产生公共卫生、社会和经济问题；③对它们需采取严格管制措施，只限于医疗和科研应用；④开展国际合作，协调有关行动。

1961年《麻醉药品单一公约》共51条。该公约对受管制物质、国际麻醉药品管制机构及其职责、各种制度和麻醉药品需要量的估计、综合报告、制造及输入的限制、国际贸易、罚则等进行了规定。该公约将受监控药物的清单称附表，按照药物的滥用倾向和致病作用分别列入 Schedules Ⅰ，Ⅱ，Ⅳ，Schedules Ⅲ 是已列入表Ⅰ或表Ⅱ药物所生产的制剂。

1971年《精神药物公约》共33条。该公约要求各国：限制精神类药品的可

获得性；需要医生处方才能拿到药；对其包装和广告宣传加以控制；建立监督制度和许可证制度；对它们的合理医疗和科研应用建立估量和统计制度；限制它们的贸易，各国向联合国的药品管制机构报送有关资料；要求加强国家管理，与贩运毒品做斗争，采取有效措施减少药物滥用。

2.《禁止非法贩运麻醉药品和精神药物公约》。

1988 年通过的《禁止非法贩运麻醉药品和精神药物公约》共 34 条。主要内容：①规定"非法贩运"的定义，并规定缔约国对这些犯罪给予制裁；②缔约国对上述犯罪确立管辖权；③缔约国通过没收犯罪收益、引渡、法律协助、执法合作、支援过境国、特定化学品进行管制等方式的合作，打击贩毒犯罪；④缔约国向联合国麻醉药品委员会提供关于在其境内执行《公约》的情报。

二、国际麻醉品管制机构

（一）联合国麻醉药品委员会

联合国麻醉药品委员会简称"麻委会"，设立于 1946 年，是联合国经济与社会理事会下属六个职能委员会之一。作为联合国在国际药物管制事项方面的主要决策机构，委员会由经社理事会选出 40 个会员国的成员组成。它的任务是制定麻醉药品和精神药品的国际管制策略和政策；承担麻醉药品和精神药品国际公约所赋予的职能；协调经济与社会理事会行使监督公约执行情况；定期审议世界各国各种麻醉药品和精神药品的走私情况；就国际管制工作及对现行国际管制机构的变动向理事会提出咨询意见和建议。

（二）国际麻醉品管制局

国际麻醉品管制局简称"麻管局"，是根据 1961 年《麻醉药品单一公约》建立的，具有独立的半司法机构的性质。它由 13 名成员组成，均由联合国经济及社会理事会选举产生。麻管局是从事国际麻醉药品管制的工作机构，它向联合国经济及社会理事会的麻醉药品委员会报告工作。其主要职能是：对于合法制造、贸易及销售的药品，确保其用途仅为医用和科学研究，并防止其流入非法渠道；对于非法制造和贩运的毒品，找出国内、国际社会管制链中的薄弱环节，并寻求解决方法；还负责评估可被用于非法制造毒品的化学品（前体）是否应列入国际管制范围。麻管局每年印发一份年度报告，向成员国通报经审查的各国麻醉药品管制情况，并分析和预测禁毒的趋势，以及采取措施的建议。除年度报告外，麻管局还编印出版了四份技术性较强的报告书：《世界麻醉品需求估计数》《麻醉药品统计数据》《麻醉药品估计数和统计数据比较表》和《精神药品统计数据》。

（三）联合国国际药物管制规划署

联合国国际药物管制规划署成立于 1990 年 12 月 12 日，是根据联合国大会第45号决议设立的。其前身是联合国麻醉药品司和联合国药物滥用管制基金，行政实体是麻管局秘书处，秘书处主要就实质性问题向麻管局报告。药物管制规划署的成立，使前麻醉药品司、联合国麻醉药品管制局秘书处和前联合国麻醉药品滥用基金这三者的机构和职能完全一体化，其目的是根据联合国在此领域的职能任务，提高联合国药物管制机构的效能和效率。职责框架包括三部分内容：条约实施、政策实施和研究以及业务活动。

（四）世界卫生组织（WHO）

毒品的泛滥危害人类的健康，WHO十分注意在国际禁毒合作方面发挥自己的职能作用。它的主要职能有：根据权限，调控可以合法生产、出口麻醉药品的国家；根据对麻醉药品、精神药品的研究判断，向麻醉药品委员会提出修订有关麻醉品和精神药品公约附表的建议；提出并组织实施控制滥用麻醉药品和精神药品的国际计划和科学技术问题。

（五）国际刑事警察组织

1923年国际刑事警察组织成立于维也纳，第二次世界大战后总部设在巴黎，它专门打击跨境犯罪，是联系100多个国家的刑事警察部队的国际组织。其目的是保证和促进各成员国刑事警察部门在预防和打击刑事犯罪方面的合作，协助成员国打击跨国毒品罪犯，是国际刑警组织的主要任务之一。中国于1984年加入国际刑警组织，负责与总部联系的机构是国际刑警中国国家中心局。

三、我国政府与国际麻醉药品管理机构的合作

（一）积极参与国际麻醉药品和精神药品管制事务

中国政府一直积极参与国际麻醉药品和精神药品管制事务。1973年我国政府派原卫生部药政局局长孟谦以观察员身份参加联合国麻醉药品委员会会议。1981年、1983年也先后派出代表出席联合国麻醉药品会议。1985年，原北京医科大学药理教授蔡志基竞选成为国际麻管局的13位成员之一，并任麻管局第二副主席及估量常设委员会主席。1985年6月，经全国人民代表大会常委会批准，中国加入经1972年议定书修正的联合国《1961年麻醉药品单一公约》《1971年精神药物公约》。1986年，通过竞选，我国成为联合国麻醉药品委员会的40个成员国之一，此后我国每年都派出由卫生、公安、外交、海关等部门官员组成的代表团出席联合国麻醉药品委员会会议。1989年9月，经全国人民代表大会常务委员会批准，中国加入《联合国禁止非法贩运麻醉药品和精神药物公约》，成为最早加入该公约的国家之一。我国政府积极开展禁毒国际合作，加强与联合国有关国家、地区在案件协作、情报交流、执法培训、易制毒化学品核查等方面的合作。

（二）密切与周边国家开展禁毒合作

2005 年在北京成功举办了第二届东盟和中国禁毒合作国际会议，通过了《北京宣言》、更新后的《东盟和中国禁毒合作行动计划》，以及《东盟和中国关于 2006 年开展打击苯丙胺类毒品犯罪联合行动的倡议》，进一步确定了本地区开展禁毒合作的战略和措施，加大了对缅甸、老挝替代发展工作的支持力度，扩大和深化了我国在东盟和国际禁毒事务中的影响。2005 年 12 月，国家禁毒委员会办公室与联合国毒品和犯罪问题办公室还在广州共同举办了“东盟和中国开展打击苯丙胺类毒品犯罪联合行动启动会议”。2005 年，国家禁毒委员会和公安部继续加强同缅甸、老挝、泰国和印度等国家的禁毒合作，特别是在办案协作、缉毒培训、打击境外毒枭和贩毒集团等方面取得了实质性进展。2005 年 5 月，国家禁毒委员会率团出席了在柬埔寨举行的东亚次区域禁毒合作谅解备忘录签约国高官会暨部长级会议。

（三）与欧美国家的禁毒合作继续健康发展

2005 年 2 月，美国司法部缉毒署署长访华，双方共同签署了《中国公安部禁毒局和美国司法部缉毒署关于缉毒合作的意向备忘录》。2005 年 6 月，美国缉毒署与中国共同举办了“中美反涉毒洗钱研讨会”。2005 年 11 月，我国参加了中俄首届禁毒合作部长级会议，双方签署了《中华人民共和国公安部和俄罗斯联邦麻醉药品监管局边境地区禁毒合作议定书》。同月，公安部禁毒局派员赴荷兰参加了第二届苯丙胺类兴奋剂执法会议，进一步密切了与荷兰、比利时及其他欧洲国家在禁毒领域的合作。

四、我国政府对麻醉药品、精神药品管理的历史发展

（一）历史与现实

在中国近代和现代史上的两次极其重大的反对毒品行动为：一次是 19 世纪 40 年代的鸦片战争，以清朝林则徐虎门销烟为代表。另一次是新中国成立后的禁毒运动。1949 年前夕，中国 4 亿多人口中吸毒者约有 2000 万，约占全国人口 1/20。新中国成立以后，我国政府在认真总结革命根据地时期禁毒经验的基础上，颁布了一系列有效的查禁烟毒的法律法规，切实加大了打击烟毒犯罪的力度，让烟毒基本绝迹。到 1953 年，禁毒斗争取得了令世人瞩目的辉煌胜利，中国成为世界公认的“无毒国”。

近年来，国际毒潮的泛滥与侵袭，使国际国内的一些不法分子也乘势而起，从开始的毒品过境，演变成毒品的销售、制备。20 世纪 90 年代后，甚至出现了毒品的秘密加工厂。毒祸卷土重来，毒品犯罪现象日趋频繁。近几年，全国公安机关破获的毒品违法案件不断上升，登记在册的吸毒人员已有逐年增加的趋势，

这说明毒品在我国泛滥，形势相当严峻。由于滥用者常在没有任何卫生保健的条件下多人共用或循环使用注射针头以满足需求，导致很多致命性传染病发生率迅速增加，严重危害到公众健康。

（二）我国政府对麻醉药品、精神药品的管制和禁毒

我国先后制定和发布了一系列有关麻醉药品、精神药品管制和禁毒的法令法规，有效地加强了这几类药品的管理。10 余年来，在治理毒品方面，我国政府果断采取了禁种、禁吸、禁止贩运的三管齐下的政策，已取得成效。综合治理措施有：①加强立法工作；②加强完善国家级管制机构；③改善技术装备，加强毒品缉私力量；④积极开展戒毒工作和对药物依赖性的研究监测；⑤加强国际合作。

第三节　麻醉药品和精神药品的法律规定

一、麻醉药品和精神药品的管理体制

国务院药品监督管理部门负责全国麻醉药品和精神药品的监督管理工作，并会同国务院农业主管部门对麻醉药品药用原植物实施监督管理；国务院公安部门负责对造成麻醉药品药用原植物、麻醉药品和精神药品流入非法渠道的行为进行查处；国务院其他有关主管部门在各自的职责范围内负责与麻醉药品和精神药品有关的管理工作。省级药品监督管理部门负责本行政区域内麻醉药品和精神药品的监督管理工作。县级以上地方公安机关负责对本行政区域内造成麻醉药品和精神药品流入非法渠道的行为进行查处。县级以上地方人民政府及其他有关主管部门在各自的职责范围内负责与麻醉药品和精神药品有关的管理工作。此外，麻醉药品和精神药品生产、经营企业和使用单位可以依法参加行业协会。行业协会应当加强行业自律管理。

二、麻醉药品和精神药品品种范围

国家食品药品监督管理总局、中华人民共和国公安部、中华人民共和国国家卫生和计划生育委员会根据《麻醉药品和精神药品管理条例》第 3 条规定，于 2013 年 11 月 11 日公布《麻醉药品品种目录（2013 年版）》和《精神药品品种目录（2013 年版）》，自 2014 年 1 月 1 日起施行。

麻醉药品目录和精神药品目录由国务院药品监督管理部门会同国务院公安部门、国务院卫生主管部门制定、调整并公布。2013 年发布的最新目录中，麻醉药品共 121 种，精神药品共 132 种，其中第一类精神药品 68 种，第二类精神药品 81 种。我国生产及使用的麻醉药品和精神药品品种见表 12-1。

表 12-1　我国生产及使用的麻醉药品和精神药品

品种		品名
麻醉药品品种		可卡因、罂粟浓缩物、二氢埃托啡、地芬诺酯、芬太尼、氢可酮、氢吗啡酮、美沙酮、吗啡、阿片、羟考酮、哌替啶、瑞芬太尼、舒芬太尼、蒂巴因、可待因、右丙氧芬、双氢可待因、乙基吗啡、福尔可定、布桂嗪、罂粟壳
精神药品品种	第一类精神药品品种	哌醋甲酯、司可巴比妥、丁丙诺啡、γ-羟丁酸、氯胺酮、马吲哚、三唑仑
	第二类精神药品品种	异戊巴比妥、格鲁米特、喷他佐辛、戊巴比妥、阿普唑仑、巴比妥、氯硝西泮、地西泮、艾司唑仑、氟西泮、劳拉西泮、甲丙氨酯、咪达唑仑、硝西泮、奥沙西泮、匹莫林、苯巴比妥、唑吡坦、丁丙诺啡透皮贴剂、布托啡诺及其注射剂、咖啡因、安钠咖、地佐辛及其注射剂、麦角胺咖啡因片、氨酚氢可酮片、曲马多、扎来普隆

国家对麻醉药品目录和精神药品目录进行动态管理，对上市销售但尚未列入目录的药品和其他物质或者第二类精神药品发生滥用，已经造成或者可能造成严重社会危害的，国务院药品监督管理部门会同国务院公安部门、国务院卫生主管部门应当及时将该药品和该物质列入目录或者将该第二类精神药品调整为第一类精神药品。

三、种植、实验研究和生产管理

国家根据麻醉药品和精神药品的医疗、国家储备和企业生产所需原料的需要确定需求总量，对麻醉药品药用原植物的种植、麻醉药品和精神药品的生产实行总量控制。

（一）麻醉药品药用原植物的种植管理

国务院药品监督管理部门根据麻醉药品和精神药品的需求总量制定年度生产计划。同时，国务院农业主管部门根据麻醉药品年度生产计划，制定麻醉药品药用原植物年度种植计划。麻醉药品药用原植物种植企业应当根据年度种植计划种植，并定期向国务院药品监督管理部门和国务院农业主管部门报告种植情况。麻醉药品药用原植物种植企业由国务院药品监督管理部门和国务院农业主管部门共同确定，其他单位和个人不得种植麻醉药品药用原植物。

（二）麻醉药品和精神药品的实验研究管理

开展麻醉药品和精神药品实验研究活动应当具备下列条件，并经国务院药品监督管理部门批准：①以医疗、科学研究或者教学为目的；②有保证实验所需麻醉药品和精神药品安全的措施和管理制度；③单位及其工作人员 2 年内没有违反有关禁毒的法律、行政法规规定的行为。

有下列情况之一的，不得申请麻醉药品、精神药品实验研究：①医疗不得使用的麻醉药品、精神药品；②仿制国内监测期内的麻醉药品、精神药品；③仿制国内药品标准试行期内的麻醉药品、精神药品；④含罂粟壳的复方制剂；⑤不符合麻醉药品、精神药品生产企业数量规定；⑥申请人在药品实验研究或生产中曾有过违反有关禁毒法律、行政法规规定的行为；⑦其他不符合国家麻醉药品、精神药品有关规定的情况。

申请人经批准开展麻醉药品和精神药品实验研究的，应当在3年内完成药物临床前研究，向国家食品药品监督管理总局申报药品注册。麻醉药品和第一类精神药品的临床试验，不得以健康人为受试对象。

（三）麻醉药品和精神药品的生产管理

1.定点生产制度。

国务院药品监督管理部门应当根据麻醉药品和精神药品的需求总量，确定麻醉药品和精神药品定点生产企业的数量和布局，并根据年度需求总量对数量和布局进行调整、公布。

2.定点企业的审批制度。

麻醉药品和精神药品的定点生产企业应当具备下列条件：①有药品生产许可证；②有麻醉药品和精神药品实验研究批准文件；③有符合规定的麻醉药品和精神药品生产设施、储存条件和相应的安全管理设施；④有通过网络实施企业安全生产管理和向药品监督管理部门报告生产信息的能力；⑤有保证麻醉药品和精神药品安全生产的管理制度；⑥有与麻醉药品和精神药品安全生产要求相适应的管理水平和经营规模；⑦麻醉药品和精神药品生产管理、质量管理部门的人员应当熟悉麻醉药品和精神药品管理以及有关禁毒的法律、行政法规；⑧没有生产，销售假药、劣药或者违反有关禁毒的法律、行政法规规定的行为；⑨符合国务院药品监督管理部门公布的麻醉药品和精神药品定点生产企业数量和布局的要求。

从事麻醉药品、第一类精神药品生产以及第二类精神药品原料药生产的企业，应当经所在地省、自治区、直辖市人民政府药品监督管理部门初步审查，由国务院药品监督管理部门批准；从事第二类精神药品制剂生产的企业，应当经所在地省级药品监督管理部门批准。

3.生产管理制度。

定点生产企业生产麻醉药品和精神药品，应当依照药品管理法的规定取得药品批准文号。未取得药品批准文号的，不得生产麻醉药品和精神药品。国务院药品监督管理部门应当组织医学、药学、社会学、伦理学和禁毒等方面的专家成立专家组，由专家组对申请首次上市的麻醉药品和精神药品的社会危害性和被滥用的可能性进行评价，并提出是否批准的建议。定点生产企业应当严格按照麻醉药品和精神药品年度生产计划安排生产，并依照规定向所在地省级药品监督管理部门报告生产情况。定点生产企业应当依照本条例的规定，将麻醉药品和精神药品销售给具有麻醉药品和精神药品经营资格的企业或者依照本条例规定批准的其他单位。

4. 定点生产企业的销售管理制度。

麻醉药品药用原植物种植企业生产的麻醉药品原料应当按照计划销售给国家设立的麻醉药品储存单位。国家设立的麻醉药品储存单位只能将麻醉药品原料按照计划销售给麻醉药品生产企业以及经批准购用的其他单位。

定点生产企业生产的麻醉药品和第一类精神药品原料药只能按照计划销售给制剂生产企业和经批准购用的其他单位，小包装原料药可以销售给全国性批发企业和区域性批发企业。定点生产企业只能将麻醉药品和第一类精神药品制剂销售给全国性批发企业、区域性批发企业以及经批准购用的其他单位。

定点区域性批发企业从定点生产企业购进麻醉药品和第一类精神药品制剂，须经所在地省、自治区、直辖市药品监督管理部门批准。定点生产企业只能将第二类精神药品原料药销售给全国性批发企业、区域性批发企业、专门从事第二类精神药品批发业务的企业、第二类精神药品制剂生产企业以及经备案的其他需用第二类精神药品原料药的企业。生产企业将第二类精神药品原料药销售给制剂生产企业以及经备案的其他需用第二类精神药品原料药的企业时，应当按照备案的需用计划销售。定点生产企业只能将第二类精神药品制剂销售给全国性批发企业、区域性批发企业、专门从事第二类精神药品批发业务的企业、第二类精神药品零售连锁企业、医疗机构或经批准购用的其他单位。

麻醉药品和精神药品定点生产企业需要建立销售档案。

5. 专有标志管理制度。

麻醉药品和精神药品的标签应当印有国务院药品监督管理部门规定的标志。

麻

比例：1:1
字体：黑色
蓝色：C100 M30
白色

精神药品

比例：1:1
字体：黑色
蓝色：C100 M100
白色

图 12-1　麻醉药品和精神药品专用标志

四、麻醉药品和精神药品的经营管理

(一)定点经营制度

国家对麻醉药品和精神药品实行定点经营制度。国家食品药品监督管理总局根据麻醉药品和第一类精神药品全国需求总量,确定跨省、自治区、直辖市从事麻醉药品和第一类精神药品批发业务的企业(以下称全国性批发企业)的布局、数量;根据各省、自治区、直辖市对麻醉药品和第一类精神药品需求总量,确定在该行政区域内从事麻醉药品和第一类精神药品批发业务的企业(以下称区域性批发企业)的布局、数量。国家食品药品监督管理总局根据年度需求总量的变化对全国性批发企业、区域性批发企业布局、数量定期进行调整、公布。

(二)定点企业的审批制度

全国性批发企业应当经国务院药品监督管理部门批准;区域性批发企业应当经所在地省级药品监督管理部门批准。专门从事第二类精神药品批发业务的企业,应当经所在地省级药品监督管理部门批准。国家食品药品监督管理总局在批准全国性批发企业以及省、自治区、直辖市药品监督管理部门在批准区域性批发企业时,应当综合各地区人口数量、交通、经济发展水平、医疗服务情况等因素,确定其所承担供药责任的区域。全国性批发企业应当具备经营90%以上品种规格的麻醉药品和第一类精神药品的能力,并保证储备4个月销售量的麻醉药品和第一类精神药品;区域性批发企业应当具备经营60%以上品种规格的麻醉药品和第一类精神药品的能力,并保证储备2个月销售量的麻醉药品和第一类精神药品。麻醉药品和精神药品定点批发企业除应当具备《药品管理法》第15条规定的药品经营企业的开办条件外,还应当具备下列条件:①有符合本条例规定的麻醉药品和精神药品储存条件;②有通过网络实施企业安全管理和向药品监督管理部门报告经营信息的能力;③单位及其工作人员2年内没有违反有关禁毒的法律、行政法规规定的行为;④符合国务院药品监督管理部门公布的定点批发企业布局。麻醉药品和第一类精神药品的定点批发企业,还应当具有保证供应责任区域内医疗机构所需麻醉药品和第一类精神药品的能力,并具有保证麻醉药品和第一类精神药品安全经营的管理制度。

(三)销售管理规定

1. 销售范围规定。

(1)全国性批发企业:可以向区域性批发企业,或者经批准可以向取得麻醉药品和第一类精神药品使用资格的医疗机构以及依照本条例规定批准的其他单位销售麻醉药品和第一类精神药品。全国性批发企业向取得麻醉药品和第一类精神药品使用资格的医疗机构销售麻醉药品和第一类精神药品,应当经医疗机构所在地省、自治区、直辖市人民政府药品监督管理部门批准。国务院药品监督管理部门在批准全国性批发企业时，应当明确其所承担供药责任的区域。

(2)区域性批发企业：可以向本省、自治区、直辖市行政区域内取得麻醉药品和第一类精神药品使用资格的医疗机构销售麻醉药品和第一类精神药品。由于特殊地理位置的原因，需要就近向其他省、自治区、直辖市行政区域内取得麻醉药品和第一类精神药品使用资格的医疗机构销售的，应当经国务院药品监督管理部门批准。省级药品监督管理部门在批准区域性批发企业时，应当明确其所承担供药责任的区域。

(3)全国性批发企业和区域性批发企业可以从事第二类精神药品批发业务，第二类精神药品定点批发企业可以向医疗机构、定点批发企业和符合本规定的药品零售企业销售第二类精神药品。

2. 销售规定。

(1)麻醉药品和第一类精神药品不得零售。禁止使用现金进行麻醉药品和精神药品交易，但是个人合法购买麻醉药品和精神药品的除外。

(2)经所在地设区的市级药品监督管理部门批准，实行统一进货、统一配送、统一管理的药品零售连锁企业可以从事第二类精神药品零售业务。第二类精神药品零售企业应当凭执业医师出具的处方，按规定剂量销售第二类精神药品，并将处方保存2年备查；禁止超剂量或者无处方销售第二类精神药品；不得向未成年人销售第二类精神药品。

(3)麻醉药品目录中的罂粟壳只能用于中药饮片和中成药的生产以及医疗配方使用。

(4)全国性批发企业和区域性批发企业向医疗机构销售麻醉药品和第一类精神药品，应当将药品送至医疗机构，医疗机构不得自行提货。

(5)麻醉药品和精神药品实行政府定价，在制定出厂价格和批发价格的基础上，逐步实行全国统一零售价格。具体办法由国务院价格主管部门制定。

(四)购进管理规定

1. 以生产为目的的购进规定。

药品生产企业需要以麻醉药品和第一类精神药品为原料生产普通药品的，应当向所在地省、自治区、直辖市人民政府药品监督管理部门报送年度需求计划，由省级药品监督管理部门汇总报国务院药品监督管理部门批准后，向定点生产企业购买。药品生产企业需要以第二类精神药品为原料生产普通药品的，应当将年度需求计划报所在地省级药品监督管理部门，并向定点批发企业或者定点生产企业购买。食品、食品添加剂、化妆品、油漆等非药品生产企业需要使用咖啡因作为原料的，应当经所在地省级药品监督管理部门批准，向定点批发企业或者定点生产企业购买。科学研究、教学单位需要使用麻醉药品和精神药品开展实验、教学活动的,应当经所在地省级药品监督管理部门批准,向定点批发企业或者定点生产企业购买。需要使用麻醉药品和精神药品的标准品、对照品的,应当经所在地省级药品监督管理部门批准,向国务院药品监督管理部门批准的单位购买。

2.以经营为目的的购进规定。

全国性批发企业应当从定点生产企业购进麻醉药品和第一类精神药品。区域性批发企业可以从全国性批发企业购进麻醉药品和第一类精神药品。为减少迂回运输,经所在地省级药品监督管理部门批准,也可以从定点生产企业购进麻醉药品和第一类精神药品。

五、麻醉药和第一类精神药品使用管理规定

(一)印鉴卡管理

医疗机构需要使用麻醉药品和第一类精神药品的,应当经所在地设区的市级人民政府卫生主管部门批准,取得麻醉药品、第一类精神药品购用印鉴卡(简称印鉴卡)。医疗机构应当凭印鉴卡向本省、自治区、直辖市行政区域内的定点批发企业购买麻醉药品和第一类精神药品。设区的市级人民政府卫生主管部门发给医疗机构印鉴卡时,应当将取得印鉴卡的医疗机构情况抄送所在地设区的市级药品监督管理部门,并报省卫生主管部门备案;并将取得印鉴卡的医疗机构名单向本行政区域内的定点批发企业通报。医疗机构取得印鉴卡需具备下列条件:①有与使用麻醉药品和第一类精神药品相关的诊疗科目;②具有经过麻醉药品和第一类精神药品培训的、专职从事麻醉药品和第一类精神药品管理的药学专业技术人员;③有获得麻醉药品和第一类精神药品处方资格的执业医师;④有保证麻醉药品和第一类精神药品安全储存的设施和管理制度。对于首次申请印鉴卡的医疗机构,市级卫生行政部门在作出是否批准决定前,还应当组织现场检查,并留存现场检查记录。印鉴卡有效期为3年,印鉴卡有效期满前3个月,医疗机构应当向市级卫生行政部门重新提出申请。

(二)处方医师资格和处方注意事项

医疗机构应当按照国务院卫生主管部门的规定,对本单位执业医师进行有关麻醉药品和精神药品使用知识的培训、考核,经考核合格的,授予麻醉药品和第一类精神药品处方资格。执业医师取得麻醉药品和第一类精神药品的处方资格后,方可在本医疗机构开具麻醉药品和第一类精神药品处方,但不得为自己开具该种处方。具有麻醉药品和第一类精神药品处方资格的执业医师,根据卫生行政管理部门临床应用指导原则,对确需使用麻醉药品或者第一类精神药品的

患者，应当满足其合理用药需求。在医疗机构就诊的癌症疼痛患者和其他危重患者得不到麻醉药品或者第一类精神药品时，患者或者其亲属可以向执业医师提出申请，具有麻醉药品和第一类精神药品处方资格的执业医师认为要求合理的，应当及时为患者提供所需麻醉药品或者第一类精神药品。开具麻醉药品、精神药品必须使用专用处方。具有处方权的医师在为患者首次开具麻醉药品、第一类精神药品处方时，应当亲自诊察患者，为其建立相应的病历，留存患者身份证明复印件，要求患者或其亲属签署《知情同意书》，病历则由医疗机构保管。调配麻醉药品和第一类精神药品处方时，处方的调配人、核对人应当仔细核对，签署姓名，并予以登记；对不符合规定的，应当拒绝发药。

麻醉药品注射剂仅限于医疗机构内使用，或者由医疗机构派医务人员出诊至患者家中使用。医疗机构必须要求使用麻醉药品非注射剂型和第一类精神药品的患者每4个月复诊或随诊一次。

麻醉药品非注射剂和第一类精神药品需要带出医疗机构外使用的，具有处方权的医师在患者或其代办人出示下列材料才可开具处方：①二级以上医院开具的诊断证明；②患者户籍簿、身份证或其他相关身份证明；③代办人员身份证明，医疗机构可以在患者门诊病历中留存代办人员身份证复印件。

（三）配置麻醉药品、精神药品制剂的管理

持有医疗机构制剂许可证和印鉴卡的医疗机构经所在地省级药品监督管理部门批准，配置临床需要而市场无供应的麻醉药品和精神药品制剂。医疗机构配制的麻醉药品和精神药品制剂只能在本医疗机构使用，不得对外销售。

（四）以戒毒为目的的使用管理

医疗机构、戒毒机构以开展戒毒治疗为目的，可以使用美沙酮或者国家确定的其他用于戒毒治疗的麻醉药品和精神药品。

六、麻醉药品和精神药品储存和运输管理

（一）储存管理

麻醉药品药用原植物种植企业、定点生产企业、全国性批发企业和区域性批发企业以及国家设立的麻醉药品储存单位，应当设置储存麻醉药品和第一类精神药品的专库。该专库应当符合下列要求：①安装专用防盗门，实行双人双锁管理；②具有相应的防火设施；③具有监控设施和报警装置，报警装置应当与公安机关报警系统联网。麻醉药品定点生产企业应当将麻醉药品原料药和制剂分别存放。麻醉药品和第一类精神药品的使用单位应当设立专库或者专柜储存麻醉药品和第一类精神药品。专库应当设有防盗设施并安装报警装置；专柜应当使用保险柜。专库和专柜应当实行双人双锁管理。麻醉药品药用原植物种植企

业、定点生产企业、全国性批发企业和区域性批发企业、国家设立的麻醉药品储存单位以及麻醉药品和第一类精神药品的使用单位，应当配备专人负责管理工作，并建立储存麻醉药品和第一类精神药品的专用账册。药品入库双人验收，出库双人复核，做到账物相符。专用账册的保存期限应当自药品有效期期满之日起不少于5年。第二类精神药品经营企业应当在药品库房中设立独立的专库或者专柜储存第二类精神药品，并建立专用账册，实行专人管理。专用账册的保存期限应当自药品有效期满之日起不少于5年。

（二）运输管理

托运、承运和自行运输麻醉药品和精神药品的，应当采取安全保障措施，防止麻醉药品和精神药品在运输过程中被盗、被抢、丢失。通过铁路运输麻醉药品和第一类精神药品的，应当使用集装箱或者铁路行李车运输，具体办法由国务院药品监督管理部门会同铁路主管部门制定。没有铁路，需要通过公路或者水路运输麻醉药品和第一类精神药品的，应当由专人负责押运。托运或者自行运输麻醉药品和第一类精神药品的单位，应当向所在地省、自治区、直辖市人民政府药品监督管理部门申请领取运输证明，运输证明有效期为1年。运输证明应当由专人保管，不得涂改、转让、转借。托运人办理麻醉药品和第一类精神药品运输手续，应当将运输证明副本交付承运人。承运人应当查验、收存运输证明副本，并检查货物包装。需要邮寄麻醉药品和精神药品时，寄件人应当提交所在地省级药品监督管理部门出具的准予邮寄证明。邮政营业机构应当查验、收存准予邮寄证明。省级邮政主管部门指定符合安全保障条件的邮政营业机构负责收寄麻醉药品和精神药品。邮政营业机构收寄麻醉药品和精神药品，应当依法对收寄的麻醉药品和精神药品予以查验。定点生产企业、全国性批发企业和区域性批发企业之间运输麻醉药品、第一类精神药品，发货人在发货前应当向所在地省、自治区、直辖市人民政府药品监督管理部门报送本次运输的相关信息。属于跨省、自治区、直辖市运输的，收到信息的药品监督管理部门应当向收货人所在地的同级药品监督管理部门通报；属于在本省、自治区、直辖市行政区域内运输的，收到信息的药品监督管理部门应当向收货人所在地设区的市级药品监督管理部门通报。

七、麻醉药品和精神药品监督管理和法律责任

（一）监督管理

1.确定定点生产企业和定点批发企业，审批部门应当在经审查符合条件的企业中，根据布局的要求，通过公平竞争的方式初步确定定点生产企业和定点批发企业，并予以公布。

其他符合条件的企业可以自公布之日起10日内向审批部门提出异议。审批部门应当自收到异议之日起20日内对异议进行审查，并做出是否调整的决定。

2.药品监督管理部门应当根据规定的职责权限，对麻醉药品药用原植物的种植以及麻醉药品和精神药品的实验研究、生产、经营、使用、储存、运输等活动进行监督检查。

3.省级以上人民政府药品监督管理部门根据实际情况建立监控信息网络，对定点生产企业、定点批发企业和使用单位的麻醉药品和精神药品生产、进货、销售、库存、使用的数量以及流向实行实时监控，并与同级公安机关做到信息共享。尚未连接监控信息网络的麻醉药品和精神药品定点生产企业、定点批发企业和使用单位，应当每月通过电子信息、传真、书面等方式，将本单位麻醉药品和精神药品生产、进货、销售、库存、使用的数量以及流向，报所在地设区的市级药品监督管理部门和公安机关；医疗机构还应当报所在地设区的市级人民政府卫生行政部门。设区的市级药品监督管理部门应当每3个月向上一级药品监督管理部门报告本地区麻醉药品和精神药品的相关情况。

4.对已经发生滥用，造成严重社会危害的麻醉药品和精神药品品种，国务院药品监督管理部门应当采取在一定期限内中止生产、经营、使用或者限定其使用范围和用途等措施。

对不再作为药品使用的麻醉药品和精神药品，国务院药品监督管理部门应当撤销其药品批准文号和药品标准，并予以公布。药品监督管理部门、卫生行政部门发现生产、经营企业和使用单位的麻醉药品和精神药品管理存在安全隐患时，应当责令其立即排除或者限期排除；对有证据证明可能流入非法渠道的，应当及时采取查封、扣押的行政强制措施，在7日内做出行政处理决定，并通报同级公安机关。药品监督管理部门发现取得印鉴卡的医疗机构未依照规定购买麻醉药品和第一类精神药品时，应当及时通报同级卫生行政部门。接到通报的卫生行政部门应当立即调查处理。必要时，药品监督管理部门可以责令定点批发企业中止向该医疗机构销售麻醉药品和第一类精神药品。

5.麻醉药品和精神药品的生产、经营企业和使用单位对过期、损坏的麻醉药品和精神药品应当登记造册，并向所在地县级药品监督管理部门申请销毁。药品监督管理部门应当自接到申请之日起5日内到场监督销毁。

医疗机构对存放在本单位的过期、损坏麻醉药品和精神药品，应当按照本条规定的程序向卫生行政部门提出申请，由卫生行政部门负责监督销毁。

对依法收缴的麻醉药品和精神药品，除经国务院药品监督管理部门或者国务院公安部门批准用于科学研究外，应当依照国家有关规定予以销毁。

6.县级以上人民政府卫生行政部门应当对执业医师开具麻醉药品和精神药品处方的情况进行监督检查。

7.药品监督管理部门、卫生行政部门和公安机关应当互相通报麻醉药品和精神药品生产、经营企业和使用单位的名单以及其他管理信息。

各级药品监督管理部门应当将在麻醉药品药用原植物的种植以及麻醉药品和精神药品的实验研究、生产、经营、使用、储存、运输等各环节的管理中的审批、撤销等事项通报同级公安机关。

麻醉药品和精神药品的经营企业、使用单位报送各级药品监督管理部门的备案事项，应当同时报送同级公安机关。

8.发生麻醉药品和精神药品被盗、被抢、丢失或者其他流入非法渠道的情形的，案发单位应当立即采取必要的控制措施，同时报告所在地县级公安机关和药品监督管理部门。

医疗机构发生上述情形的，还应当报告其主管部门。

公安机关接到报告、举报，或者有证据证明麻醉药品和精神药品可能流入非法渠道时，应当及时开展调查，并可以对相关单位采取必要的控制措施。药品监督管理部门、卫生行政部门以及其他有关部门应当配合公安机关开展工作。

(二)法律责任

1.药品监督管理部门、卫生行政部门违反本条例的规定，有下列情形之一的，由其上级行政机关或者监察机关责令改正；情节严重的，对直接负责的主管人员和其他直接责任人员依法给予行政处分；构成犯罪的，依法追究刑事责任：

(1)对不符合条件的申请人准予行政许可或者超越法定职权做出准予行政许可决定的。

(2)未到场监督销毁过期、损坏的麻醉药品和精神药品的。

(3)未依法履行监督检查职责，应当发现而未发现违法行为、发现违法行为不及时查处，或者未依照本条例规定的程序实施监督检查的。

(4)违反本条例规定的其他失职、渎职行为。

2.麻醉药品药用原植物种植企业违反本条例的规定，有下列情形之一的，由药品监督管理部门责令限期改正，给予警告；逾期不改正的，处5万元以上10万元以下的罚款；情节严重的，取消其种植资格：

(1)未依照麻醉药品药用原植物年度种植计划进行种植的。

(2)未依照规定报告种植情况的。

(3)未依照规定储存麻醉药品的。

3.定点生产企业违反本条例的规定，有下列情形之一的，由药品监督管理部门责令限期改正，给予警告，并没收违法所得和违法销售的药品；逾期不改正的，责令停产，并处5万元以上10万元以下的罚款；情节严重的，取消其定点生产资格：

(1)未按照麻醉药品和精神药品年度生产计划安排生产的。

(2)未依照规定向药品监督管理部门报告生产情况的。

(3)未依照规定储存麻醉药品和精神药品，或者未依照规定建立、保存专用账册的。

(4)未依照规定销售麻醉药品和精神药品的。

(5)未依照规定销毁麻醉药品和精神药品的。

4.定点批发企业违反本条例的规定销售麻醉药品和精神药品，或者违反本条例的规定经营麻醉药品原料药和第一类精神药品原料药的，由药品监督管理部门责令限期改正，给予警告，并没收违法所得和违法销售的药品；逾期不改正的，责令停业并处违法销售药品货值金额2倍以上5倍以下的罚款；情节严重的，取消其定点批发资格。定点批发企业违反本条例的规定，有下列情形之一的，由药品监督管理部门责令限期改正，给予警告；逾期不改正的，责令停业，并处2万元以上5万元以下的罚款；情节严重的，取消其定点批发资格：

(1)未依照规定购进麻醉药品和第一类精神药品的。

(2)未保证供药责任区域内的麻醉药品和第一类精神药品的供应的。

(3)未对医疗机构履行送货义务的。

(4)未依照规定报告麻醉药品和精神药品的进货、销售、库存数量以及流向的。

(5)未依照规定储存麻醉药品和精神药品，或者未依照规定建立、保存专用账册的。

(6)未依照规定销毁麻醉药品和精神药品的。

(7)区域性批发企业之间违反本条例的规定调剂麻醉药品和第一类精神药品，或者因特殊情况调剂麻醉药品和第一类精神药品后未依照规定备案的。

5.第二类精神药品零售企业违反本条例的规定储存、销售或者销毁第二类精神药品的，由药品监督管理部门责令限期改正，给予警告，并没收违法所得和违法销售的药品；逾期不改正的，责令停业，并处5000元以上2万元以下的罚款；情节严重的，取消其第二类精神药品零售资格。

6.取得印鉴卡的医疗机构违反本条例的规定，有下列情形之一的，由设区的市级人民政府卫生主管部门责令限期改正，给予警告；逾期不改正的，处5000元以上1万元以下的罚款；情节严重的，吊销其印鉴卡；对直接负责的主管人员和其他直接责任人员，依法给予降级、撤职、开除的处分：

(1)未依照规定购买、储存麻醉药品和第一类精神药品的。

(2)未依照规定保存麻醉药品和精神药品专用处方，或者未依照规定进行处方专册登记的。

(3)未依照规定报告麻醉药品和精神药品的进货、库存、使用数量的。

(4)紧急借用麻醉药品和第一类精神药品后未备案的。

(5)未依照规定销毁麻醉药品和精神药品的。

7.具有麻醉药品和第一类精神药品处方资格的执业医师，违反本条例的规定开具麻醉药品和第一类精神药品处方，或者未按照临床应用指导原则的要求使用麻醉药品和第一类精神药品的，由其所在医疗机构取消其麻醉药品和第一类精神药品处方资格；造成严重后果的，由原发证部门吊销其执业证书。执业医师未按照临床应用指导原则的要求使用第二类精神药品或者未使用专用处方开具第二类精神药品，造成严重后果的，由原发证部门吊销其执业证书。

8.未取得麻醉药品和第一类精神药品处方资格的执业医师擅自开具麻醉药品和第一类精神药品处方，由县级以上人民政府卫生主管部门给予警告，暂停其执业活动；造成严重后果的，吊销其执业证书；构成犯罪的，依法追究刑事责任。

9.处方的调配人、核对人违反本条例的规定未对麻醉药品和第一类精神药品处方进行核对，造成严重后果的，由原发证部门吊销其执业证书。

10.违反本条例的规定运输麻醉药品和精神药品的，由药品监督管理部门和运输管理部门依照各自职责，责令改正，给予警告，处2万元以上5万元以下的罚款。收寄麻醉药品、精神药品的邮政营业机构未依照本条例的规定办理邮寄手续的，由邮政主管部门责令改正，给予警告；造成麻醉药品、精神药品邮件丢失的，依照邮政法律、行政法规的规定处理。

11.提供虚假材料、隐瞒有关情况，或者采取其他欺骗手段取得麻醉药品和精神药品的实验研究、生产、经营、使用资格的，由原审批部门撤销其已取得的资格，5年内不得提出有关麻醉药品和精神药品的申请；情节严重的，处1万元以上3万元以下的罚款，有药品生产许可证、药品经营许可证、医疗机构执业许可证的，依法吊销其许可证明文件。

12.药品研究单位在普通药品的实验研究和研制过程中，产生本条例规定管制的麻醉药品和精神药品，未依照本条例的规定报告的，由药品监督管理部门责令改正，给予警告，没收违法药品；拒不改正的，责令停止实验研究和研制活动。

13.药物临床试验机构以健康人为麻醉药品和第一类精神药品临床试验的受试对象的，由药品监督管理部门责令停止违法行为，给予警告；情节严重的，取消其药物临床试验机构的资格；构成犯罪的，依法追究刑事责任；对受试对象造成损害的，药物临床试验机构依法承担治疗和赔偿责任。

14.定点生产企业、定点批发企业和第二类精神药品零售企业生产、销售假劣麻醉药品和精神药品的，由药品监督管理部门取消其定点生产资格、定点批发资格或者第二类精神药品零售资格，并依照药品管理法的有关规定予以处罚。

15.定点生产企业、定点批发企业和其他单位使用现金进行麻醉药品和精神药品交易的，由药品监督管理部门责令改正，给予警告，没收违法交易的药品，并处5万元以上10万元以下的罚款。

16.发生麻醉药品和精神药品被盗、被抢、丢失案件的单位，违反本条例的规定未采取必要的控制措施或者未依照本条例的规定报告的，由药品监督管理部门和卫生主管部门依照各自职责，责令改正，给予警告；情节严重的，处5000元以上1万元以下的罚款；有上级主管部门的，由其上级主管部门对直接负责的主管人员和其他直接责任人员，依法给予降级、撤职的处分。

17.依法取得麻醉药品药用原植物种植或者麻醉药品和精神药品实验研究、生产、经营、使用、运输等资格的单位，倒卖、转让、出租、出借、涂改其麻醉药品和精神药品许可证明文件的，由原审批部门吊销相应许可证明文件，没收违法所得；情节严重的，处违法所得2倍以上5倍以下的罚款；没有违法所得的，处2万元以上5万元以下的罚款；构成犯罪的，依法追究刑事责任。

18.违反本条例的规定，致使麻醉药品和精神药品流入非法渠道造成危害，构成犯罪的，依法追究刑事责任；尚不构成犯罪的，由县级以上公安机关处5万元以上10万元以下的罚款；有违法所得的，没收违法所得；情节严重的，处违法所得2倍以上5倍以下的罚款；由原发证部门吊销其药品生产、经营和使用许可证明文件。

八、走私、贩卖、运输、制造毒品的法律责任

《刑法》第357条："本法所称的毒品，是指鸦片、海洛因、甲基苯丙胺(冰毒)、吗啡、大麻、可卡因以及国家规定管制的其他能够使人形成瘾癖的麻醉药品和精神药品。"《刑法》第六章"妨害社会管理秩序罪"的第七节规定有"走私、贩卖、运输、制造毒品"的，无论数量多少，都应当追究刑事责任，予以刑事处罚。毒品罪的刑事处罚包括：有期徒刑(拘役、管制)、无期徒刑、死刑，并处罚金、没收财产。

《刑法》第347条、第348条、第349条、第350条、第351条、第352条、第354条、第355条、第356条等对走私、贩卖、运输、制造毒品等各类不同情形都做出相应的规定。

第四节　放射性药品管理的法律规定

一、放射性药品管理历史

我国临床核医学使用放射性药品进行诊断和治疗始于20世纪50年代后期，当时放射性药品的供应全部依赖国外进口。20世纪60年代初期，我国开始研制放射性药品，组建了放射性药品质量检验机构。1965年中国药典委员会首次制定了2种放射性药品标准。1974年原卫生部药政管理局将放射性药品纳入药政管理轨道并将放射性药品列为部管药品，1975年颁布了《中华人民共和国卫生部放射性药品标准》。1985年12月又制定了国家放射性药品标准。《药品管理法》颁发后，放射药品被法定为特殊管理的药品。原卫生部按照《药品管理法》的有关规定，于1985年12月会同原核工业部发出通知，对放射性药品生产、经营单位进行检查、验收和核发放射性药品生产经营许可证，并颁发了检查验收细则作为依据。1987年国家着手组织对医疗单位的核医学科室进行整顿，对使用单位发放放射性同位素使用许可登记证并规定定期复审换发使用许可证。使用单位须持证才能购买使用放射性药品。这样国家对放射性药品的生产经营、使用单位都实行了全面的监督和管理，不仅进一步保证了放射性药品的质量，保障了群众用药的安全有效，而且促进了我国核医学科和医用放射性核素的发展。1989年1月13日《放射性药品管理办法》正式发布，并于2011年修订。

二、放射性药品定义和分类

(一)定义

放射性药品是指用于临床诊断或者治疗的放射性核素制剂或者其标记药物。

(二)分类

1.按核素分类。

一类是放射性核素本身即是药物的主要组成部分，如^{131}I，^{125}I等，是利用其本身的生理、生化或理化特性以达到诊断或治疗的目的；另一类是利用放射性核素标记的药物如邻碘[^{131}I]马尿酸钠，其示踪作用是通过被标记物本身的代谢过程来体现的。

2.按医疗用途分类。

放射药品主要用于诊断治疗，即利用放射性药品对人体各脏器进行功能、代谢的检查以及动态或静态的体外显像，如甲状腺吸碘[^{131}I]试验、邻碘[^{131}I]马尿酸钠肾图及甲状腺、脑、肝、肾显像等；少量用于治疗，如^{131}I治疗甲亢，^{32}P，^{90}Sr敷贴治疗皮肤病等。

三、放射性新药的研制、临床研究和审批

《放射性药品管理办法》第5条规定放射性新药是指我国首次生产的放射性药品。药品研制单位的放射性新药年度研制计划，应当报送能源部(局)备案，并报所在地的省、自治区、直辖市卫生行政部门，经卫生行政部门汇总后，报卫计委备案。放射性新药的研制内容，包括工艺路线、质量标准、临床前药理及临床研究。研制单位在制订新药工艺路线的同时，必须研究该药的理化性能、纯度(包括核素纯度)及检验方法、药理、毒理、动物药代动力学、放射性比活度、剂量、剂型、稳定性等。研制单位对放射免疫分析药盒必须进行可测限度、范围、特异性、准确度、精密度、稳定性等方法学的研究。放射性新药的分类，按新药审批办法的规定办理。研制单位研制的放射性新药，在进行临床试验或者验证前，应当向卫计委提出申请，按新药审批办法的规定报送资料及样品，经卫计委审批同意后，由指定的医院进行临床研究。研制单位在放射性新药临床研究结束后，向卫计委提出申请，经审核批准，发给新药证书。卫计委在审核批准时，应当征求能源部(局)的意见。放射性新药投入生产，需由生产单位或者取得放射性药品生产许可证的研制单位，凭新药证书(副本)向卫计委提出生产该药的申请，并提供样品，由卫计委审核发给批准文号。

四、放射性药品的生产、经营和进出口

放射性药品生产、经营企业，必须向能源部(局)报送年度生产、经营计划，并抄报卫计委。国家根据需要，对放射性药品实行合理布局，定点生产。申请开办放射性药品生产、经营的企业，应征得能源部(局)的同意后，方可按照有关规定办理筹建手续。

开办放射性药品生产、经营企业，必须具备《药品管理法》规定的条件，符合国家的放射卫生防护基本标准，并履行环境影响报告的审批手续，经能源部(局)审查同意，国家卫生计生委审核批准后，由所在省、自治区、直辖市卫生行政部门发给放射性药品生产企业许可证、放射性药品经营企业许可证。

无许可证的生产、经营企业，一律不准生产、销售放射性药品。放射性药品生产企业许可证、放射性药品经营企业许可证的有效期为5年，期满前6个月，放射性药品生产、经营企业应当分别向原发证的卫生行政部门重新提出申请，按《药品管理法》第12条审批程序批准后，换发新证。

放射性药品生产企业生产已有国家标准的放射性药品，必须经国家卫生计

生委征求能源部(局)意见后审核批准,并发给批准文号。凡是改变卫计委已批准的生产工艺路线和药品标准的,生产单位必须按原报批程序经卫计委批准后方能生产。

放射性药品生产、经营企业,必须配备与生产、经营放射性药品相适应的专业技术人员,具有安全、防护和废气、废物、废水处理等设施,并建立严格的质量管理制度。

放射性药品生产、经营企业,必须建立质量检验机构,严格实行生产全过程的质量控制和检验。产品出厂前,须经质量检验。符合国家药品标准的产品方可出厂,不符合标准的产品一律不准出厂。经卫计委审核批准的含有短半衰期放射性核素的药品,可以边检验边出厂,但发现质量不符合国家药品标准时,该药品的生产企业应当立即停止生产、销售,并立即通知使用单位停止使用,同时报告国家卫生计生委和能源部(局)。放射性药品的生产、供销业务由能源部(局)统一管理。放射性药品的生产、经营单位和医疗单位凭省、自治区、直辖市卫生行政部门发给的放射性药品生产企业许可证和放射性药品经营企业许可证,医疗单位凭省、自治区、直辖市公安、环保和卫生行政部门联合发给的放射性药品使用许可证,申请办理订货。放射性药品的进出口业务,由商务部指定的单位,按照国家有关对外贸易的规定办理。进出口放射性药品,应当报卫计委审批同意后,方得办理进出口手续。进口的放射性药品品种,必须符合我国的药品标准或者其他药用要求。进口放射性药品,必须经中国食品药品检定研究院或者国家卫生计生委授权的药品检验所抽样检验;检验合格的,方准进口。对于经卫计委审核批准的短半衰期放射性核素的药品,在保证安全使用的情况下,可以采取边进口检验,边投入使用的办法。进口检验单位发现药品质量不符合要求时,应当立即通知使用单位停止使用,并报告国家卫生计生委和能源部(局)。

五、放射性药品的包装和运输

放射性药品的包装必须安全实用,符合放射性药品质量要求,具有与放射性剂量相适应的防护装置。包装必须分内包装和外包装两部分,外包装必须贴有商标、标签、说明书和放射性药品标志,内包装必须贴有标签。标签必须注明药品品名、放射性比活度、装量。说明书除注明前款内容外,还须注明生产单位、批准文号、批号、主要成分、出厂日期、放射性核素半衰期、适应证、用法、用量、禁忌证、有效期和注意事项等。放射性药品的运输,按国家运输、邮政等部门制定的有关规定执行。严禁任何单位和个人随身携带放射性药品乘坐公共交通运输工具。

六、放射性药品的使用

医疗单位设置核医学科、室(同位素室)，必须配备与其医疗任务相适应的并经核医学技术培训的技术人员。非核医学专业技术人员未经培训，不得从事放射性药品使用工作。医疗单位使用放射性药品，必须符合国家放射性同位素卫生防护管理的有关规定。所在地的省、自治区、直辖市的公安、环保和卫生行政部门，应当根据医疗单位核医疗技术人员的水平、设备条件，核发相应等级的放射性药品使用许可证，无许可证的医疗单位不得临床使用放射性药品。放射性药品使用许可证有效期为5年，期满前6个月，医疗单位应当向原发证的行政部门重新提出申请，经审核批准后，换发新证。持有《放射性药品使用许可证》的医疗单位，在研究配制放射性制剂并进行临床验证前，应当根据放射性药品的特点，提出该制剂的药理、毒性等资料，由省、自治区、直辖市卫生行政部门批准，并报卫计委备案。该制剂只限本单位内使用。持有《放射性药品使用许可证》的医疗单位，必须负责对使用的放射性药品进行临床质量检验，收集药品不良反应等工作，并定期向所在地卫生行政部门报告。由省、自治区、直辖市卫生行政部门汇总后报卫计委。放射性药品使用后的废物(包括患者排出物)，必须按国家有关规定妥善处置。

七、放射性药品标准和检验

放射性药品的国家标准，由卫计委药典委员会负责制定和修订，报卫计委审批颁发。放射性药品的检验由中国食品药品检定研究院或者卫计委授权的药品检验所承担。

八、法律责任

对违反规定的单位或者个人，由县级以上药品监督管理部门，按照《药品管理法》和有关法规的规定处罚。

第五节　医疗用毒性药品的法律规定

1988年11月15日，国务院第二十五次常务会议通过了《医疗用毒性药品管理办法》，同年12月27日，中华人民共和国国务院令第23号发布。该管理办法共14条。

一、医疗用毒性药品的定义和品种

医疗用毒性药品(以下简称毒性药品)，系指毒性剧烈、治疗剂量与中毒剂量相近，使用不当会致人中毒或死亡的药品。

我国毒性药品有中药和西药两大类，其中毒性中药品种 28 种，毒性西药品种 10 种，具体见表 12-2。

表 12-2　我国毒性药品

品种	品名
毒性中药品种	砒石（红砒、白砒）、砒霜、水银、生马前子、生川乌、生草乌、生白附子、生附子、生半夏、生南星、生巴豆、斑蝥、青娘虫、红娘虫、生甘遂、生狼毒、生藤黄、生千金子、生天仙子、闹阳花、雪上一枝蒿、红升丹、白降丹、蟾酥、洋金花、红粉、轻粉、雄黄
毒性西药品种	去乙酰毛花贰丙、阿托品、洋地黄毒贰、氢澳酸后马托品、三氧化二砷、毛果芸香碱升汞、水杨酸毒扁豆碱、亚砷酸钾、氢澳酸东菩莨碱、士的宁

二、毒性药品的生产

毒性药品年度生产、收购、供应和配制计划，由省、自治区、直辖市药品监督管理部门根据医疗需要制定下达给指定的毒性药品生产、收购、供应单位，并抄报国家食品药品监督管理总局和国家中医药管理局。

生产单位不得擅自改变生产计划，自行销售。

药厂必须由医药专业人员负责生产、配制和质量检验，并建立严格的管理制度，严防与其他药品混杂。每次配料，必须经 2 人以上复核无误，并详细记录每次生产所用原料和成品数，经手人要签字备查。所有工具、容器要处理干净，以防污染其他药品。标示量要准确无误，包装容器要有毒药标志。

凡加工炮制毒性中药，必须按照《中国药典》或者省级药品监督管理部门制定的炮制规范的规定进行。药材符合药用要求的，方可供应、配方和用于中成药生产。生产毒性药品及其制剂，必须严格执行生产工艺操作规程，在本单位药品检验人员的监督下准确投料，并建立完整的生产记录，保存 5 年备查。在生产毒性药品过程中产生的废弃物，必须妥善处理，不得污染环境。

三、毒性药品的收购与经营

毒性药品的收购、经营，由各级药品监督管理部门指定的药品经营单位负责；配方用药由国有药店、医疗单位负责。其他任何单位或者个人均不得从事毒性药品的收购、经营和配方业务。收购、经营、加工、使用毒性药品的单位必须建立健全保管、验收、领发、核对等制度；严防收假、发错，严禁与其他药品混杂，做到划定仓间或仓位，专柜加锁并由专人保管。科研和教学单位所需的毒性药品，必须持本单位的证明信，经单位所在地县以上卫生行政部门批准后，供应部门方能发售。群众自配民间单、秘、验方需用毒性中药，购买时要持有本单位或者城市街道办事处、乡（镇）人民政府的证明信，供应部门方可发售。每次购用量不得超过 2 日极量。

四、毒性药品的使用

使用毒性药品的单位必须建立健全保管、验收、领发、核对等制度，严防收假、发错，严禁与其他药品混杂，做到划定仓间或仓位，专柜加锁并由专人保管。

医疗单位供应和调配毒性药品，凭医生签名的正式处方。

国有药店供应和调配毒性药品，凭盖有医生所在的医疗单位公章的正式处方。每次处方剂量不得超过 2 日极量。调配处方时，必须认真负责，计量准确，按医嘱注明要求，并由配方人员及具有药师以上技术职称的复核人员签名盖章后方可发出。对处方未注明“生用”的毒性中药，应当给予炮制品。如发现处方有疑问时，须经原处方医生重新审定后再行调配。取药后处方保存 2 年备查。

五、毒性药品的包装与运输

毒性药品的包装容器上必须印有毒药标志。在运输毒性药品的过程中，应当采取有效措施，防止发生事故。

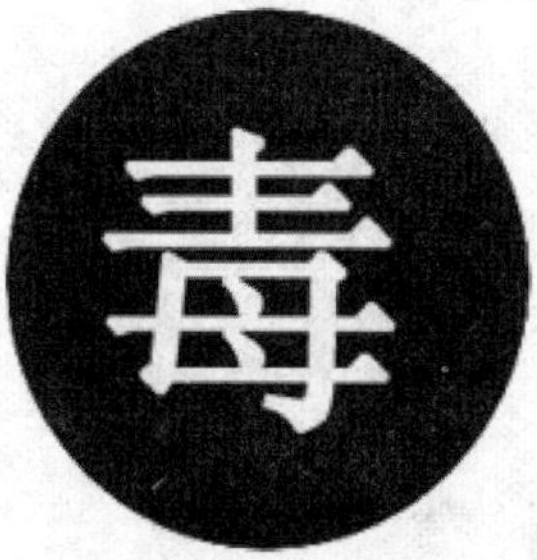

图 12-2　医疗用毒性药品标志

六、法律责任

对违反规定，擅自生产、收购、经营毒性药品的单位或者个人，由县级以上卫生行政部门没收其全部毒性药品，并处以警告或按非法所得的 5 至 10 倍罚款。情节严重、致人伤残或死亡，构成犯罪的，由司法机关依法追究其刑事责任。

第六节　药品类易制毒化学品的法律规定

为了加强易制毒化学品管理，规范易制毒化学品的生产、经营、购买、运输和进口、出口行为，防止易制毒化学品被用于制造毒品，维护经济和社会秩序，国务院于2005年8月17日通过《易制毒化学品管理条例》(本节简称《条例》)，2010年5月1日原卫生部为加强药品类易制毒化学品管理，防止流入非法渠道，根据《条例》制定实施《药品类易制毒化学品管理办法》。

一、易制毒化学品概述

(一)易制毒化学品的概念

易制毒化学品是指国家规定管制的可用于非法制造毒品的原料、配制等化学物品，包括制造毒品的原料、试剂、溶剂及稀释剂、添加剂等。易制毒化学品本身并不是毒品，但其具有双重性。易制毒化学品既是一般医药、化工业原料，又是生产、制造或合成毒品必不可少的化学品。国家对这些化学品的生产、运输、销售等制定了相应的管理办法，实行较为严格的管制。

(二)药品类易制毒化学品的品种

根据《条例》的规定，易制毒化学品分为三类，第一类是可以用于制毒的主要原料，第二类、第三类是可以用于制毒的化学配剂。《药品类易制毒化学品管理办法》明确药品类易制毒化学品包括麦角酸、麦角胺、麦角新碱、麻黄素、伪麻黄素、消旋麻黄素、去甲麻黄素、甲基麻黄素、麻黄浸膏、麻黄浸膏粉等麻黄素类物质。

二、药品类易制毒化学品的管理主体

国家食品药品监督管理总局主管全国药品类易制毒化学品生产、经营、购买等方面的监督管理工作。县级以上地方药品监督管理部门负责本行政区域内的药品类易制毒化学品生产、经营、购买等方面的监督管理工作。

三、药品类易制毒化学品的生产、经营许可

生产、经营药品类易制毒化学品，应当依照规定取得药品类易制毒化学品生产、经营许可。生产药品类易制毒化学品中属于药品的品种，还应当依照《药品管理法》和相关规定取得药品批准文号。

(一)药品类易制毒化学品的生产许可

药品生产企业申请生产药品类易制毒化学品，应当符合规定的条件，向所在

地省、自治区、直辖市药品监督管理部门提出申请，报送以下资料：①药品类易制毒化学品生产申请表；②药品生产许可证、《药品生产质量管理规范》认证证书和企业营业执照复印件；③企业药品类易制毒化学品管理的组织机构图（注明各部门职责及相互关系、部门负责人）；④反映企业现有状况的周边环境图、总平面布置图、仓储平面布置图、质量检验场所平面布置图、药品类易制毒化学品生产场所平面布置图（注明药品类易制毒化学品相应安全管理设施）；⑤药品类易制毒化学品安全管理制度文件目录；⑥重点区域设置电视监控设施的说明以及与公安机关联网报警的证明；⑦企业法定代表人、企业负责人和技术、管理人员具有药品类易制毒化学品有关知识的说明材料；⑧企业法定代表人及相关工作人员无毒品犯罪记录的证明；⑨申请生产仅能作为药品中间体使用的药品类易制毒化学品的，还应当提供合法用途说明等其他相应资料。

省、自治区、直辖市药品监督管理部门应当在收到申请之日起5日内，对申报资料进行形式审查，决定是否受理。受理的，在30日内完成现场检查，将检查结果连同企业申报资料报送国家食品药品监督管理总局。国家食品药品监督管理总局应当在30日内完成实质性审查，对符合规定的，发给药品类易制毒化学品生产许可批件（本节以下简称生产许可批件），注明许可生产的药品类易制毒化学品名称；不予许可的，应当书面说明理由。

药品生产企业收到生产许可批件后，应当向所在地省、自治区、直辖市药品监督管理部门提出变更药品生产许可证生产范围的申请。省、自治区、直辖市药品监督管理部门应当根据生产许可批件，在药品生产许可证正本的生产范围中标注“药品类易制毒化学品”；在副本的生产范围中标注“药品类易制毒化学品”后，括弧内标注药品类易制毒化学品名称。

药品类易制毒化学品生产企业申请换发药品生产许可证的，省、自治区、直辖市药品监督管理部门除按照《药品生产监督管理办法》审查外，还应当对企业的药品类易制毒化学品生产条件和安全管理情况进行审查。对符合规定的，在换发的药品生产许可证中继续标注药品类易制毒化学品生产范围和品种名称；对不符合规定的，报国家食品药品监督管理总局。国家食品药品监督管理总局收到省、自治区、直辖市药品监督管理部门报告后，对不符合规定的企业注销其生产许可批件，并通知企业所在地省、自治区、直辖市药品监督管理部门注销该企业药品生产许可证中的药品类易制毒化学品生产范围。

药品类易制毒化学品生产企业不再生产药品类易制毒化学品的，应当在停止生产经营后3个月内办理注销相关许可手续。药品类易制毒化学品生产企业连续1年未生产的，应当书面报告所在地省、自治区、直辖市药品监督管理部门；需要恢复生产的，应当经所在地省、自治区、直辖市药品监督管理部门对企业的生产条件和安全管理情况进行现场检查。

药品类易制毒化学品生产企业变更生产地址、品种范围的，应当重新申办生产许可批件。药品类易制毒化学品生产企业变更企业名称、法定代表人的，由所在地省、自治区、直辖市药品监督管理部门办理药品生产许可证变更手续，报国家食品药品监督管理总局备案。

药品类易制毒化学品以及含有药品类易制毒化学品的制剂不得委托生产。药品生产企业不得接受境外厂商委托加工药品类易制毒化学品以及含有药品类易制毒化学品的产品；特殊情况需要委托加工的，须经国家食品药品监督管理总局批准。

（二）药品类易制毒化学品的经营许可

药品类易制毒化学品的经营许可，由国家食品药品监督管理总局委托省、自治区、直辖市药品监督管理部门办理。药品类易制毒化学品单方制剂和小包装麻黄素，纳入麻醉药品销售渠道经营，仅能由麻醉药品全国性批发企业和区域性批发企业经销，不得零售。未实行药品批准文号管理的品种，纳入药品类易制毒化学品原料药渠道经营。

药品经营企业申请经营药品类易制毒化学品原料药，应当符合规定的条件，向所在地省、自治区、直辖市药品监督管理部门提出申请，报送以下资料：①药品类易制毒化学品原料药经营申请表；②具有麻醉药品和第一类精神药品定点经营资格或者第二类精神药品定点经营资格的药品经营许可证《药品经营质量管理规范》认证证书和企业营业执照复印件；③企业药品类易制毒化学品管理的组织机构图（注明各部门职责及相互关系、部门负责人）；④反映企业现有状况的周边环境图、总平面布置图、仓储平面布置图（注明药品类易制毒化学品相应安全管理设施）；⑤药品类易制毒化学品安全管理制度文件目录；⑥重点区域设置电视监控设施的说明以及与公安机关联网报警的证明；⑦企业法定代表人、企业负责人和销售、管理人员具有药品类易制毒化学品有关知识的说明材料；⑧企业法定代表人及相关工作人员无毒品犯罪记录的证明。省、自治区、直辖市药品监督管理部门应当在收到申请之日起 5 日内，对申报资料进行形式审查，决定是否受理。受理的，在 30 日内完成现场检查和实质性审查，对符合规定的，在药品经营许可证经营范围中标注“药品类易制毒化学品”，并报国家食品药品监督管理总局备案；不予许可的，应当书面说明理由。

四、药品类易制毒化学品的购买许可

国家对药品类易制毒化学品实行购买许可制度。购买药品类易制毒化学品的，应当办理药品类易制毒化学品购用证明（本节以下简称购用证明），但符合以下情形之一的，豁免办理购用证明：①医疗机构凭麻醉药品、第一类精神药品购用印鉴卡购买药品类易制毒化学品单方制剂和小包装麻黄素的；②麻醉药品全国性批发企业、区域性批发企业持麻醉药品调拨单购买小包装麻黄素以及单次购买麻黄素片剂6万片以下、注射剂1.5万支以下的；③按规定购买药品类易制毒化学品标准品、对照品的；④药品类易制毒化学品生产企业凭药品类易制毒化学品出口许可自营出口药品类易制毒化学品的。购用证明由国家食品药品监督管理总局统一印制，有效期为3个月。购用证明申请范围：①经批准使用药品类易制毒化学品用于药品生产的药品生产企业；②使用药品类易制毒化学品的教学、科研单位；③具有药品类易制毒化学品经营资格的药品经营企业；④取得药品类易制毒化学品出口许可的外贸出口企业；⑤经农业部会同国家食品药品监督管理总局下达兽用盐酸麻黄素注射液生产计划的兽药生产企业。药品类易制毒化学品生产企业自用药品类易制毒化学品原料药用于药品生产的，也应当按照规定办理购用证明。购用证明只能在有效期内一次使用。购用证明不得转借、转让。购买药品类易制毒化学品时必须使用购用证明原件，不得使用复印件、传真件。

购买药品类易制毒化学品应当符合相关规定，向所在地省、自治区、直辖市药品监督管理部门或者省、自治区药品监督管理部门确定并公布的设区的市级药品监督管理部门提出申请，填报购买药品类易制毒化学品申请表，提交相应资料。设区的市级药品监督管理部门应当在收到申请之日起5日内，对申报资料进行形式审查，决定是否受理。受理的，必要时组织现场检查，5日内将检查结果连同企业申报资料报送省、自治区药品监督管理部门。省、自治区药品监督管理部门应当在5日内完成审查，对符合规定的，发给购用证明；不予许可的，应当书面说明理由。省、自治区、直辖市药品监督管理部门直接受理的，应当在收到申请之日起10日内完成审查和必要的现场检查，对符合规定的，发给购用证明；不予许可的，应当书面说明理由。省、自治区、直辖市药品监督管理部门在批准发给购用证明之前，应当请公安机关协助核查相关内容；公安机关核查所用的时间不计算在上述期限之内。

五、药品类易制毒化学品的购销管理

药品类易制毒化学品生产企业应当将药品类易制毒化学品原料药销售给取得购用证明的药品生产企业、药品经营企业和外贸出口企业。药品类易制毒化学品经营企业应当将药品类易制毒化学品原料药销售给本省、自治区、直辖市行政区域内取得购用证明的单位。药品类易制毒化学品经营企业之间不得购销药品类易制毒化学品原料药。教学科研单位只能凭购用证明从麻醉药品全国性批

发企业、区域性批发企业和药品类易制毒化学品经营企业购买药品类易制毒化学品。

药品类易制毒化学品生产企业应当将药品类易制毒化学品单方制剂和小包装麻黄素销售给麻醉药品全国性批发企业。麻醉药品全国性批发企业、区域性批发企业应当按照规定的渠道销售药品类易制毒化学品单方制剂和小包装麻黄素。麻醉药品区域性批发企业之间不得购销药品类易制毒化学品单方制剂和小包装麻黄素。麻醉药品区域性批发企业之间因医疗急需等特殊情况需要调剂药品类易制毒化学品单方制剂的，应当在调剂后2日内将调剂情况分别报所在地省、自治区、直辖市药品监督管理部门备案。药品类易制毒化学品禁止使用现金或者实物进行交易。

药品类易制毒化学品生产企业、经营企业销售药品类易制毒化学品，应当逐一建立购买方档案。购买方为非医疗机构的，档案内容至少包括：①购买方药品生产许可证、药品经营许可证、企业营业执照等资质证明文件复印件；②购买方企业法定代表人、主管药品类易制毒化学品负责人、采购人员姓名及其联系方式；③法定代表人授权委托书原件及采购人员身份证明文件复印件；④购用证明或者麻醉药品调拨单原件；⑤销售记录及核查情况记录。购买方为医疗机构的，档案应当包括医疗机构麻醉药品、第一类精神药品购用印鉴卡复印件和销售记录。

药品类易制毒化学品生产企业、经营企业销售药品类易制毒化学品时，应当核查采购人员身份证明和相关购买许可证明，无误后方可销售，并保存核查记录。发货应当严格执行出库复核制度，认真核对实物与药品销售出库单是否相符，并确保将药品类易制毒化学品送达购买方药品生产许可证或者药品经营许可证所载明的地址，或者医疗机构的药库。在核查、发货、送货过程中发现可疑情况的，应当立即停止销售，并向所在地药品监督管理部门和公安机关报告。

除药品类易制毒化学品经营企业外，购用单位应当按照购用证明载明的用途使用药品类易制毒化学品，不得转售；外贸出口企业购买的药品类易制毒化学品不得内销。购用单位需要将药品类易制毒化学品退回原供货单位的，应当分别报其所在地和原供货单位所在地省、自治区、直辖市药品监督管理部门备案。原供货单位收到退货后，应当分别向其所在地和原购用单位所在地省、自治区、直辖市药品监督管理部门报告。

六、药品类易制毒化学品的安全管理

药品类易制毒化学品生产企业、经营企业、使用药品类易制毒化学品的药品生产企业和教学科研单位，应当配备保障药品类易制毒化学品安全管理的设施，

建立层层落实责任制的药品类易制毒化学品管理制度。

药品类易制毒化学品生产企业、经营企业和使用药品类易制毒化学品的药品生产企业，应当设置专库或者在药品仓库中设立独立的专库(柜)储存药品类易制毒化学品。麻醉药品全国性批发企业、区域性批发企业可在其麻醉药品和第一类精神药品专库中设专区存放药品类易制毒化学品。教学科研单位应当设立专柜储存药品类易制毒化学品。专库应当设有防盗设施，专柜应当使用保险柜；专库和专柜应当实行双人双锁管理。药品类易制毒化学品生产企业、经营企业和使用药品类易制毒化学品的药品生产企业，其关键生产岗位、储存场所应当设置电视监控设施，安装报警装置并与公安机关联网。

药品类易制毒化学品生产企业、经营企业和使用药品类易制毒化学品的药品生产企业，应当建立药品类易制毒化学品专用账册。专用账册保存期限应当自药品类易制毒化学品有效期期满之日起不少于2年。药品类易制毒化学品生产企业自营出口药品类易制毒化学品的，必须在专用账册中载明，并留存出口许可及相应证明材料备查。药品类易制毒化学品入库应当双人验收，出库应当双人复核，做到账物相符。

发生药品类易制毒化学品被盗、被抢、丢失或者其他流入非法渠道情形的，案发单位应当立即报告当地公安机关和县级以上地方药品监督管理部门。接到报案的药品监督管理部门应当逐级上报，并配合公安机关查处。

七、药品类易制毒化学品的监督管理

县级以上地方药品监督管理部门负责本行政区域内药品类易制毒化学品生产企业、经营企业、使用药品类易制毒化学品的药品生产企业和教学科研单位的监督检查。药品监督管理部门应当建立对本行政区域内相关企业的监督检查制度和监督检查档案。监督检查至少应当包括药品类易制毒化学品的安全管理状况、销售流向、使用情况等内容；对企业的监督检查档案应当全面翔实，应当有现场检查等情况的记录。每次检查后应当将检查结果以书面形式告知被检查单位；需要整改的应当提出整改内容及整改期限，并实施跟踪检查。药品监督管理部门对药品类易制毒化学品的生产、经营、购买活动进行监督检查时，可以依法查看现场、查阅和复制有关资料、记录有关情况、扣押相关的证据材料和违法物品；必要时，可以临时查封有关场所。被检查单位及其工作人员应当配合药品监督管理部门的监督检查，如实提供有关情况和材料、物品，不得拒绝或者隐匿。药品监督管理部门应当将依法吊销或者注销药品类易制毒化学品许可的情况及时通报有关公安机关和工商行政管理部门。药品监督管理部门收到工商行政管理部门关于药品类易制毒化学品生产企业、经营企业吊销营业执照或者注销登

记的情况通报后，应当及时注销相应的药品类易制毒化学品许可。

药品类易制毒化学品生产企业、经营企业应当于每月10日前，向所在地县级药品监督管理部门、公安机关及中国麻醉药品协会报送上月药品类易制毒化学品生产、经营和库存情况；每年3月31日前向所在地县级药品监督管理部门、公安机关及中国麻醉药品协会报送上年度药品类易制毒化学品生产、经营和库存情况。药品监督管理部门应当将汇总情况及时报告上一级药品监督管理部门。药品类易制毒化学品生产企业、经营企业应当按照药品监督管理部门制定的药品电子监管实施要求，及时联入药品电子监管网，并通过网络报送药品类易制毒化学品生产、经营和库存情况。药品类易制毒化学品生产企业、经营企业、使用药品类易制毒化学品的药品生产企业和教学科研单位，对过期、损坏的药品类易制毒化学品应当登记造册，并向所在地县级以上地方药品监督管理部门申请销毁。药品监督管理部门应当自接到申请之日起5日内到现场监督销毁。

八、法律责任

《药品类易制毒化学品管理办法》对药品类易制毒化学品生产企业、经营企业、使用单位以及药品监督管理部门工作人员的违法行为规定了明确的法律责任。

1.药品类易制毒化学品生产企业、经营企业、使用药品类易制毒化学品的药品生产企业、教学科研单位，未按规定执行安全管理制度的，由县级以上药品监督管理部门按照《条例》第40条第1款第1项的规定给予处罚。

2.药品类易制毒化学品生产企业自营出口药品类易制毒化学品，未按规定在专用账册中载明或者未按规定留存出口许可、相应证明材料备查的，由县级以上药品监督管理部门按照《条例》第40条第1款第4项的规定给予处罚。

3.有下列情形之一的，由县级以上药品监督管理部门给予警告，责令限期改正，可以并处1万元以上3万元以下的罚款：

(1)药品类易制毒化学品生产企业连续停产1年以上未按规定报告的，或者未经所在地省、自治区、直辖市药品监督管理部门现场检查即恢复生产的。

(2)药品类易制毒化学品生产企业、经营企业未按规定渠道购销药品类易制毒化学品的。

(3)麻醉药品区域性批发企业因特殊情况调剂药品类易制毒化学品后未按规定备案的。

(4)药品类易制毒化学品发生退货，购用单位、供货单位未按规定备案、报告的。

4.药品类易制毒化学品生产企业、经营企业、使用药品类易制毒化学品的药品生产企业和教学科研单位，拒不接受药品监督管理部门监督检查的，由县级以上药品监督管理部门按照《条例》第 42 条规定给予处罚。

5.对于由公安机关、工商行政管理部门按照《条例》第 38 条作出行政处罚决定的单位，药品监督管理部门自该行政处罚决定做出之日起 3 年内不予受理其药品类易制毒化学品生产、经营、购买许可的申请。

6.药品监督管理部门工作人员在药品类易制毒化学品管理工作中有应当许可而不许可、不应当许可而许可，以及其他滥用职权、玩忽职守、徇私舞弊行为的，依法给予行政处分；构成犯罪的，依法追究刑事责任。

第十三章　中药管理的法律规定

第一节　概　述

一、中药的概念

中药是指在中国传统医药理论指导下，应用于疾病预防、治疗和保健的药物，自近代化学药传入我国后，为了区别，人们将我国的传统药称为中药。中药包括中药材、中药饮片、中成药等，也包括民族药。中药是中国传统医药的重要组成部分，是临症治疗的重要物质基础，从古至今，在人们防病治病中具有不可替代的作用。随着中药的资源优势、疗效优势、预防保健优势以及市场前景逐渐为国际认可，其将对促进世界医药科学的发展和人类健康发挥更大的作用。

中药材是指药用植物、动物、矿物的药用部分采收后经产地初加工形成的原料药材。中药材是中药的原料来源，大部分中药材来源于植物，其药用部位包括根、茎、叶、花、果实、皮等；动物药来源于动物的骨骼、内脏、结石、肉、皮等；矿物药包括天然矿物、矿物加工品和动物化石等。

中药饮片是指在中国传统医药理论指导下，对中药材进行净选、切片或加工炮制后，具有一定规格的，可应用于临床或生产的制成品。广义上，凡应用于中医临床的全部药材都统称为中药饮片；狭义上，则是指切制成适宜的片、段、块、丝等，并经过传统的炮制工艺加工处理后的制成品。

中成药是指按照中医辨证施治的理法方药的治疗原则，将疗效确切、应用广泛的处方、验方，经药品监督管理部门批准，严格按照规定的处方、生产工艺和质量标准生产而成的中药成方制剂。中药传统剂型包括丸、散、膏、丹、露、酒、锭等，现代剂型包括酊剂、糖浆剂、滴丸剂、膜剂、颗粒剂、片剂、硬胶囊剂、软胶囊剂、气雾剂、注射剂等。

二、中药管理的有关规定

（一）《药品管理法》及其实施条例的有关规定

1. 国家发展现代药和传统药，充分发挥其在预防、医疗和保健中的作用。国家保护野生药材资源，鼓励培育中药材。

2. 新发现和从国外引种的药材，经国务院药品监督管理部门审核批准后，方可销售。

3. 药品经营企业销售中药材，必须标明产地；城乡集市贸易市场可以出售中药材，国务院另有规定的除外，城乡集市贸易市场不得出售中药材以外的药品，但持有药品经营许可证的药品零售企业在规定的范围内可以在城乡集市贸易市场设点出售中药材以外的药品；药品生产企业、药品经营企业、医疗机构必须从具有药品生产、经营资格的企业购进药品，但是，购进没有实施批准文号管理的中药材除外。

4. 发运中药材必须有包装。在每件包装上，必须注明品名、产地、日期、调出单位，并附有质量合格标志。

5. 国家鼓励培育中药材。对集中规模化栽培养殖、质量可以控制并符合国务院药品监督管理部门规定条件的中药材品种，实行批准文号管理。

（二）《中医药管理条例》的有关规定

国家保护野生中药材资源，扶持濒危动植物中药材人工代用品的研究和开发利用。县级以上地方人民政府应当加强中药材的合理开发和利用，鼓励建立中药材种植、培育基地，促进短缺中药材的开发、生产。

（三）《国务院关于扶持和促进中医药事业发展的若干意见》的有关规定

促进中药资源可持续发展；加强对中药资源的保护、研究开发和合理利用；开展全国中药资源普查，加强中药资源监测和信息网络建设；保护药用野生动植物资源，加快种质资源库建设，在药用野生动植物资源集中分布区建设保护区，建立一批繁育基地，加强珍稀濒危品种保护、繁育和替代品研究，促进资源恢复与增长；结合农业结构调整，建设道地药材良种繁育体系和中药材种植规范化、规模化生产基地，开展技术培训和示范推广；合理调控、依法监管中药原材料出口。

（四）《药品经营质量管理规范》的有关规定

中药材销售记录应当包括品名、规格、产地、购货单位、销售数量、单价、金额、销售日期等内容；中药材应有包装，并附有质量合格的标志，每件包装上，中药材标明品名、产地，供货单位实施批准文号管理的中药材，在包装上还应标明批准文号。

（五）2013年国家食品药品监督管理总局等八部委发布《食品药品监管总局等部门关于进一步加强中药材管理的通知》的有关规定

1. 加强中药材种植养殖管理。采集使用国家保护品种，要严格按规定履行审批手续，加强中药材种植养殖的科学管理，按品种逐一制定并严格实施种植养殖和采集技术规范，统一建立种子种苗繁育基地，合理使用农药和化肥，按年限、季节和药用部位采收中药材。禁止在非适宜区种植养殖中药材，严禁使用高毒、剧毒农药，严禁滥用农药、抗生素、化肥，特别是动物激素类物质、植物生长调节剂和除草剂。

2. 加强中药材产地初加工管理。逐步实现初加工集中化、规范化、产业化。要对地产中药材逐个品种制定产地初加工规范，统一质量控制标准，改进加工工艺。严禁滥用硫黄熏蒸等方法，二氧化硫等物质残留必须符合国家规定。

3. 加强中药材专业市场管理。除现有17个中药材专业市场外，各地一律不得开办新的中药材专业市场。

4. 加强中药饮片生产经营管理。中药饮片生产经营必须依法取得许可证，按照法律法规及有关规定组织开展生产经营活动。

三、中药饮片管理

（一）《药品管理法》及其实施条例的有关规定

1. 中药饮片必须按照国家药品标准炮制；国家药品标准没有规定的，必须按照省、自治区、直辖市人民政府药品监督管理部门制定的炮制规范炮制。

2. 生产新药或者已有国家标准的药品的，须经国务院药品监督管理部门批准，并发给药品批准文号；生产没有实施批准文号管理的中药材和中药饮片除外。实施批准文号管理的中药材、中药饮片品种目录由国务院药品监督管理部门会同国务院中医药管理部门制定。

3. 生产中药饮片，应当选用与药品性质相适应的包装材料和容器；包装不符合规定的中药饮片，不得销售。中药饮片包装必须印有或者贴有标签。中药饮片的标签必须注明品名、规格、产地、生产企业、产品批号、生产日期，实施批准文号管理的中药饮片还必须注明药品批准文号。

（二）GSP的有关规定

经营中药饮片还应划分零货称取专库（区），各库（区）应设有明显标志；分装中药饮片应有符合规定的专门场所，其面积和设备应与分装要求相适应；中药饮片应与其他药品分开存放；中药饮片按其特性，采取干燥、降氧、熏蒸等方法养护；药品零售企业经营中药饮片应配置所需的调配处方和临方炮制的设备；中药饮片柜斗谱的书写应当正名正字；装斗前应当复核，防止错斗、串斗；应当定期清斗，防止饮片生虫、发霉、变质；不同批号的饮片装斗前应当清斗并记录。

（三）《医院中药饮片管理规范》的有关规定

1. 医院采购中药饮片，应当验证生产经营企业及其销售人员的相关证明文件并存档备查。

2.医院对所购的中药饮片，应当按照国家药品标准和省级规范进行验收，验收不合格的不得入库。

3.中药饮片仓库应当有与使用量相适应的条件及设施，出入库应当有完整记录，定期进行养护并记录。

4.中药饮片装斗时要清斗，认真核对，装量适当，不得错斗、串斗。中药饮片调配后，复核率应当达到100%，每剂重量误差应当在±5%以内。

5.调配含有毒性中药饮片的处方，每次处方剂量不得超过2日极量。对处方未注明“生用”的，应给付炮制品。罂粟壳不得单方发药，必须凭有麻醉药处方权的执业医师签名的淡红色处方方可调配，每张处方不得超过3日用量，连续使用不得超过7日，成人一次的常用量为每日3～6g。

6.中药饮片煎煮液的包装材料和容器应当无毒、卫生、不易破损，并符合有关规定。

(四)《关于加强中药饮片监督管理的通知》的有关规定

1.加强中药饮片生产经营行为监管。

生产中药饮片必须持有药品生产许可证、药品生产质量管理规范证书；必须以中药材为起始原料，使用符合药用标准的中药材，并应尽量固定药材产地；必须严格执行国家药品标准和地方中药饮片炮制规范、工艺规程；必须在符合药品GMP条件下组织生产，出厂的中药饮片应检验合格，并随货附纸质或电子版的检验报告书。

批发零售中药饮片必须持有药品经营许可证、药品经营质量管理规范证书，必须从持有药品生产质量管理规范证书的生产企业或持有药品经营质量管理规范证书的经营企业采购。批发企业销售给医疗机构、药品零售企业和使用单位的中药饮片，应随货附加盖单位公章的生产、经营企业资质证书及检验报告书(复印件)。

严禁生产企业外购中药饮片半成品或成品进行分包装或改换包装标签等行为；严禁经营企业从事饮片分包装、改换标签等活动；严禁从中药材市场或其他不具备饮片生产经营资质的单位或个人采购中药饮片。

2.加强医疗机构中药饮片监管。

医疗机构从中药饮片生产企业采购，必须要求企业提供资质证明文件及所购产品的质量检验报告书；从经营企业采购的，除要求提供经营企业资质证明外，还应要求提供所购产品生产企业的药品生产质量管理规范证书以及质量检验报告书。医疗机构必须按照医院中药饮片管理规范的规定使用中药饮片，保证在储存、运输、调剂过程中的饮片质量。

严禁医疗机构从中药材市场或其他没有资质的单位和个人，违法采购中药饮片调剂使用。医疗机构如加工少量自用特殊规格饮片，应将品种、数量、加工理由和特殊性等情况向所在地市级以上食品药品监管部门备案。

四、中成药管理

（一）《药品注册管理办法》的有关规定

在《药品注册管理办法》和其附件中明确规定了中药、天然药物注册分类及申报资料要求。

（二）《中药注册管理补充规定》的有关规定

为遵循中医药研究规律，体现中药注册特点，规范中药注册行为，促进中医药和民族医药事业发展，根据《药品注册管理办法》的有关规定，原国家食品药品监督管理局组织制定了《中药注册管理补充规定》，对中药新药的研制、主治病证未在国家批准的中成药"功能主治"中收载的新药、中药注册申请、中药复方制剂、来源于古代经典名方的中药复方制剂以及藏药、维药、蒙药等民族药的注册管理进行的规范。

1.中药复方制剂应在中医药理论指导下组方，其处方组成包括中药饮片（药材）、提取物、有效部位及有效成分。如含有无法定标准的中药材，应单独建立质量标准；无法定标准的有效部位和有效成分，应单独建立质量标准，并按照相应的注册分类提供研究资料；中药提取物应建立可控的质量标准，并附于制剂质量标准之后。

2.来源于古代经典名方的中药复方制剂，是指目前仍广泛应用、疗效确切、具有明显特色与优势的清代及清代以前医籍所记载的方剂。

（1）该类中药复方制剂的具体目录由国家食品药品监督管理局协助有关部门制定并发布。

（2）符合以下条件的该类中药复方制剂，可仅提供非临床安全性研究资料，并直接申报生产：处方中不含毒性药材或配伍禁忌；处方中药味均有法定标准；生产工艺与传统工艺基本一致；给药途径与古代医籍记载一致，日用饮片量与古代医籍记载相当；功能主治与古代医籍记载一致；适用范围不包括危重症，不涉及孕妇、婴幼儿等特殊用药人群。

（3）该类中药复方制剂的药品说明书中须注明处方及功能主治的具体来源，说明本方剂有长期临床应用基础，并经非临床安全性评价。

（4）该类中药复方制剂不发给新药证书。

（三）《关于规范中药生产经营秩序，严厉查处违法违规行为的通知》的有关规定

1.中成药生产企业应保证其使用的中药材来源、产地稳定，推进中药材基地建设，积极引导中药材规范化、规模化种植。加强对重金属及有害元素、农药残

留、黄曲霉毒素等安全性指标的检测和控制，切实保证中药材质量和安全。

2.中成药生产企业应严格按照GMP组织生产，严把原料、中间产品和成品质量关，切实承担起第一质量责任人的职责。

3.应具备与生产品种相适应的中药前处理、提取能力，保证生产体系完整，强化生产全过程的质量控制。严格按照药品标准投料生产，处方项下规定为饮片投料的不得以药材投料，规定为中药提取物投料的，方可直接使用提取物投料。

4.使用中药提取物投料的生产企业，应切实加强对提取物生产企业的质量审计，固定提取物来源，并将提取物供应商等信息报送省级食品药品监管局药品注册部门备案，发生变更时应重新备案。

5.中成药生产企业应加强本企业或本集团中药提取车间建设，使之完全适应相应品种提取生产和质量控制需要。

（四）《关于开展中药注射剂安全性再评价工作的通知》的有关规定

对进一步控制中药注射剂安全风险、做好安全性再评价工作进行了详细的规定，并进一步制订了《中药注射液安全性再评价工作方案》。

第二节　野生药材资源保护的法律规定

为保护和合理利用野生药材资源，适应人民医疗保健事业的需要，国务院制定了《野生药材资源保护管理条例》，并于1987年10月30日发布，自1987年12月1日起施行。

一、《野生药材资源保护条例》的适用范围及原则

（一）适用范围

在中华人民共和国境内采猎、经营野生药材的任何单位或个人，除国家另有规定外，都必须遵守本条例。

（二）原则

国家对野生药材资源实行保护、采猎相结合的原则，并创造条件开展人工种养。

二、野生药材品种的分级及品种名录

国家重点保护的野生药材物种分为以下三级。

一级保护野生药材物种：濒临灭绝状态的稀有珍贵野生药材物种；

二级保护野生药材物种：分布区域缩小、资源处于衰竭状态的重要野生药材

物种；

三级保护野生药材物种：资源严重减少的主要常用野生药材物种。

国家重点保护的野生药材物种名录共收载了野生药材物种76种，中药材43种。其中一级保护的野生药材物种4种，中药材4种；二级保护的野生药材物种27种，中药材17种；三级保护的野生药材物种45种，中药材22种。

表13-1　国家重点保护的野生中药材物种

一级保护	虎骨、豹骨、羚羊角、鹿茸（梅花鹿）
二级保护	鹿茸（马鹿）、麝香（3个品种）、熊胆（2个品种）、穿山甲、蟾酥（2个品种）、蛤蟆油、金钱白花蛇、乌梢蛇、蕲蛇、蛤蚧、甘草（3个品种）、黄连（3个品种）、人参、杜仲、厚朴（2个品种）、黄柏（2个品种）、血竭
三级保护	川贝母（4个品种）、伊贝母（2个品种）、刺五加、黄芩、天冬、猪苓、龙胆（4个品种）、防风、远志（2个品种）、胡黄连、肉苁蓉、秦艽（4个品种）、细辛（3个品种）、紫草、五味子（2个品种）、蔓荆子（2个品种）、诃子（2个品种）、山茱萸、石斛（5个品种）、阿魏（2个品种）、连翘、羌活（2个品种）

三、野生药材资源保护管理的具体办法

（一）对一级保护野生药材物种的管理

禁止采猎一级保护野生药材物种。一级保护野生药材物种属于自然淘汰的，其药用部分由各级药材公司负责经营管理，但不得出口。

（二）对二、三级保护野生药材物种的管理

采猎、收购二、三级保护野生药材物种的，必须按照批准的计划执行。采猎者必须持有采药证，需要进行采伐或狩猎的，必须申请采伐证或狩猎证。不得在禁止采猎区、禁止采猎期进行采猎，不得使用禁用工具进行采猎。

二、三级保护野生药材物种属于国家计划管理的品种，由中国药材公司统一经营管理；其余品种由产地县药材公司或其委托单位按照计划收购。

二、三级保护野生药材物种的药用部分，除国家另有规定外，实行限量出口。

四、法律责任

违反采猎、收购、保护野生药材物种规定的，由当地县以上医药管理部门会同同级有关部门没收其非法采猎的野生药材及使用工具，并处以罚款。违反规定，未经野生药材资源保护管理部门批准进入野生药材资源保护区从事科研、教学、旅游等活动的，当地县以上医药管理部门和自然保护区主管部门有权制止；造成损失的，必须承担赔偿责任。

违反保护野生药材物种收购、经营、出口管理的，由工商行政管理部门或有

关部门没收其野生药材和全部违法所得，并处以罚款。

保护野生药材资源管理部门工作人员徇私舞弊的，由所在单位或上级管理部门给予行政处分；造成野生药材资源损失的，必须承担赔偿责任。破坏野生药材资源情节严重，构成犯罪的，由司法机关依法追究刑事责任。

第三节　中药材生产质量管理的法律规定

一、中药材生产质量管理规范概述

中药材生产质量管理规范（Good Agruichltural Practice，GAP）是我国中药材生产和质量管理的基本准则。为规范中药材生产，保证中药材质量，促进中药标准化、现代化，2002 年 3 月 18 日，原国家药品监督管理局发布《中药材生产质量管理规范（试行）》，并于 2002 年 6 月 1 日起施行。

《中药材生产质量管理规范（试行）》适用于我国中药材生产企业生产中药材的全过程，即从种子种苗等繁殖材料经过不同阶段的生长发育到形成商品中药材的过程。中药材 GAP 从保证中药材质量出发，以控制影响中药材质量的各种因素，达到药材稳定可控的目的。生产企业应运用规范化管理和质量监控手段，坚持“最大持续产量”原则，实现资源的可持续利用。

二、《中药材生产质量管理规范（试行）》的主要内容

（一）产地生态环境

中药材产地的环境应符合国家相应标准，空气应符合大气环境质量二级标准，土壤应符合土壤质量二级标准；灌溉水应符合农田灌溉水质量标准，药用动物饮用水应符合生活饮用水质量标准。

（二）种质和繁殖材料

对养殖、栽培或野生采集的药用动植物，应准确鉴定其物种，包括亚种、变种或品种，记录其中文名及学名。种子、菌种和繁殖材料在生产、储运过程中应实行检验和检疫制度以保证质量和防止病虫害及杂草的传播；防止伪劣种子、菌种和繁殖材料的交易与传播。应按动物习性进行药用动物的引种及驯化。捕捉和运输时应避免动物机体和精神损伤。引种动物必须严格检疫，并进行一定时间的隔离、观察。

（三）药用植物栽培管理

根据药用植物生长发育要求，确定栽培适宜区域，并制定相应的种植规程。根据药用植物的营养特点及土壤的供肥能力，确定施肥种类、时间和数量，施用

肥料的种类以有机肥为主，根据不同药用植物物种生长发育的需要有限度地使用化学肥料；允许施用经充分腐熟达到无害化卫生标准的农家肥，禁止施用城市生活垃圾、工业垃圾及医院垃圾和粪便；根据药用植物不同生长发育时期的需水规律及气候条件、土壤水分状况，适时、合理灌溉和排水，保持土壤的良好通气条件；根据药用植物生长发育特性和不同的药用部位，加强田间管理，及时采取打顶、摘蕾、整枝修剪、覆盖遮阴等栽培措施，调控植株生长发育，提高药材产量，保持质量稳定；药用植物病虫害的防治应采取综合防治策略，如必须施用农药时，采用最小有效剂量并选用高效、低毒、低残留农药，以降低农药残留和重金属污染，保护生态环境。

（四）药用动物养殖管理

根据药用动物生存环境、食性、行为特点及对环境的适应能力等，确定相应的养殖方式和方法，制定相应的养殖规程和管理制度。根据药用动物的季节活动、昼夜活动规律及不同生长周期和生理特点，科学配制饲料，定时定量投喂；适时适量地补充精料、维生素、矿物质及其他必要的添加剂，不得添加激素、类激素等添加剂，饲料及添加剂应无污染，药用动物养殖应视季节、气温、通气等情况，确定给水的时间及次数，草食动物应尽可能通过多食青绿多汁的饲料补充水分；根据药用动物栖息、行为等特性，建造具有一定空间的固定场所及必要的安全设施；养殖环境应保持清洁卫生，建立消毒制度，并选用适当消毒剂对动物的生活场所、设备等进行定期消毒，加强对进入养殖场所人员的管理；药用动物的疫病防治，应以预防为主，定期接种疫苗；合理划分养殖区，对群饲药用动物要有适当密度。发现患病动物，应及时隔离，患动物传染病应处死，火化或深埋；根据养殖计划和育种需要，确定动物群的组成与结构，适时周转；禁止将中毒、感染疫病的药用动物加工成中药材。

（五）采收和初加工

野生或半野生药用动植物的采集应坚持“最大持续产量”原则，应有计划地进行野生抚育、轮采与封育，以利生物的繁衍与资源的更新。根据产品质量及植物单位面积产量或动物养殖数量，并参考传统采收经验等因素确定适宜的采收时间（包括采收期、采收年限）和方法。采收机械、器具应保持清洁、无污染，存放在无虫鼠害和禽畜的干燥场所；采收及初加工过程中应尽可能排除非药用部分及异物，特别是杂草及有毒物质，剔除破损、腐烂变质的部分；药用部分采收后，经过拣选、清洗、切制或修整等适宜的加工，需干燥的应采用适宜的方法和技术迅速干燥，并控制温度和湿度，使中药材不受污染，有效成分不被破坏；鲜用药材可采用冷藏、砂藏、罐贮、生物保鲜等适宜的保鲜方法，尽可能不使用保鲜剂和防腐剂，如必须使用时，应符合国家对食品添加剂的有关规定；加工场地应清洁、通风，具有遮阳、防雨和防鼠、虫及禽畜的设施；地道药材应按传统方法进行加工，如有改动，应提供充分试验数据，不得影响药材质量。

（六）包装、运输和储藏

包装前应检查并清除劣质品及异物；包装应按标准操作规程操作，并有记录，其内容应包括品名、规格、产地、批号、重量、包装工号、包装日期等；在每件药材包装上，应注明品名、规格、产地、批号、包装日期、生产单位，并附有质量合格的标志；易破碎的药材应使用坚固的箱盒包装；毒性、麻醉性、贵细药材应使用特殊包装，并应贴上相应的标记；药材批量运输时，不应与其他有毒、有害、易串味物质混装；在应用传统贮藏方法的同时，应注意选用现代贮藏保管新技术、新设备。

（七）质量管理

生产企业应设质量管理部门，负责中药材生产全过程的监督管理和质量监控，并应配备与药材生产规模、品种检验要求相适应的人员、场所、仪器和设备；质量管理部门应包括环境监测、卫生管理、生产资料、包装材料及药材的检验并出具检验报告、制订培训计划并监督实施、制订和管理质量文件，对生产、包装、检验等各种原始记录进行管理等主要职责。

药材包装前，质量检验部门应对每批药材，按中药材国家标准或经审核批准的中药材标准进行检验。检验项目应至少包括药材性状与鉴别、杂质、水分、灰分与酸不溶性灰分、浸出物、指标性成分或有效成分含量。农药残留量、重金属及微生物限度均应符合国家标准和有关规定。

（八）人员和设备

生产企业的技术负责人、质量管理部门负责人应有药学或农学、畜牧学等相关专业的大专以上学历，并有药材生产实践经验或药材质量管理经验；生产企业生产和检验用的仪器、仪表、量具、衡器等其适用范围和精密度应符合生产和检验的要求，有明显的状态标志，并定期校验。

（九）文件管理

生产企业应有生产管理、质量管理等标准操作规程。对每种中药材的生产全过程均应详细记录，必要时可附图片、图像。对记录的内容做了具体规定，要求原始记录、生产计划及执行情况、合同及协议书均应存档，至少保持5年。

三、中药材生产质量管理规范的认证

为贯彻和落实中药材GAP，2003年9月19日，原国家食品药品监督管理局印发了《中药材生产质量管理规范认证管理办法（试行）》及《中药材GAP认证检查评定标准（试行）》，自2003年11月1日施行。

（一）中药材GAP认证管理部门

国家食品药品监督管理总局负责全国中药材GAP认证工作；负责中药材

GAP 认证检查评定标准及相关文件的制定、修订工作；负责中药材 GAP 认证检查员的培训、考核和聘任等管理工作。CFDA 食品药品审核查验中心承担中药材 GAP 认证的具体工作。省级药品监督管理部门负责本行政区域内中药材生产企业的 GAP 认证申报资料初审和通过中药材 GAP 认证企业的日常监督管理工作。

（一）中药材 GAP 认证程序

1. 申请与受理。

申请中药材 GAP 认证的中药材生产企业，其申报的品种至少完成一个生产周期。申报时需填写中药材 GAP 认证申请表，向所在省级药品监督管理部门提交相关资料。省级药品监督管理部门自收到申报资料之日起 40 个工作日内提出初审意见，符合规定的，将初审意见和认证资料转报 CFDA。CFDA 对初审合格的认证资料在 5 日内进行形式审查，必要时可请专家论证（时限可延长至 30 个工作日），符合要求的予以受理并转食品药品审核查验中心。

2. 技术审查和现场检查。

食品药品审核查验中心在 30 个工作日内提出技术审查意见，制订现场检查方案。现场检查一般安排在该品种的采收期，一般为 3～5 日。检查组一般由 3～5名检查员组成，选派遵循本行政区域内回避原则。检查中如实记录缺陷项目，现场检查结束后，形成书面报告，并在 5 个工作日内将检查报告及相关资料报食品药品审核查验中心。

3. 认证审批。

食品药品审核查验中心在收到现场检查报告后 20 个工作日内进行技术审核，符合规定的，报 CFDA 审批。符合中药材 GAP 认证标准的，颁发中药材 GAP 证书并予以公告。

中药材 GAP 证书有效期一般为 5 年，生产企业在中药材 GAP 证书有效期满前 6 个月，按照规定重新申请中药材 GAP 认证。

（三）中药材 GAP 认证检查标准

中药材 GAP 认证检查项目共 104 项，其中关键项目（条款号前加 *）19 项，一般项目 85 项。关键项目不合格则称为严重缺陷，一般项目不合格则称为一般缺陷。一般缺陷≤20%可通过认证；而严重缺陷≥1 项则不能通过认证。

（四）中药材 GAP 认证后监督检查

CFDA 负责组织对取得中药材 GAP 证书的企业，根据中药材品种生长特点确定检查频次和重点进行跟踪检查。在中药材 GAP 证书有效期内，省级药品监督管理部门负责每年对企业跟踪检查一次，跟踪检查情况应及时报 CFDA。取得中药材 GAP 证书的企业，如发生重大质量问题或者未按照中药材 GAP 组织生产的，CFDA将予以警告，并责令改正；情节严重的，将吊销中药材GAP证书。

第四节　中药行政保护的法律规定

一、中药品种保护

（一）中药品种保护制度

中药品种保护制度是指国务院于1992年10月14日颁布的《中药品种保护条例》规定的一项行政管理措施。为了提高中药品种的质量，保护中药生产企业的合法权益，促进中药事业的发展，国务院颁布了《中药品种保护条例》，该条例1993年1月1日实施。1993年10月首届国家中药品种保护审评委员会在北京成立，我国的中药品种保护工作全面展开。

《中药品种保护条例》规定："国家鼓励研制开发临床有效的中药品种，对质量稳定，疗效确切的中药品种实行分级保护制度。"分级保护制度是指在我国境内经国家批准注册的中药品种，并且符合中药品种保护管理要求的中药品种，经国务院主管部门批准给予保护后，在其保护期内，只能由取得《中药品种保护证书》的企业生产其中药保护品种，未取得《中药品种保护证书》的企业，一律不得生产。中药品种保护是对专利保护和新药保护的一种后续补充，其作用类似于某些发达国家对药品专利的补充保护证书，是对药品发明知识产权保护的一种延续和加强。通过中药品种保护，可以进一步规范药品市场，淘汰质量不好的劣质药品，使高质量的药品占有更大的市场份额，从而为企业赢得更多的经济利益。

《中药品种保护条例》实施以来，到2015年2月，我国共发布了75批国家中药保护品种，47批延长保护公报以及若干批次同品种保护，同时，也依法撤销和终止了有关中药品种的保护，进一步优化了中药的品种结构。截至2015年3月，国家食品药品监督管理总局共批准378种国家中药保护品种。国家食品药品监督管理总局全面开展中药保护品种延长保护期工作。国家鼓励研制开发临床有效的中药品种，对质量稳定、疗效确切的中药品种实行分级保护制度。

二、中药保护品种等级的划分和审批

依照中药保护品种条例受保护的中药品种，必须是列入国家药品标准的品种。经国务院卫生行政部门认定，列为省、自治区、直辖市药品标准的品种，也可以申请保护。受保护的中药品种分为两级。

符合下列条件之一的中药品种，可以申请一级保护：

1. 对特定疾病有特殊疗效的。

2. 相当于国家一级保护野生药材物种的人工制成品。

3. 用于预防和治疗特殊疾病的。

对特定疾病有特殊疗效，是指对某一疾病在治疗效果上能取得重大突破性进展。例如，对常见病、多发病等疾病有特殊疗效，对既往无有效治疗方法的疾病能取得明显效果，或者对改善重大疑难疾病、危急重症或罕见疾病的终点结局(病死率、致残率等)取得重大进展。

相当于国家一级保护野生药材物种的人工制成品是指列为国家一级保护物种药材的人工制成品；或目前虽属于二级保护物种但其野生资源已处于濒危状态物种药材的人工制成品。

用于预防和治疗特殊疾病的特殊疾病，是指严重危害人民群众身体健康和正常社会生活经济秩序的重大疑难疾病、危急重症、烈性传染病和罕见病。如恶性肿瘤、终末期肾病、脑卒中、急性心肌梗塞、艾滋病、传染性非典型肺炎、人禽流感、苯酮尿症、地中海贫血等疾病。

符合下列条件之一的中药品种，可以申请二级保护：

1. 符合申请一级保护规定条件的品种或者已经解除一级保护的品种。

2. 对特定疾病有显著疗效的。

3. 从天然药物中提取的有效物质及特殊制剂。

对特定疾病有显著疗效，是指能突出中医辨证用药理法特色，具有显著临床应用优势，或对主治的疾病、症候或症状的疗效优于同类品种。

从天然药物中提出的有效物质及特殊制剂，是指从中药、天然药物中提取的有效成分、有效部位制成的制剂，且具有临床应用优势。

国务院药品监督管理部门批准的新药，按照国务院药品监督管理部门规定的保护期给予保护。其中，符合申请一级、二级保护条件规定的，在国务院药品监督管理部门批准的保护期限届满前6个月，可以重新依照中药品种保护条例的规定申请保护。

三、申请办理中药品种保护的程序

中药生产企业向所在地省级药品监督管理部门提出申请，经初审签署意见后，报国家药品监督管理部门。在特殊情况下，中药生产企业也可直接向国家药品监督管理部门提出申请。

国家药品监督管理部门委托中药品种保护委员会进行审评。

国家药品监督管理部门根据评审结论，决定对申请的中药品种是否给予保护。经批准保护的中药品种，由国家药品监督管理部门发给《中药保护品种证书》，并在指定的专业报刊上予以公告。

四、中药保护品种的保护期限

1.中药一级保护品种保护期限。

中药一级保护品种保护期限分别为30年、20年、10年。

中药一级保护品种的处方组成、工艺制法，在保护期限内由获得中药保护品种证书的生产企业和有关的药品监督管理部门单位和个人负责保密，不得公开。

负有保密责任的有关部门、企业和单位应当按照国家有关规定，建立必要的保密制度。违反规定，造成泄密的责任人员，由其所在单位或者上级机关给予行政处分；构成犯罪的，依法追究刑事责任。

向国外转让中药一级保护品种的处方组成、工艺制法的，应当按照国家有关的保密规定办理。

中药一级保护品种因特殊情况需要延长保护期限的，由生产企业在该品种保护期满前6个月，依照规定的程序申报。延长的保护期限由国务院药品监督管理部门根据国家中药品种保护审评委员会的审评结果确定；但是，每次延长的保护期限不得超过第一次批准的保护期限。

2.中药二级保护品种保护期限。

中药二级品种保护期限为7年。保护品种在保护期满后可以延长7年。申请延长保护期的中药二级保护品种，应当在保护期满前6个月，由生产企业依照规定的程序申报。被批准保护的中药品种，在保护期限内由获得中药保护品种证书的企业生产；但是，另有规定的除外。

违反规定，擅自仿制中药保护品种的，由县级以上药品监督管理部门以生产假药依法论处。伪造中药品种保护证书及有关证明文件进行生产、销售的，由县级以上药品监督管理部门没收其全部有关药品及违法所得，并可以处以有关药品正品价格3倍以下罚款。上述行为构成犯罪的，由司法机关依法追究刑事责任。国务院药品监督管理部门批准保护的中药品种如果在批准前是由多家企业生产的，其中未申请中药保护品种证书的企业应当自公告发布之日起6个月内向国务院药品监督管理部门申报，并依照规定提供有关资料，由国务院药品监督管理部门指定药品检验机构对该申报品种进行同品种的质量检验。国务院药品监督管理部门根据检验结果，可以采取以下措施：

（1）对达到国家药品标准的，经国务院药品监督管理部门审批后，补发中药保护品种证书。

（2）对未达到国家药品标准的，依照药品管理的法律、行政法规的规定撤销该中药品种的批准文号。

对临床用药紧缺的中药保护品种，经国务院药品监督管理部门批准，由仿制企业所在地的省、自治区、直辖市药品监督管理部门对生产同一中药保护品种的企业发放批准文号。该企业应当付给持有中药保护品种证书并转让该中药品种的处方组成、工艺制法的企业合理的使用费，其数额由双方商定；双方不能达成协议的，由国务院药品监督管理部门裁决。生产中药保护品种的企业及中药生产经营主管部门，应当根据省、自治区、直辖市药品监督管理部门提出的要求，改进生产条件，提高品种质量。中药保护品种在保护期内向国外申请注册的，须经国务院药品监督管理部门批准。

五、中药保护品种申报资料

国家中药品种保护审评委员会 2003 年 2 月 8 日印发《中药保护品种申报资料项目要求及说明》规定了中药保护品种申报资料由以下五部分组成。

第一部分：证明性文件，包括药品批准证明文件复印件；药品生产许可证及变更文件；药品 GMP 证书；对改进意见与有关要求实施情况综述；其他。

第二部分：药学资料，包括现行国家药品标准；详细处方及制备工艺；修订、提高质量标准的研究资料；药品的原料、辅料标准；内包材标准；产品质量考核的有关资料及样品。

第三部分：安全性评价资料，包括毒理学试验研究资料或文献资料；注射剂安全性试验资料；不良反应监测资料。

第四部分：临床试验资料，包括临床试验单位资质证明；临床试验方案；临床试验。

第五部分：申报资料格式要求。

所有申报资料应参照《药品注册管理办法》要求整理书写，试验资料封面应写明验证项目，试验负责人并签字，试验单位名称并加盖公章，并注明各项试验研究工作的试验者、试验起止日期、原始资料的保存地点和联系人姓名、电话等，各试验研究负责人及单位应对所提供的研究资料真实性、可靠性负责。

第十四章　药事知识产权的法律规定

第一节　概　述

医药领域是一个特殊而重要的技术领域。一方面，药品研发具有投资大、风险高、周期长的特点。目前开发一种新的化学药物要花费 8 亿～10 亿美元，而每上市 10 种新的药品，平均只有 3 种能够盈利，其中只有 1 种盈利较多，而且，从药物的筛选到最终产品上市，往往要长达 10 年以上的时间。因此，新药开发对知识产权保护的依赖性高于其他行业，知识已成为医药经济增长的内在的核心要素，而知识产权也成为医药企业难以替代的无形资本和重要财富。知识产权保护的实施效果，决定着企业的核心竞争力和利润的结构与空间。知识产权保护是促进医药技术创新、加速医药科技成果产业化、提高医药市场竞争力的一项重要法律制度。另一方面，医药产业涉及国计民生，各国在考虑制定知识产权保护政策时，都不得不考虑公共健康的需要。知识产权保护是促进医药技术创新、加速医药科技成果产业化、提高医药市场竞争力的一项法律制度。本章就知识产权及其保护的有关概念、医药知识产权保护的有关内容做重点介绍。

一、概述

（一）知识产权概念及分类

知识产权即“智慧财产权”“智力财产权”，是指公民法人或者其他组织在科学技术方面或文化艺术方面，对创造性的劳动所完成的智力成果依法享有的专有权利。

知识产权的范围是广泛的，不仅包括财产权内容，还包括部分人身权内容。

1. 狭义的知识产权。

即传统意义上的知识产权，分为两大类：一类是文学产权，包括著作权及与著作权有关的邻接权；另一类是工业产权，主要是专利权和商标权。

2. 广义的知识产权。

1967 年《世界知识产权组织公约》和 1993 年关贸总协定缔约方通过的《知识产权协议（草案）》划定的知识产权范围有以下 8 种：著作权或版权；邻接权或

相关权利；专利权；外观设计权；商标权；科学发现；集成电路布图设计权；地理标记权；制止不正当竞争。

（二）医药知识产权的概念和种类

医药知识产权是指一切与医药行业有关的发明创造和智力劳动成果的财产权。这种财产权通常被称为无形资产，与动产、不动产并称为人类财产的三大形态。主要包括以下五类：

1. 专利。

主要包括要申请专利和不要申请专利的新产品、新物质、新技术、新工艺、新材料、新配方、新构造、新设计、新用途以及动植物、微生物和矿物新品种的生产方法等。

2. 商标。

主要包括已注册的标志、原产地名称以及由医药企业拥有的涉及管理、工程、设计、市场、服务、研究开发、财务分析和技术转让等方面的信息。

3. 涉及医药企业的计算机软件。

如GLP控制系统、GMP控制系统软件等。

4. 医药企业的出版物。

医药企业组织人员创作或提供资金、资料等创作条件或承担责任的有关百科全书、年鉴、辞书、教材、摄影画册等编辑作品的著作权。

5. 与企业利益相关的权利。

同其他单位合作中涉及研究开发、市场营销、技术转让、投资等与经营管理有关的需要保密的技术、产品信息和药品说明书等。

二、知识产权国际组织和国际公约

20世纪以来，知识产权在国际贸易和文化交往中的地位日益突出。但由于知识产权的法律保护具有“地域性”特点，人们的智力劳动成果很难在本国以外获得保护。因此，通过成立国际组织以及签订国际条约等方法进行知识产权的国家保护，成为知识产权保护的重要途径。

（一）知识产权国际组织

1. 世界知识产权组织。

根据1967年7月14日51个国家在瑞典首都斯德哥尔摩签署的《建立世界知识产权组织公约》，1974年成立世界知识产权组织（WIPO），总部设在瑞士日内瓦，隶属于联合国。其宗旨一是通过国与国之间的合作以及与其他国际组织的合作，促进全世界对知识产权的保护；二是保证各种知识产权公约所建立的联盟之间的行政合作。至2014年4月，共有成员国187个，我国于1980年加入。

2. 世界贸易组织。

世界贸易组织(WTO)是独立于联合国的国际组织。1995年1月1日正式开始运作,负责协调世界经济和贸易秩序,总部设在瑞士日内瓦。WTO是具有法人地位的国际组织,在调解成员争端方面具有更高的权威性。它的前身是1947年订立的关税及贸易总协定。与关贸总协定相比,WTO涵盖货物贸易、服务贸易以及知识产权贸易,而关贸总协定只适用于商品货物贸易。至2014年12月,WTO已有160个成员国家或地区。2001年12月11日,我国正式加入WTO。

(二)知识产权保护公约

1.《保护工业产权巴黎公约》。

1883年3月20日在巴黎签订,简称《巴黎公约》,是保护工业产权最早、最主要的国际公约,它的缔结标志着工业产权及工业产权的保护制度开始走向国际化。《巴黎公约》的实质性内容主要是在工业产权的保护范围、国民待遇原则、优先权原则、专利和商标的独立原则、共同规则强制许可等方面达成共识。至2014年已有175个成员国。1985年我国成为该公约成员国(中国政府在加入书中声明:中华人民共和国不受公约第28条第1款的约束)。

2.《保护文学和艺术作品伯尔尼公约》。

1886年9月9日在伯尔尼缔结,简称《伯尔尼公约》,是世界上第一个国际版权公约,《伯尔尼公约》的产生标志着国际版权保护体系的初步形成。公约对著作权的保护对象、作者的权利、保护期限、对版权的限制以及发展中国家实行强制许可证等问题,做了较为详尽的规定。至2014年已有167个成员国,我国于1992年加入该公约。

3.《世界版权公约》。

联合国教科文组织1952年9月6日在日内瓦签订的《世界版权公约》。它保护的主体较《伯尔尼公约》广泛,包括作者及其他版权所有者,但保护水平较《伯尔尼公约》低。至2004年1月已有100个成员国,我国于1992年加入该公约。

4.《商标国际注册马德里协定》。

1891年4月14日订于马德里,简称《马德里协定》。该协定是根据保护工业产权的《巴黎公约》而缔结的一项专门协定。其目的是为消除《巴黎公约》对商标国际注册所规定的烦琐程序。其主旨是解决商标的国际注册问题,主要内容包括商标国际注册的程序、国际注册的效力、国际注册的有效期、国际注册与国内注册的关系等。至2014年已有91个成员国,我国于1989年加入该协定。

5.《专利合作公约》。

1970 年 6 月 19 日在美国华盛顿签订《专利合作公约》，是专利领域的一项国际合作条约。被认为是《巴黎公约》后该领域国际合作最具有意义的标志。其宗旨是为简化国际间申请专利的手续，加快信息传播，加强对发明的法律保护，促进缔约国的技术进步和经济发展。至 2014 年 2 月，共有 148 个成员，我国于 1993 年加入该公约。

6.《保护录音制品制作者防止未经许可复制其录音制品日内瓦公约》。

1971 年 10 月 29 日正式缔结，简称《录音制品公约》。其宗旨是保护录音制品的作者，以法律手段防止非权利人擅自复制他人的录音制品。至 2014 年 2 月已有 78 个成员国，我国于 1993 年加入该公约。

7.《与贸易有关的知识产权协定》。

《与贸易有关的知识产权协定》（TRIPs 协定）是 WTO 的重要附件，加入 WTO 的国家都有义务遵守该协定。该协定宗旨是促进对知识产权在国际贸易范围内更充分、有效的保护，以使权利人能够从其创造发明中获益，受到激励，继续在创造发明方面的努力。减少知识产权保护对国际贸易的扭曲与阻碍，确保知识产权协定的实施及程序不对合法贸易构成壁垒以及对传统知识与民间艺术、植物品种的保护。

8.《世界知识产权组织版权条约》和《世界知识产权组织表演和录音制品条约》。

世界知识产权组织于 1996 年 12 月通过这两个条约。《世界知识产权组织版权条约》于 2002 年 3 月 6 日生效，主要为解决国际互联网络环境下应用数字技术而产生的版权保护新问题。《世界知识产权组织表演和录音制品条约》于 2002 年 5 月 20 日生效，主要为解决国际互联网络环境下应用数字技术而产生的版权保护新问题，实际是“邻接权”条约。截止到 2014 年 1 月 31 日，分别有 91 个和 92 个国家加入，我国于 2006 年 12 月 29 日正式加入这两个条约。

三、我国医药知识产权保护

（一）我国医药知识产权保护的法律体系

目前世界各国知识产权保护制度主要有专利制度、商标制度和版权（著作权）制度。我国与之相应的药品知识产权法律体系已基本建立，包括全国人大制定的《专利法》《商标法》《反不正当竞争法》《科学技术进步法》《著作权法》等多项法律；国务院制定的《药品管理法实施条例》《中药品种保护条例》《计算机软件保护条例》《知识产权海关保护条例》等多项法规；国务院各部门制定的《关于新药保护及技术转让的规定》等有关知识产权保护规章以及我国参加的国际公约。

以上法律、法规、规章共同构成了我国医药知识产权保护的法规体系，使我国医药知识产权保护基本上实现了与国际接轨。

（二）我国的药品知识产权保护

在我国，对药品发明的保护通常可以采取以下几种保护方案：

1.申请专利保护。

专利保护以《专利法》为依托，是一种强有力的法律保护方式，对药物发明创造的保护是垄断的、排他的，但存在保护的期限。

2.采取保密占有的保护形式。

指对其占有的科技成果采取各种行之有效的保密措施，使之保密在最小的范围之内，以保持垄断。通常把被保密的科技诀窍称之为“技术秘密”或专有技术，属于商业秘密的一种。这种保护形式的弊端是时刻存在泄密的风险；优点是没有保护期的限制，只要保护措施得当，则可以永远为所有人享有。

3.利用其他法律、法规的规定，对药品发明成果实行全方位、综合的保护。

医药企业可以在对药品实行专利保护、行政保护、秘密保护的同时，利用药品的商品名，并通过商标注册申请成为注册商标来进行综合保护。行政保护和专利保护都有保护期限的限制，绝对保密占有方式有泄密的风险，而药品商品名商标化可以在10年保护期满，及时续展，企业将享有该药品商品名的永久独占权，即使其他医药企业生产相同组分的药品也不能使用，所带来的经济效益由商标注册人所独享。

（三）实施医药知识产权保护的意义

医药知识产权保护的意义在于：①有利于推动药品的发明创造，鼓励采用新技术；②有利于打破封锁、推动科学技术的交流；③有利于加强科研和生产的管理，摆脱科研与生产相脱离、科研项目重复浪费的现象；④有利于加强国际交流和技术贸易。

第二节　药品的专利保护

一、专利的概念及其特征

专利权是指依照《专利法》的规定，权利人对其获得专利的发明创造（发明、实用新型或外观设计），在法定期限内所享有的独占权或专有权。专利权具有以下特征：

1.专有性或独占性。

专利权人对其获得专利的发明创造，享有专有或独占的权利。除法律另有规定外，未经专利权人的许可，任何人不得为生产经营目的制造、使用、许诺销售、销售、进口其专利产品，或者使用其专利方法以及使用、销售、进口依照该专利方法直接获得的产品。否则，就构成对他人专利权的侵犯，应依法承担侵权的法律责任。

2.地域性。

在某一国家依照该国专利法取得的专利权，仅在该国法律管辖的范围内有效，受该国法律的保护，在其他国家没有法律约束力，不能得到他国的保护。要想在其他国家也得到专利保护，必须依照该国的法律向该国申请专利，取得该国的专利权。

3.时间性。

专利权仅在法律规定的期限内有效。一旦期限届满或者因出现法律规定的提前终止事由而被公告终止，专利权人对其发明创造享有的专有权即行消灭，该项发明创造即成为社会公共财产，任何人均可无偿利用。

二、我国专利制度的建立

（一）筹建阶段

在高度集中的计划经济体制下，我国医药企业的市场意识、创制新药的能力比较弱，专利意识淡薄，生产的化学药品绝大多数为仿制药，为数不多的一些创新成果，也没有及时取得专利保护。如20世纪70年代开发成功的抗疟新药“青蒿素”，是我国医药领域唯一得到世界公认的新化学药物，但由于我们当时不具备知识产权保护的必要条件，导致本来是我国的发明变成了国外的专利，致使我国每年仅此一项就要蒙受2亿～3亿美元的出口损失。为了鼓励发明创造，保护发明创造者的合法权益，促进科学技术进步和创新，1978年我国开始筹建专利制度，重新印发了1963年颁布的《技术改进条例》，修订颁发了《发明奖励条例》。1979年3月，国务院批准起草《专利法》，1979年11月颁布了《自然科学奖励条例》等，正式受理发明奖励申请。1980年1月，中国专利局成立，1998年更名为国家知识产权局。

（二）颁布实施《专利法》

1980年我国加入世界知识产权组织后，加快了专利保护立法工作的步伐。1984年3月12日全国人大常委会通过了《专利法》，并于1985年4月1日起施行。1985年颁布了《中华人民共和国科学技术进步奖励条例》，并再次修订了《发明奖励条例》，从而形成了专利制度与发明奖励制度并存的发明创造保护体系。考虑到当时国内制药工业的研发和创新能力比较落后和薄弱，需要给予特殊保护，《专利法》第25条规定：药品的制备方法可以申请专利，但药物本身不给予专利保护。

（三）修订《专利法》，逐步完善专利制度

1984 年《专利法》的颁布与实施，对鼓励发明创造、促进我国科技进步和经济发展、加强对外科技合作和交流发挥了积极的作用。但由于受多方因素的影响，当时的《专利法》存在着明显的缺陷，随着我国科学技术水平的迅速提高，这些缺陷明显制约了科技的发展，使我国许多行业的正常发展受到了限制。另外，随着国际贸易的发展，专利制度在国际交流中的地位日益重要。我国的《专利法》客观上需要与国际专利制度接轨，以保证我国能够履行已经加入的国际公约所要求履行的义务。1992 年 9 月 4 日，全国人大常委会通过了《专利法》修正案，对《专利法》做了重要修改，并于 1993 年开始施行。修改后的《专利法》扩大了专利保护的范围：新化合物、药物制剂。新化合物和药物制剂的制备方法及新用途可申请专利保护；延长了专利保护期；强化了专利权的保护；完善了专利审批程序。为适应我国经济体制改革的不断深化和与 TRIPs 协定接轨的需要，2000 年 8 月 25 日，第九届全国人大常委会进行了第二次修订，2008 年 12 月 27 日，第十一届全国人大常委会第六次会议进行第三次修订，并于 2009 年 10 月起开始实施。通过这次修订，我国专利法的各项规定达到目前公认的国际规则所要求的标准，为我国技术创新工作的开展创造了更为有利的条件。

三、药品专利的类型

医药领域与其他技术领域一样，专利也分发明、实用新型及外观设计专利三类。发明、实用新型和外观设计在专利法上统称为发明创造。

（一）医药发明专利

发明是指对产品、方法或其改进所提出的技术方案，包括产品发明和方法发明。产品发明是指人工制造、以有形物品形式出现的发明；方法发明则是指为解决某一问题所采用的手段与步骤。医药领域可授予专利权的发明创造分为两大类：

1. 产品发明。

产品发明包括新化合物、已知化合物、药物组合物、微生物及其代谢物、制药设备及药物分析仪器、医疗器械等。

（1）新的化合物：无论是活性成分，还是非活性成分但有医药用途的；无论是合成的还是提取的；无论是有机物、无机物、高分子化合物，还是结构不明物和中间体，对该新化合物及其药物组合物都可以申请医药产品的发明专利。制药领域中涉及新原料、新辅料、中间体、代谢物和药物前体。

（2）已知化合物：或是首次发现其有医疗价值，或发现其有第二医疗用途的可以申请药品的发明专利。

(3)药物组合物：是指由两种或两种以上物质组成，至少一种是活性成分，一般要求这种组合具有协同作用或增强疗效作用，具有非常显而易见的优点的，可以申请药品的发明专利。

(4)微生物及其代谢产物：经分离成为纯培养物，具有一定的工业用途时，可申请产品的发明专利，包括：①新的微生物；②重组 DNA、氨基酸、蛋白、单克隆抗体；③载体；④以一定含量微生物和一定含量其他成分组成的混合物；⑤由微生物代谢产物与其他成分组成的组合物；⑥若干种微生物以一定配比组成的组合物；⑦含有微生物及其代谢产物在内的组合物；⑧由微生物方法得到的产品。

2.方法发明。

方法发明包括生产工艺、工作方法和用途发明。

(1)关于药物的新用途：对于一种老药，发现了其具有新适应证，可通过限定用途的形式申请方法发明专利。

(2)关于天然物质：以天然状态存在的物质，不能申请医药专利，但首次从自然界提取出来，其结构、形态或其物理、化学参数是以前不曾认识的，能够表征，在产业上有应用价值，可以申请产品和方法发明专利。如在美国曾授予从肾上腺组织分离出来的纯肾上腺素的医药专利。

(3)关于微生物：未经人类任何技术处理而存在于自然界的微生物不授予医药专利权，因为其不具工业实用性，属于科学发现；只有当微生物经过分离成为纯培养物，并具有特定的工业用途时，微生物本身才是可以授予医药专利的主体。在该领域，由自然界筛选特定微生物的方法和通过理化方法进行人工诱变生产新微生物的方法不能重现，不具工业性，不能授予医药专利权。

(4)关于生物领域：基因工程产品和其生产的技术与方法可申请医药专利。

(5)关于医疗器具：为实现某一医疗仪器或设备而建立的方法，即使其中某一步骤还要与有生命的人体或者动物相接触以获取信息或数据，只要该方法的实施仅是完成某一医疗仪器或设备时，可授予专利权。例如一种为实现血流速度测量仪器的连续超声波——多普勒方法。

(二)实用新型专利

实用新型是指对产品的形状、结构或其结合产生的适于实用的新的技术方案。医药领域中，可以申请实用新型专利的主要有：

1.某些与功能相关的药物剂型、形状和结构的改变，以避孕药品及药具居多。

2.诊断用药的试剂盒与功能有关的形状、结构。

3.生产药品的专用设备。

4.某些药品的包装容器的形状。

5.制剂方面的实用新型：有某些与功能相关的药物剂型、形状、结构的改变；某种新型缓释制剂、某种单剂量给药器以及包装容器的形状、结构、开关技巧等。

6.某种医疗器具，即用于人体疾病诊断、治疗、预防、调节人体生理功能或替代人体器官的设备、装置、用具、置入物及其相关产品等。

（三）外观设计专利

外观设计是指对产品的形状、图案、色彩或其结合所做出的富于美感并适于工业上应用的新设计。在医药领域中，药品包装容器外观等，可以通过外观设计专利给予保护，其包括：

1.有形药品的新造型或其与图案色彩的搭配和组合。

2.新的盛放容器（如药瓶、药袋、药品瓶盖）。

3.富有美感和特色的说明书、容器等。

4.包装盒等。

通过外观设计专利，可以保护使用该外观设计的产品，如包装盒等不受他人仿制。同时，知名药品还可以通过保护与其相关的外观设计进而保护该药品本身。

四、专利的申请与代理

专利权不能自动取得，一项发明创造要取得专利保护，申请人必须履行《专利法》规定的专利申请手续，向国务院专利行政部门提交必要的申请文件，并经专利行政管理部门依照法律程序进行审查和批准。

（一）专利的申请

申请专利，首先要了解专利申请的法定原则，做好决策分析，按规定提交相关文件。

1.专利申请的法定原则。

（1）书面申请原则：申请专利必须提交专利行政管理部门规定的一系列书面申请材料，履行各种法律手续。

（2）先申请原则：两个以上的申请人分别就同样的发明创造申请专利的，专利权授予最先申请的人。

（3）单一性原则：一份专利申请文件只能就一项发明创造提出专利申请。

（4）优先权原则：将专利申请人首次提出专利申请的日期，视为后来一定期限内专利申请人就相同主题在他国或本国提出专利申请的日期。专利申请人依法享有的这种权利称为优先权，首次申请日成为优先权日。

2.申请前的决策分析。

申请专利，实际上是以公开自己的发明创造为手段，来换取一定权利的行为。申请前应做好必要的决策分析。

(1)可行性分析：从法律上要弄清该项发明创造是否属于申请国家专利法保护的范围，弄清发明创造是否具备新颖性、创造性和实用性。

(2)必要性分析：申请专利要按规定缴纳各种费用。故在申请专利之前，应当全面考虑，权衡利弊得失，做好市场调查、预测经济效益等。

(3)时机分析：选择什么时机申请专利，在一定程度上关系到发明创造能够取得专利保护的把握和几率。

3.专利申请文件的提交。

(1)发明专利的申请文件应当包括：发明专利请求书、说明书、权利要求书、摘要及其附图，各一式两份。

(2)实用新型专利的申请文件应当包括：实用新型专利请求书、说明书、说明书附图、权利要求书、摘要及其附图，各一式两份。

(3)外观设计专利的申请文件应当包括：外观设计专利请求书、图片或照片，各一式两份。要求保护色彩的，还应当提交彩色图片或照片一式两份。

(二)专利申请的审批

依据专利法，发明专利申请的审批程序包括受理、初步审查、公布、实质审查以及授权5个阶段。

1.受理申请。

国家知识产权局专利局收到发明专利申请的请求书、说明书和权利要求书后，应当明确申请日、给予申请号，并通知申请人。不予受理的，通知申请人。

2.初步审查。

又称形式审查，是国务院专利行政部门对专利申请是否具备形式条件进行的审查，为以后的专利公开和实质审查做准备。

3.公布申请。

国务院专利行政部门收到发明专利申请后，经初步审查认为符合《专利法》要求的，自申请日起满18个月，即行公布。国务院专利行政部门可以根据申请人的请求早日公布其申请。

4.实质审查。

实质审查是国务院专利行政部门根据申请人的要求，从技术角度对发明的新颖性、创造性、实用性等实质性条件进行审查。

5.授权公告。

发明专利申请经实质审查没有发现驳回理由的，由国务院专利行政部门做出授予发明专利权的决定,发给发明专利证书,同时予以登记和公告。发明专利权自公告之日起生效。

(三)专利代理

专利代理是指由他人代为把当事人的创造发明向专利局申请专利或代为办理当事人其他专利事务。专利代理的任务可分为以下几个方面:

1. 提供专利代理方面的咨询。

专利代理人在申请专利前、专利取得过程中、专利授权后以及专利终止前均可为委托人提供有关咨询。

2. 代为办理专利申请事务。

撰写专利文件,提供专利申请,办理专利申请手续。

3. 为获得专利权提供服务。

提出实质审查请求,对专利文件进行必要的修改,答复专利局的审查意见。专利代理是一种委托代理,它是指专利代理机构受一方当事人的委托,委派具有专利代理人资格的在专利局正式授权的专利代理机构中工作的人员,作为委托代理人,在委托权限内,以委托人的名义,按照专利法的规定向专利局办理专利申请或其他专利事务所进行的民事法律行为。专利代理人资格是经特定考核后取得的,任何其他机构和个人无权接受委托,不能从事专利代理工作。专利代理工作在整个专利工作体系中是不可缺少的一环。专利代理工作对推动专利制度的建设和发展起着重要的作用。

五、授予专利权的条件

(一)授予专利权的发明和实用新型应当具备的条件

1. 新颖性。

指申请日以前没有同样的发明或实用新型在国内外出版物上公开发表过,在国内公开使用过或者以其他方式为公众所知,也没有同样的发明或者实用新型由他人向专利局提出过申请并且记载在申请日以后公布的专利申请文件中。

2. 创造性。

指与申请日以前已有的技术相比,该发明具有突出的实质性特点和显著的进步,该实用新型有实质性特点和进步。

3. 实用性。

指该发明或实用新型能够制造或使用,并且能产生积极的效果。

(二)授予专利权的外观设计应当符合的条件

外观设计专利则应当同申请日以前在国内外出版物上公开发表过或者国内公开使用过的外观设计不相同或不近似,并不得与他人先取得的合法权利相冲突。

(三)不授予专利权的项目

《专利法》第25条规定:对下列各项不授予专利权:

1.科学发现。

2.智力活动的规则和方法。

3.疾病的诊断和治疗方法。

4.动物和植物品种。

5.用原子核变方法获得的物质。

6.对平面印刷品的图案、色彩或者二者的结合做出的主要起标识作用的设计。

六、专利权的期限、终止和无效

(一)专利权的期限

《专利法》规定:发明专利权的期限为20年,实用新型和外观设计专利权期限为10年,均自申请日起计算。

(二)专利权的终止

出现以下几种情况时专利权终止:①专利权期限届满自行终止;②专利权人以书面声明放弃其专利权;③专利权人不按时缴纳年费而终止。专利权终止后,其发明创造就成为公共财富,任何人都可以利用。

(三)专利权的无效

《专利法》第45条规定,自国务院专利行政部门公告授予专利权之日起,任何单位或者个人认为该专利权的授予不符合本法有关规定的,可以请求专利复审委员会宣告该专利权无效。宣告无效的专利视为自始不存在。

七、专利权的保护

(一)专利权的保护范围

专利保护的是无形财产,如何确定专利保护范围,以《专利法》第59条规定,发明或者实用新型专利权的保护范围以其权利要求的内容为准,说明书及附图可以用于解释权利要求的内容;外观设计专利权的保护范围以表示在图片或者照片中的该外观设计专利产品为准,简要说明可以用于解释图片或者照片所表示的该产品的外观设计。

(二)专利权人

1.职务发明专利权人是单位。

2.非职务发明创造专利权人为该发明人。

3.利用本单位的物质技术条件所完成的发明创造:从其合同的约定。

4.两个以上单位或者个人合作完成的发明创造、一个单位或者个人接受其他单位或者个人委托所完成的发明创造:专利权人为申请的单位或个人。

5.两个以上的申请人分别就同样的发明创造申请专利的:专利权授予最先申请的人。

(三)专利权人的权利

1.专利权人享有实施专利技术的独占性权利。

即专利权人具有排他性地利用和最终处分其专利权的权利。

2.专利人享有禁止他人实施其专利技术的权利。

除法律另有规定的以外,任何单位或者个人未经专利权人许可,都不得实施其专利,即不得为生产经营目的制造、使用、许诺销售、销售、进口其专利产品,或者使用其专利方法以及使用、许诺销售、销售、进口依照该专利方法直接获得的产品。

3.专利权人有处理其专利的权利。

(1)专利权人享有许可他人实施其专利权的权利:任何单位或者个人实施他人专利的,应当与专利权人订立书面实施许可合同,向专利权人支付专利使用费。被许可人无权允许合同规定以外的任何单位或者个人实施该专利。发明专利申请公布后,申请人可以要求实施其发明的单位或者个人支付适当的费用。

(2)专利权人享有转让其专利的权利:中国单位或者个人向外国人转让专利申请权或者专利权的,必须经国务院有关主管部门批准。转让专利申请权或者专利权的,当事人应当订立书面合同,并向国务院专利行政部门登记,由国务院专利行政部门予以公告。专利申请权或者专利权的转让自登记之日起生效。

4.专利权人有在其专利产品或者该产品的包装上标明专利标记和专利号的权利。

(四)专利侵权的处理和法律责任

未经专利权人许可,实施其专利,即侵犯其专利权,引起纠纷的,由当事人协商解决;不愿协商或者协商不成的,专利权人或者利害关系人可以向人民法院起诉,也可以请求管理专利工作的部门处理。

管理专利工作的部门处理时,认定侵权行为成立的,可以责令侵权人立即停止侵权行为,当事人不服的,可以自收到处理通知之日起15日内依照《中华人民共和国行政诉讼法》向人民法院起诉;侵权人期满不起诉又不停止侵权行为的,管理专利工作的部门可以申请人民法院强制执行。进行处理的管理专利工作的部门应当事人的请求,可以就侵犯专利权的赔偿数额进行调解;调解不成的,当事人可以依照《中华人民共和国民事诉讼法》向人民法院起诉。

侵犯专利权的诉讼时效为 2 年，自专利权人或者利害关系人得知或者应当得知侵权行为之日起计算。

八、特殊规定

(一)药品专利链接

药品专利链接源于 1984 年美国的《药品价格竞争和专利期恢复法》(Drug Price Competition and Patent Term Restoration Act)，在该法案中规定，新药申请人在提交新药申请时，须向美国的药品主管部门提交该新药所涉及的专利情况，包括与该药有关的产品专利和制造方法专利所有的专利号及到期时间，以便当其他人未经许可而制造、使用或销售该药品时，新药申请人能够有理由主张其构成专利侵权。根据该法案，美国药品主管部门建立起了包括“药品专利信息目录”等在内的一套较为完整的药品专利链接制度，该制度的特点是可以在药品注册审查中及时发现可能的侵权行为，将专利侵权扼制在萌芽阶段，简化了美国仿制药的注册、审批过程，使美国仿制药由 1984 年以前的 19%上升至 2002 年的 47%，大幅度降低了药品价格。

2007 年版的《药品注册管理办法》第 8，18，19，20 和 66 等条款的规定类似于美国的“药品专利链接制度”，但由于我国目前尚缺乏具有法律效力的专利信息列表，使得相关部门在处理专利挑战时无“法”可依。

(二)“药品专利”例外

《专利法》的有关规定：

第 50 条，为了公共健康目的，对取得专利权的药品，国务院专利行政部门可以给予制造并将其出口到符合中华人民共和国参加的有关国际条约规定的国家或者地区的强制许可。

第 69 条，有下列情形之一的，不视为侵犯专利权：……4. 专为科学研究和实验而使用有关专利的；5. 为提供行政审批所需要的信息，制造、使用、进口专利药品或者专利医疗器械的，以及专门为其制造、进口专利药品或者专利医疗器械的。

第三节　药品商标保护

一、商标的概念、特征和分类

(一)商标的概念

商标是识别商品和服务的标记，是指商品的生产者(包括制造、加工、拣选)

和经营者在商品或商品的包装、容器上使用具有显著特征，用以区别自己的商品与他人生产或经营的同类商品的标记。商标使用的文字、图形、记号或者其组合，应当有显著特征，便于识别。

（二）商标的特征

1.显著性。

使用商标的目的是区别于他人的商品来源或服务项目，便于消费者识别，所以要求它具有显著的特征，即不与他人商标混同。只有将具有鲜明个性的标记用于特定的商品或服务，才能便于消费者识别。

2.独占性。

注册商标所有人对其商标具有专有权、独占权，未经注册商标所有人许可，他人不得擅自使用，否则构成侵权。

3.商标依附于商品或服务存在。

商标是区别商品来源的标记，只有附着在商品上用来表明商品来源并区别其他同类商品的标志才是商标。

4.价值性。

商标代表着一种商品或服务的质量、信誉、社会影响，它能吸引消费者认牌购物，给经营者带来丰厚的利润。商标的价值可以通过评估确定。

5.竞争性。

商标是参与市场竞争的工具，生产经营者竞争就是商品或服务质量与信誉的竞争，商标知名度越高，其商品或服务竞争力就越强。

（三）商标的分类

商标的分类方法很多，常见的有根据商标的构成、使用对象、作用和功能、市场知名度和是否注册来分类。

二、商标权

（一）商标权的主体

商标权的主体指有权申请商标注册并取得商标权的单位和个人。《商标法》规定，我国一切依法经核准登记的企业、事业单位、个体工商业者和个人合伙，都可以申请商标注册，成为商标权主体。外国人和外国企业也可以申请商标注册，成为商标权的主体。

（二）商标权的客体

商标权的客体指商标法所保护的商标。它可分为注册商标和未注册的驰名商标两大类。注册商标是经国家商标局核准注册的商标，这类商标是商标权客体的主要部分。一般情况下，未注册的商标不受商标法保护，但未注册的驰名商标受到特殊的保护,仍然是商标权的客体。

(三)商标权的内容

《商标法》规定,经商标局核准注册的商标为注册商标,商标注册人享有商标专用权,受法律保护。商标注册人成为商标专用权人,其权利包括:

1.独占使用权。

商标权人在核定的商品或服务上使用注册商标的权利。

2.禁止权。

商标权人有权禁止他人未经许可为一定行为的权利。

3.转让权。

商标权人在法律允许的范围内,根据自己的意志,将其注册商标转让给他人所有的权利。

4.许可使用权。

商标权人以收取使用费为代价,通过合同方式许可他人有偿使用其注册商标的权利。

三、注册商标的申请、转让、许可使用和专用权的保护

(一)注册商标的申请

商标注册,是指商标使用人为了取得商标权,将其使用的商标依照《商标法》及《商标法实施细则》规定的注册条件、原则和程序,向商标管理机关提出注册申请,经商标管理机关审查批准,在商标注册簿上登录,并发给商标注册证,予以公告,授予申请人商标权的法律活动。

1.商标注册的申请人及代理。

《商标法》第4条明确规定:"自然人、法人或者其他组织对其生产、制造、加工、拣选或者经销的商品,需要取得商标专用权的,应当向商标局申请商品商标注册。自然人、法人或者其他组织对其提供的服务项目,需要取得商标专用权的,应当向商标局申请服务商标注册。"《商标法》第18条明确规定:"外国人或者外国企业在中国申请商标注册和办理其他商标事宜的,应当委托国家认可的具有商标代理资格的组织代理。"

2.申请注册的商标应具备的条件。

《商标法》第9条规定,申请注册的商标,应当有显著特征,便于识别,并不得与他人在先取得的合法权利相冲突。

3.下列标志不得作为商标使用:

(1)同中华人民共和国的国家名称、国旗、国徽、军旗、勋章相同或者近似的,以及同中央国家机关所在地特定地点的名称或者标志性建筑物的名称、图形相

同的。

(2)同外国的国家名称、国旗、国徽、军旗相同或者近似的，但该国政府同意的除外。

(3)同政府间国际组织的名称、旗帜、徽记相同或者近似的，但经该组织同意或者不易误导公众的除外。

(4)与表明实施控制、予以保证的官方标志、检验印记相同或者近似的，但经授权的除外。

(5)同“红十字”“红新月”的名称、标志相同或者近似的。

(6)带有民族歧视性的。

(7)夸大宣传并带有欺骗性的。

(8)有害于社会主义道德风尚或者有其他不良影响的。

县级以上行政区划的地名或者公众知晓的外国地名，不得作为商标。但是，地名具有其他含义或者作为集体商标、证明商标组成部分的除外，已经注册的使用地名的商标继续有效。

4.下列标志不得作为商标注册：

(1)仅有本商品的通用名称、图形、型号的。

(2)仅仅直接表示商品的质量、主要原料、功能、用途、重量、数量及其他特点的。

(3)缺乏显著特征的。

《药品管理法》第50条规定：已经成为药品通用名的，该名称不得作为药品商标使用。

(二)注册商标的转让

《商标法》第39条规定，转让注册商标的，转让人和受让人应当签订转让协议，并共同向商标局提出申请。受让人应当保证使用该注册商标的商品质量。转让注册商标经核准后，予以公告。受让人自公告之日起享有商标专用权。

(三)注册商标的使用许可

《商标法》第40条规定，商标注册人可以通过签订商标使用许可合同，许可他人使用其注册商标。许可人应当监督被许可人使用其注册商标的商品质量。被许可人应当保证使用该注册商标的商品质量。经许可使用他人注册商标的，必须在使用该注册商标的商品上标明被许可人的名称和商品产地。

四、商标权的保护

1.保护范围。

注册商标的专用权，以核准注册的商标和核定使用的商品为限。

2.保护期限。

我国注册商标的有效期为10年，自核准注册之日起计算。注册商标有效期届满需要继续使用的，应当在届满前6个月内申请续展注册，每次续展注册的有效期为10年。商标通过续展可获得永久性保护。

3.商标权的处理及应承担的法律责任。

侵犯注册商标专用权引起纠纷的，由当事人协商解决；不愿协商或协商不成的，可请求工商管理部门处理，也可以起诉。构成犯罪的，除赔偿被侵权人的损失外，依法追究刑事责任。

第四节　著作权保护

一、著作权和著作权法

(一)著作权

著作权，又称版权，分为著作人身权与著作财产权。其中著作人身权的内涵包括了公开发表权、姓名表示权及禁止他人以扭曲、变更方式利用著作损害著作人名誉的权利。著作财产权是无形财产权，是基于人类知识所产生之权利。

(二)著作权法

著作权法是指调整因著作权的产生、控制、利用和支配而产生的社会关系的法律规范的总称。1990年9月7日第七届全国人民代表大会常务委员会第十五次会议通过了《中华人民共和国著作权法》(以下简称《著作权法》)，并于2001年、2010年对其进行了第一次和第二次修正。

二、著作权的主体、归属和客体

(一)基本概念

1.著作权的主体。

著作权主体是指依法对文学、艺术和科学作品享有著作权的人。包括作者和其他依照本法享有著作权的公民、法人或者非法人单位。

2.著作权归属。

著作权属于作者，法律另有规定的除外。

3.著作权的客体。

著作权的客体是作品，包括一般作品和计算机软件。著作权法所称作品，指文学艺术和科学领域内具有独创性并能以某种有形形式复制的智力创作效果。

(二)法律要点

《著作权法》对著作权的主体、客体和归属做了具体的规定，另外规定了不保护的对象：①法律、法规，国家机关的决议、决定、命令和其他具有立法、行政、司法性质的文件，及其官方正式译文；②时事新闻；③历法、数表、通用表格和公式。

三、著作权的内容和保护

（一）著作权的内容

著作权的内容是指著作权人根据法律的规定对其作品有权进行控制、利用和支配的具体行为方式。分为著作人格权与著作财产权。

1.著作人身权。又称作者资格权，是作者基于作品依法享有的各种以人身利益为内容的权利。

2.著作财产权。又称经济权利，是著作权人自己使用或授权他人以一定的方式使用作品而获得的权利，包括使用权和报酬权。

（二）著作权的产生与保护期限

著作权自作品完成之日起产生，并受著作权法律保护。外国人或无国籍人作品首先在中国境内出版的，自首次出版之日产生。著作权保护期是指著作权人依法取得的著作权的有效期。公民的作品，其发表权以及《著作权法》第10条第1款第（五）项至第（十七）项规定的权利的保护期为作者终生及其死亡后50年，截止于作者死亡后第50年的12月31日；如果是合作作品，截止于最后死亡的作者死亡后第50年的12月31日。法人或者其他组织的作品、著作权（署名权除外）由法人或者其他组织享有的职务作品，其发表权以及《著作权法》第10条第1款第（五）项至第（十七）项规定的权利的保护期为50年，截止于作品首次发表后第50年的12月31日，但作品自创作完成后50年内未发表的，本法不再保护。超过保护期的，该作品进入公有领域，作者或其他著作权人不再享有专有使用权。

（三）著作权的法律保护

侵权行为同时损害公共利益的，由地方人民政府著作权行政管理部门负责查处。国务院著作权行政管理部门可以查处在全国有重大影响的侵权行为。

第五节　药品商业秘密保护

一、商业秘密概述

商业秘密，是指不为公众所知悉、能为权利人带来经济利益，具有实用性并经权利人采取保密措施的设计资料、程序、产品配方、制作工艺、制作方法、管理诀窍、客户名单、货源情报、产销策略等技术信息和经营信息。其中，不为公众知悉，是指该信息是不能从公开渠道直接获取的；能为权利人带来经济利益，具有实用性，是指该信息具有可确定的可应用性，能为权利人带来现实的或者潜在的经济利益或者竞争优势；权利人采取保密措施，包括订立保密协议，建立保密制度及采取其他合理的保密措施。

二、商业秘密的特征

（一）秘密性

商业秘密首先必须是处于秘密状态的信息，不可能从公开的渠道所获悉。《关于禁止侵犯商业秘密行为的若干规定》规定："不为公众所知悉，是指该信息是不能从公开渠道直接获取的。"即不为所有者或所有者允许知悉范围以外的其他人所知悉，不为同行业或者该信息应用领域的人所普遍知悉。

（二）实用性

商业秘密与其他理论成果的根本区别就在于，商业秘密具有现实或潜在的实用价值。商业秘密必须是一种现在或者将来能够应用于生产经营或者对生产经营有用的具体的技术方案和经营策略。不能直接或间接使用于生产经营活动的信息不具有实用性，因此不属于商业秘密。

（三）保密性

保密性即权利人采取保密措施，包括订立保密协议，建立保密制度及采取其他合理的保密手段。只有当权利人采取了能够明示其保密意图的措施，才能成为法律意义上的商业秘密。

（四）价值性

价值性是指该商业秘密自身所蕴含的经济价值和市场竞争价值，并能实现权利人经济利益的目的。

上述4个特征，是商业秘密缺一不可的构成要件。只有同时具备4个特征的技术信息和经营信息，才属于商业秘密。

三、商业秘密的范围

商业秘密具有丰富的内涵和广泛的应用范围。它是所有者的重要财产，而且这种财产既可以是有形的，也可以是无形的。

（一）依据我国法律对商业秘密的界定，它所涉及的范围为两类：

1.技术信息。

它是指凭经验或技能所产出的，在实际中尤其是工业中适用的技术情报、数据或知识。它包括化学配方、工艺流程、未申请专利的设计、技术秘诀等。

2.经营信息。

它是指具有秘密性质的经营管理方法及与经营管理方法密切相关的信息和情报。它包括管理方法、企业营销战略、客户名单、货源情报等。

(二)商业秘密包括生产领域的秘密和商业领域的秘密。

从商业企业角度来看,商业秘密范围的理解似乎更广一些,同时也更为具体明确些,主要涵括如下诸方面的内容:

1.产品。

它是指由公司自己开发的,并具有商业价值的产品,在未获得专利之前,便可以称得上是一项商业秘密。即便产品本身不是商业秘密,组成产品的成分及组成的方式等也可能成为商业秘密。

2.配方。

工业配方是商业秘密中的一种常见形式。很多食品的配方及其化学合成,化妆品的确切成分及各种含量度的比例都是很有价值的商业秘密。如"可口可乐"饮料配方作为一项商业秘密闻名于世。

3.工艺程序。

它是指若干设备,经过特定组合,可以成为一项高效率的工艺流程。这项工艺流程便可能成为商业秘密。

4.机器设备及其改进。

在市场上,通过一般正常的渠道公开购买的设备不能算作商业秘密。但是,若公司以独特的方法对它进行改进,从而使其生产能力更高或具有更多的用途。那么,这项改进就可以作为商业秘密。

5.研究与开发的文件。

公司在文件中如何记录研究和开发也是商业秘密。如设计的蓝图、图样、计算机数据、实验结果,以及具体表明开发过程的设计都属于这一类,即使是失败实验的文件和记录也属于这一类,切不可落入竞争者手中。

6.通信。

公司的一般通信信件不属于商业秘密,因为它不属于保护的对象。但有些特定的通信同公司的经营活动有关,事关大局,落入竞争者手中将对对方大有帮助,这样的通信就被视为商业秘密。

7.公司内部文件。

公司有许多文件,同公司各方面经营活动有着重要关系,应尽可能列入商业秘密范围。如某公司采购文件中记录了该公司购买关键物资或服务的实际费用。若竞争对手看到这项文件,就可推算出公司对某些产品的定价,对其很有帮助,这样的文件就应列入商业秘密范围。即便是一张计算机用纸,若在上面印有表示公司在任何一个时间存货的情况，都可属于商业秘密。

8.客户情报。

客户情报是商业秘密中的重要内容。若是在价格合适的情况下，公司可以在市场上向任何人出售产品，则公司的客户不能成为商业秘密。通常是在工业部门，客户名单则是受到保护的公司情报。

9.财务和会计报表。

公司的内部财务和会计报表，除向外公开的以外，应该属于商业秘密的范畴。在发达国家，甚至公司同哪些银行有联系也可算作商业秘密。

10.诉讼情况。

一项潜在的诉讼会给公司带来不利的影响。因此，在诉讼尚未成为公开事实之前，也应列入商业秘密范围。

11.公司的规范和战略发展规范。

公司的长远规范、内部的运作与营销战略计划等内部文件也属于商业秘密。目前，很多企业还没有注意到要保护这些文件。

四、商业秘密的法律地位

根据《反不正当竞争法》第 10 条的规定，下列行为属于侵犯他人商业秘密的不正当竞争行为：

(1)以盗窃、利诱、胁迫或其他不正当手段获取的权利人的商业秘密。

(2)披露、使用或者允许他人使用以前项手段获取的权利人的商业秘密。

(3)违反约定或者违反权利人保守商业秘密的要求，披露、使用或者允许他人使用其所掌握的权利人和商业秘密。

第三人明知或者应知前款所列违法行为，获取、使用或者披露他人的商业秘密，视为侵犯商业秘密。

根据《反不正当竞争法》和国家工商局《关于禁止侵犯商业秘密行为的若干规定》的规定，对侵犯商业秘密的不正当行为，工商行政管理机关应当责令停止违法行为，可以根据情节处以 1 万元以上 20 万元以下的罚款，并可对侵权物品做如下处理：

(1)责令并监督侵权人将载有商业秘密的图纸、软件及其他有关资料返还权利人。

(2)监督侵权人销毁使用权利人商业秘密生产的、流入市场将会造成商业秘密公开的产品。但权利人同意收购、销售等其他处理方式的除外。

五、侵犯商业秘密行为的表现形式

所谓侵犯商业秘密行为，是指为了竞争或个人目的，通过不正当的方法来获取、泄露或使用他人商业秘密的行为。

根据《中华人民共和国反不正当竞争法》第10条规定，经营者不得采用下列手段侵犯商业秘密：以盗窃、利诱、胁迫或者其他不正当手段获得权利人的商业秘密；披露、使用或者允许他人使用以前项手段获取的权利人的商业秘密；违反约定或者违反权利人有关保守商业秘密的要求，披露、使用或者允许他人使用其掌握的商业秘密。还规定，第三人明知或者应知上述所列违法行为，获取、使用或者披露他人的商业秘密，视其侵犯商业秘密。从实践中来看，侵犯商业秘密行为有多种形式：

1. 盗窃商业秘密。

盗窃商业秘密是一种极不道德的商业行为。从盗窃行为的主体来看，一种是公司内部的雇员盗窃其雇主的商业秘密以后，转卖给第三者，从中牟取不义之财。另一种是公司外部人员盗窃商业秘密自用，以便与权利人进行竞争。这两类人员是公司商业秘密的现实与潜在威胁。而大多数企业家，往往是把眼睛盯住其组织以外的那些人。这是因为，一般人总是容易接受来自外部的威胁而不愿意承认来自内部的威胁。事实上，公司内部的雇员却是公司商业秘密最大的威胁。从国外统计资料来看，历来由公司内部雇员盗窃商业秘密的案例总是多于外部人员。

2. 了解或掌握商业秘密的有关技术人员和经营管理人员，擅自泄露或允许他人使用其所了解或掌握的受雇单位的商业秘密。

3. 了解他人商业秘密后，未经权利人许可，擅自在公开媒体上宣传，泄露其所了解的商业秘密。这是一种对权利人不负责任的侵犯商业秘密的违法行为。

4. 明知第三者获得的商业秘密是通过不正当手段得到的，但仍然给第三者一定好处，从而索取该商业秘密，以便获得更多的暴利；中介机构明知他人的商业秘密为非法所得，仍为其代理转让。

5. 个别企业主管单位或行业协会，不遵守法律、法规的规定，违背下属企业的意愿，强迫拥有商业秘密的下属企业将所拥有的商业秘密无偿传播给其他下属企业。

6. 某些国家机关工作人员、事业单位工作人员，违反国家有关法律、法规，擅自将其在业务工作中了解到的商业秘密泄露给外界。

六、我国药品商业秘密保护

在新中国成立初期，几乎所有个体科研成果都被立即共享和公有，人们没有也不能将创新成果作为商业秘密保护起来。直到改革开放，商业秘密的权利意识才逐步恢复起来。目前，我国尚无专门的商业秘密法，关于商业秘密的法规散见于各部门法中。

1991年《民事诉讼法》首次使用了“商业秘密”这一法律术语，1993年12月1日实施的《反不正当竞争法》，明确了“商业秘密”的定义，此后，逐步形成了一个以《反不正当竞争法》为主，融合程序法、合同法、刑法、劳动法、行政法规和民法等相对完整的商业秘密法律保护体系。

但是，我国的商业秘密法律保护也存在一些弊端：

1. 立法分散、不统一。由于涉及的法律法规众多，导致相关规定之间缺乏协调一致性，容易产生法律冲突。司法实践中法官对法律的适用也没有统一的标准，加大了法官适用法律的难度，不利于公正的审判以及司法效率的提高；另外，由于各法都是从某一方面来对商业秘密的保护做出规定，难免考虑不周，留下立法的真空地带，不利于对当事人权利的保护。

2. 保护和打击力度不够，主要体现在以下几个方面：首先，侵权赔偿制度的惩罚力度不够。反不正当竞争法规定商业秘密侵权赔偿是一种恢复性赔偿，以侵权期间所获利润作为赔偿的依据，缺乏合理性。实际中，侵权人可能短期内并没有获得多少利润，而企业因商业秘密的泄露而带来的损失是无法衡量的。这样就导致侵权成本过低，保护力度不够；其次，对侵权行为范围的认定存在局限性。《反不正当竞争法》第10条只以列举方式规定了4种商业秘密的侵权形式，这样导致许多其他侵犯商业秘密的行为落在法律制裁之外。同时，第10条还将商业秘密侵权者限定为经营者，强调侵权者来自权利人的外部，忽视了内部员工泄露企业商业秘密亦可构成侵权的问题，导致员工因跳槽或者违反竞业禁止规定而侵犯商业秘密的行为无法受到法律制裁；另外，行政处罚形式单一，作为保护商业秘密主要法律的《反不正当竞争法》规定，行政处罚限于罚款，形式过于单一，导致行政处罚力度不够。

3. 缺乏商业秘密的诉讼保护。规定商业秘密保护程序的《民事诉讼法》，对涉及商业秘密的民事案件规定的程序缺乏完整性。民事诉讼法对商业秘密诉讼的适用程序、管辖问题、诉前财产、证据保全措施等重要的权利保障制度没有做出具体规定，导致司法实践中有关商业秘密诉讼难以进行。相比之下，我国《著作权法》《商标法》《专利法》对诉讼管辖问题、诉前保全措施、适用程序均有专门的规定。商业秘密作为一种智力成果，属于知识产权的范畴，法律理应加强对商业秘密的诉讼程序保护，保障商业秘密诉讼顺利进行；另一方面，对于涉及商业秘密的刑事诉讼和行政诉讼案件，如何防止商业秘密在诉讼中进一步泄露等问题，在《刑事诉讼法》和《行政诉讼法》中并未做出专门规定。

这种反不正当竞争行为的消极保护，已经不能适应知识经济时代下越来越复杂的商业秘密的侵权与诉讼行为，不利于促进我国市场主体的技术创新活动，不利于市场主体建立和巩固自身的技术优势，也不利于我国创新型国家的建设，因此急需出台一部专门的《商业秘密保护法》，完善商业秘密的诉讼程序，进一步明确商业秘密的侵权行为及责任，合理扩大商业秘密保护范围，加大对商业秘密侵权行为的惩处力度，同时建立商业秘密的权利合理限制和善意取得制度，加强对商业秘密的行政保护，为商业秘密的法律保护提供一套科学、高效的法律程序，以提高对商业秘密保护的法律效率和效果，从正面积极保护商业秘密。

第六节 违反药事知识产权管理的法律责任

一、商标侵权行为的法律责任

药事知识产权管理的法律责任的种类有民事责任、行政责任和刑事责任三种，以下以商标侵权行为的法律责任为例说明。商标侵权行为，是指侵犯他人注册商标专用权的行为。一般民事侵权行为的构成要件有：①侵权损害事实；②加害行为的违法性；③违法行为与损害结果之间的因果关系；④行为人主观上有过错。一般情形下，商标侵权行为的构成要件有两个：一是损害行为，二是行为的违法性。侵犯注册商标专用权的行为根据《商标法》第 52 条的规定有以下几类：使用侵权、销售侵权、标识侵权、反向假冒侵权和其他侵权。

《民法通则》第 118 条规定：公民、法人的著作权（版权）、专利权、商标专用权、发现权、发明权和其他科技成果权受到剽窃、篡改、假冒等侵害的，有权要求停止侵害，消除影响，赔偿损失。

（一）商标侵权行为的民事责任

1. 停止侵害。

对于正在进行中的商标侵权行为，注册商标所有人可以诉请法院下达禁令，要求侵权人立即停止从事侵犯其注册商标专用权的行为，以维护自身的合法利益。

2. 消除影响。

商标侵权行为很可能损及注册商标所有人的注册商标声誉。如侵权人在自己的劣质产品上擅自使用他人驰名的注册商标，会导致该驰名商标在消费者心目中的声誉下降，从而严重地损及商标注册人的利益。因此，对那些已有声誉的注册商标而言，要求侵权人消除其侵权行为给注册商标声誉带来的负面影响尤为重要。一般而言，侵权人应当在其侵权行为造成影响的范围内以在报刊上刊登道歉声明等方式消除其侵权行为的不良影响，挽回被侵权的注册商标声誉。

3.赔偿损失。

注册商标所有人因商标侵权行为而遭受损失的，有权要求侵权人赔偿其损失。根据有关司法解释，在诉讼事务中，被侵权人可以按其所受到的实际损失额请求赔偿，也可以请求将侵权人在侵权期间因侵权所获利润(扣除成本之外的所有利润)作为赔偿额。对这两种赔偿额的计算方法，被侵权人有选择权。

(二)商标侵权行为的行政责任

工商行政管理机关可以采取以下制裁措施：

1.责令被侵权人立即停止侵权行为。

2.没收、销毁侵权商品。

3.没收、销毁专门用于制造侵权商品、伪造注册商标标识的工具。

4.罚款。

在处理商标侵权行为时，工商行政管理机关根据当事人的请求，可以就侵犯注册商标专用权的赔偿数额进行调解；调解不成的，当事人可以向人民法院起诉。根据《商标法》第56条的规定，赔偿数额为侵权人在侵权期间因侵权所获得的利益或者被侵权人在被侵权期间因被侵权所受到的损失，包括被侵权人为制止侵权行为所支付的合理开支。侵权人因侵权所得利益或者被侵权人因被侵权所受损失难以确定的，由人民法院根据侵权行为的情节判决给予50万元以下的赔偿。销售不知道是侵犯注册商标专用权的商品，能证明该商品是自己合法取得的并说明提供者的，不承担赔偿责任。

(三)商标侵权行为的刑事责任

对于情节严重、构成犯罪之商标侵权行为应当依法追究其刑事责任，通过给予行为人以严厉的刑事制裁来打击和预防商标侵权行为，保护注册商标专用权。根据《商标法》第59条的规定，商标侵权行为中，未经商标注册人的许可，在同一种商品上使用与其注册商标相同的商标的；伪造、擅自制造他人注册商标标识或者销售伪造、擅自制造的注册商标标识的行为；销售明知是假冒注册商标的商品的行为构成侵犯商标权犯罪的。习惯上把这几种侵犯商标权的犯罪统称为假冒注册商标犯罪。

二、《刑法》规定的多种侵犯知识产权罪

《刑法》第三章第七节专门规定了侵犯知识产权罪，该节从第213条至第220条共8个条文，涉及商标、专利、著作权和商业秘密等知识产权范围的大部分内容。刑法专节规定对侵犯知识犯罪进行惩处，这在我国刑事立法上尚属首次，这不但表明了我国对打击侵犯知识产权犯罪的坚定决心和立场，也方便执法者掌握和执行法律，以及对广大人民群众学习法律，同侵犯知识产权的犯罪进行

斗争都有很大的益处。

《刑法》第213条规定：未经注册商标所有人许可，在同一种商品上使用与其注册商标相同的商标，情节严重的，处3年以下有期徒刑或者拘役，并处或者单处罚金；情节特别严重的，处3年以上7年以下有期徒刑，并处罚金。

第214条规定：销售明知是假冒注册商标的商品，销售金额数额较大的，处3年以下有期徒刑或者拘役，并处或者单处罚金；销售金额数额巨大的，处3年以上7年以下有期徒刑，并处罚金。

第215条规定：伪造、擅自制造他人注册商标标识或者销售伪造、擅自制造的注册商标标识，情节严重的，处3年以下有期徒刑、拘役或者管制，并处或者单处罚金；情节特别严重的，处3年以上7年以下有期徒刑，并处罚金。

第216条规定：假冒他人专利，情节严重的，处3年以下有期徒刑或者拘役，并处或者单处罚金。

第219条规定：实施法定侵犯商业秘密行为之一，给商业秘密的权利人造成重大损失的，处3年以下有期徒刑或者拘役，并处或者单处罚金；造成特别严重后果的，处3年以上7年以下有期徒刑，并处罚金。

第220条规定：单位犯侵犯知识产权罪的，对单位判处罚金，并对其直接负责的主管人员和其他直接责任人员，依照刑法的规定处罚。

《刑法》规定的侵犯商业秘密行为包括：

(1)以盗窃、利诱、胁迫或者其他不正当手段获取权利人的商业秘密的。

(2)披露、使用或允许他人使用以前项手段获取的权利人的商业秘密的。

(3)违反约定或者违反权利人有关保守商业秘密的要求，披露、使用或者允许他人使用其所掌握的商业秘密的。明知或者应知前款所列行为，获取、使用或者披露他人的商业秘密的，以侵犯商业秘密论。

三、法律救济途径

根据《刑事诉讼法》和相关司法解释的规定，对侵害知识产权的行为，受害人可以向公安机关控告，公安机关负责立案侦查；受害人也可以直接向人民法院起诉，人民法院应当依法受理。人民法院如果发现自诉的刑事案件证据不足、可由公安机关受理的，或者对被告人可能判处3年有期徒刑以上刑罚的，应当移送公安机关处理。自诉刑事案件及由公安机关侦查、检察院负责提起公诉的刑事案件，都可以附带民事诉讼。人民法院在审理知识产权民事案件中，如果发现知识产权犯罪嫌疑的，即移送公安机关侦查；如果受害人提起自诉刑事诉讼的，依法予以受理。根据《专利法》，知识产权行政执法机关具有主动查处和接受权利人投诉后查处侵犯知识产权违法行为的行政职权，他们处在保护知识产权的第一线。在查处一般侵权行为过程中,一些侵犯知识产权的违法犯罪行为会被逐步揭露出来。行政执法机关在遇到涉及知识产权犯罪的线索和嫌疑人时,应当依法移送公安机关处理,公安机关应当及时立案进行侦查;对受害权利人掌握证据确凿、充分的,也支持直接向人民法院提起刑事诉讼,人民法院应当依法予以受理。应当注意,知识产权行政执法机关的行政处罚,只能对不构成犯罪的一般行政违法行为进行,不能对犯罪行为进行行政处罚。

第十五章　药事相关的其他法律规定

第一节　药品说明书、标签管理的法律规定

药品说明书、标签是药品法制管理的重要内容之一。不同品种、不同剂型，甚至是同品种不同规格的药品，其理化性质、质量规格和卫生要求各不相同，对其运输、储存、销售和使用必须有相应的信息指导。药品说明书、标签，正是指导如何储运和使用药品的重要信息来源。它们向用户介绍药品的重要信息，指导人们正确地经销、保管和使用药品；错误的药品信息将产生严重后果。

一、我国药品标签、说明书法制化管理

药品说明书，是指药品生产企业印制并提供的，包含药理学、毒理学、药效学、医学等药品安全性、有效性的重要科学数据和结论，用以指导临床正确使用药品的技术性资料。主要包括以下内容：药品名称、性状、药理毒理、药代动力学、适应证、用法用量、不良反应、禁忌证、注意事项、有效期限、批准文号、生产企业等方面的内容。

药品说明书是药物信息最基本、最重要的来源，它与药品的研制、生产、销售、贮运、使用等众多环节密切相关。在药品流通领域，药品说明书可指导人们正确销售、贮藏、保管和调剂药品；在医疗上，经国家食品药品监督管理总局审核批准的药品说明书是药品的法定文件，是医师、药师、护士和患者合理用药的科学依据。

1984 年以前，有关药品说明书、标签管理的规定分散在相关的药事管理法律中。1984 年公布的《药品管理法》第 36，37，38 条明确规定了对药品包装、标签、说明书的管理，这标志着我国对药品信息管理进入法制化新阶段。2000 年原国家药品监督管理局颁布《药品包装、标签和说明书管理规定(暂行)》。2006 年 3 月 10 日原国家药品监督管理局局务会审议通过《药品说明书和标签管理规定》，自 2006 年 6 月 1 日起施行。

二、药品说明书、标签管理的原则

(一)国家审批制度

在中华人民共和国境内上市销售的药品,其说明书和标签由国家食品药品监督管理总局予以核准。

(二)内容书写原则

药品的标签应当以说明书为依据,其内容不得超出说明书的范围,不得印有暗示疗效、误导使用和不适当宣传产品的文字和标识。

药品包装必须按照规定印有或者贴有标签,不得夹带其他任何介绍或者宣传产品、企业的文字、音像及其他资料。药品生产企业生产供上市销售的最小包装必须附有说明书。

(三)文字和用语要求

药品说明书和标签的文字表述应当科学、规范、准确。非处方药说明书还应当使用容易理解的文字表述,以便患者自行判断、选择和使用。

药品说明书和标签中的文字应当清晰易辨,标识应当清楚醒目,不得有印字脱落或者粘贴不牢等现象,不得以粘贴、剪切、涂改等方式进行修改或者补充。

药品说明书和标签应当使用国家语言文字工作委员会公布的规范化汉字,增加其他文字对照的,应当以汉字表述为准。出于保护公众健康和指导正确合理用药的目的,药品生产企业可以主动提出在药品说明书或者标签上加注警示语,国家食品药品监督管理总局也可以要求药品生产企业在说明书或者标签上加注警示语。

三、药品说明书的管理规定

(一)药品说明书内容要求

1.编写依据。

药品说明书应当包含药品安全性、有效性的重要科学数据、结论和信息,用以指导安全、合理使用药品。药品说明书对疾病名称、药学专业名词、药品名称、临床检验名称和结果的表述,应当采用国家统一颁布或规范的专用词汇,度量衡单位应当符合国家标准的规定。

2.列出全部活性成分、中药药味、辅料药品。

说明书应当列出全部活性成分或者组方中的全部中药药味。注射剂和非处方药还应当列出所用的全部辅料名称。药品处方中含有可能引起严重不良反应的成分或者辅料的,应当予以说明。

3.修改注意事项。

药品生产企业应当主动跟踪药品上市后的安全性、有效性情况，需要对药品说明书进行修改的，应当及时提出申请。根据药品不良反应监测、药品再评价结果等信息，国家食品药品监督管理总局也可以要求药品生产企业修改药品说明书。药品说明书获准修改后，药品生产企业应当将修改的内容立即通知相关药品经营企业、使用单位及其他部门，并按要求及时使用修改后的说明书和标签。药品说明书核准日期和修改日期应当在说明书中醒目标示。

4.详细注明药品不良反应。

药品说明书应当充分包含药品不良反应信息，详细注明药品不良反应。药品生产企业未根据药品上市后的安全性、有效性情况及时修改说明书或者未将药品不良反应在说明书中充分说明的，由此引起的不良后果由该生产企业承担。

5.药品名称和标识。

药品说明书使用的药品名称，必须符合国家食品药品监督管理总局公布的药品通用名称和商品名称的命名原则，并与药品批准证明文件的相应内容一致。禁止使用未经注册的商标以及其他未经国家食品药品监督管理总局批准的药品名称。必须印有特殊管理的药品、外用药和非处方药等专用标识。

（二）说明书的格式

化学药品及治疗用生物制品说明书格式和中药及天然药物处方药说明书格式详见《化学药品和治疗用生物制品说明书规范细则》和《预防用生物制品说明书规范细则》。

（三）化学药品和治疗用生物制品说明书各项内容书写要求

1.警示语。

对药品严重不良反应及其潜在的安全性问题的警告，还可以包括药品禁忌、注意事项及剂量过量等需提示用药人群特别注意的事项。有该方面内容的，应当在说明书标题下以醒目的黑体字注明。无该方面内容的，不列该项。

2.药品名称。

(1)通用名称：《中国药典》收载的品种，其通用名称应当与药典一致；药典未收载的品种，其名称应当符合药品通用名称命名原则。

(2)商品名称：未批准使用商品名称的药品不列该项。

(3)英文名称：无英文名称的药品不列该项。

3.成分。

(1)列出活性成分的化学名称、化学结构式、分子式、分子量。

(2)复方制剂可以不列出每个活性成分化学名称、化学结构式、分子式、分子量内容。本项可以表达为“本品为复方制剂，其组分为：……”。组分按一个制剂单位(如每片、粒、支、瓶等)分别列出所含的全部活性成分及其量。

(3)多组分或者化学结构尚不明确的化学药品或者治疗用生物制品,应当列出主要成分名称,简述活性成分来源。

(4)处方中含有可能引起严重不良反应的辅料的,该项下应当列出该辅料名称。

(5)注射剂应当列出全部辅料名称。

4.性状。

包括药品的外观、嗅、味、溶解度以及物理常数等。

5.适应证。

应当根据该药品的用途,采用准确的表述方式,明确用于预防、治疗、诊断、缓解或者辅助治疗某种疾病(状态)或者症状。

6.规格。

指每支、每片或其他每一单位制剂中含有主药(或效价)的重量或含量或装量。生物制品应标明每支(瓶)有效成分的效价(或含量及效价)及装量(或冻干制剂的复溶后体积)。表示方法一般按照《中国药典》要求规范书写,有两种以上规格的应当分别列出。

7.用法用量。

应当包括用法和用量两部分。需按疗程用药或者规定用药期限的,必须注明疗程、期限。应当详细列出该药品的用药方法,准确列出用药的剂量、计量方法、次数以及疗程期限,并应当特别注意与规格的关系。用法上有特殊要求的,应当按实际情况详细说明。

8.不良反应。

应当实事求是地详细列出该药品不良反应。并按不良反应的严重程度、发生的频率或症状系统性列出。

9.禁忌。

应当列出禁止使用该药品的人群或者疾病情况。

10.注意事项。

列出使用时必须注意的问题,包括需要慎用的情况(如肝、肾功能的问题),影响药物疗效的因素(如食物、烟、酒),用药过程中需观察的情况(如过敏反应,定期检查血象、肝功能、肾功能)及用药对于临床检验的影响等。

11.孕妇及哺乳期妇女用药。

着重说明该药品对妊娠、分娩及哺乳期母婴的影响,并写明可否应用本品及用药注意事项。未进行该项实验且无可靠参考文献的,应当在该项下予以说明。

12.儿童用药。

主要包括儿童由于生长发育的关系而对于该药品在药理、毒理或药代动力学方面与成人的差异，并写明可否应用本品及用药注意事项。

13.老年用药。

主要包括老年人由于机体各种功能衰退的关系而对于该药品在药理、毒理或药代动力学方面与成人的差异，并写明可否应用本品及用药注意事项。未进行该项实验且无可靠参考文献的，应当在该项下予以说明。

14.药物相互作用。

列出与该药产生相互作用的药品或者药品类别，并说明相互作用的结果及合并用药的注意事项。未进行该项实验且无可靠参考文献的，应当在该项下予以说明。

15.药物过量。

详细列出过量应用该药品可能发生的毒性反应及处理方法。未进行该项实验且无可靠参考文献的，应当在该项下予以说明。

16.临床试验。

为本品临床试验概述，应当准确、客观地进行描述。包括临床试验的给药方法、研究对象、主要观察指标、结果包括不良反应等。没有进行临床试验的药品不书写该项内容。

17.药理毒理。

包括药理作用和毒理研究两部分内容：药理作用为临床药理中药物对人体作用的有关信息。也可列出与临床适应证有关或有助于阐述临床药理作用的体外试验和(或)动物实验的结果。复方制剂的药理作用可以为每一组成成分的药理作用。毒理研究所涉及的内容是指与临床应用相关，有助于判断药物临床安全性的非临床毒理研究结果。应当描述动物种属类型，给药方法(剂量、给药周期、给药途径)和主要毒性表现等重要信息。复方制剂的毒理研究内容应当尽量包括复方给药的毒理研究结果，若无该信息，应当写入单药的相关毒理内容。未进行该项实验且无可靠参考文献的，应当在该项下予以说明。

18.药代动力学。

应当包括药物在体内吸收、分布、代谢和排泄的全过程及其主要的药代动力学参数，以及特殊人群的药代动力学参数或特征，说明药物是否通过乳汁分泌、是否通过胎盘屏障及血脑屏障等。应以人体临床试验结果为主，如缺乏人体临床试验结果，可列出非临床试验的结果，并加以说明。未进行该项实验且无可靠参考文献的，应当在该项下予以说明。

19.贮藏。

具体条件的表示方法按《中国药典》要求书写,并注明具体温度。如:阴凉处(不超过20℃)保存。生物制品应当同时注明制品保存和运输的环境条件,特别应明确具体温度。

20.包装。

包括直接接触药品的包装材料和容器及包装规格,并按该顺序表述。

21.有效期。

以月为单位表述。

22.执行标准。

列出执行标准的名称、版本,如《中国药典》2005年版二部。或者药品标准编号,如WS-10001(HD-0001)-2002。

23.批准文号。

指该药品的批准文号,进口药品注册证号或者医药产品注册证号。麻醉药品、精神药品、蛋白同化制剂和肽类激素还需注明药品准许证号。

24.生产企业。

国产药品该项内容应当与药品生产许可证载明的内容一致,进口药品应当与提供的政府证明文件一致。并按下列方式列出:企业名称、生产地址、邮政编码、电话和传真号码,须标明区号、网址(如无网址可不写,此项不保留)。

(四)中药、天然药物处方药说明书内容书写要求

1.核准日期和修改日期。

对于2006年7月1日之前批准注册的中药、天然药物,其"核准日期"应为按照《关于印发中药、天然药物处方药说明书格式内容书写要求及撰写指导原则的通知》要求提出补充申请后,国家食品药品监督管理总局或省级食品药品监督管理局予以核准的日期。

2.特殊药品、外用药品标识。

麻醉药品、精神药品、医疗用毒性药品和外用药品等专用标识在说明书首页右上方标注。按医疗用毒性药品管理的药材及其饮片制成的单方制剂,必须标注医疗用毒性药品标识。凡国家标准中用法项下规定只可外用,不可口服、注射、滴入或吸入,仅用于体表或某些特定黏膜部位的液体、半固体或固体中药、天然药物,均需标注外用药品标识。对于既可内服,又可外用的中药、天然药物,可不标注外用药品标识。

3.说明书标题。

"×××说明书"中的"×××"是指该药品的通用名称。"请仔细阅读说明书并在医师指导下使用"该内容必须标注,并印制在说明书标题下方。

4.警示语。

是指对药品严重不良反应及其潜在的安全性问题的警告，还可以包括药品禁忌、注意事项及剂量过量等需提示用药人群特别注意的事项。含有化学药品(维生素类除外)的中药复方制剂，应注明本品含×××(化学药品通用名称)。有该方面内容的，应当在说明书标题下以醒目的黑体字注明。无该方面内容的，可不列此项。

5.药品名称、性状、功能主治/适应证、用法用量、规格、贮藏。

这些项目内容，均应按各品种的国家药品标准的规定书写。其中药品名称包括通用名称和汉语拼音两部分，通用名称必须采用国家批准的法定中文名称。

6.成分。

应列出处方中所有的药味或有效部位、有效成分等。注射剂还应列出所用的全部辅料名称，处方中含有可能引起严重不良反应的辅料的，在该项下也应列出该辅料名称。成分排序应与国家批准的该品种药品标准一致，辅料列于成分之后。对于处方已列入国家秘密技术项目的品种，以及获得中药一级保护的品种，可不列此项。

7.药理毒理、药代动力学、不良反应、禁忌、注意事项。

这些项目的内容，可按药品实际情况客观、科学的书写。若其中有些项目缺乏可靠的试验数据，则可以不写，说明书中不再保留该项标题。

8.临床试验。

对于2006年7月1日之前批准注册的中药、天然药物，如在申请药品注册时经国家药品监督管理部门批准进行过临床试验，应当描述为“本品于××××年经批准进行过×例临床试验”。对于2006年7月1日之后批准注册的中药、天然药物，如申请药品注册时，经国家药品监督管理部门批准进行过临床试验的，应描述该药品临床试验的概况，包括研究对象、给药方法、主要观察指标、有效性和安全性结果等。未按规定进行过临床试验的，可不列此项。

(五)非处方药说明书的内容书写要求

由于非处方药说明书的阅读对象通常为不具备医药专业知识的消费者，因此说明书内容须确保使消费者容易理解，便于操作，书写要求上特别强调用语的通俗简明、清晰准确，还须按规定在相应位置注明患者用药教育信息。特别是有关“注意事项”要详细书写，内容应包括：①列出使用该药必须注意的问题，包括需要慎用的情况(如肝、肾功能的问题)，影响药物疗效的因素(如食物、烟、酒等)，孕妇、哺乳期妇女、儿童、老人等特殊人群用药，用药对于临床检验的影响，滥用或药物依赖情况，以及其他保障用药人自我药疗安全用药的有关内容；②必须注明“对本品过敏者禁用，过敏体质者慎用”“本品性状发生改变时禁止使用”

“如正在使用其他药品，使用本品前请咨询医师或药师”“请将本品放在儿童不能接触的地方”等；③对于可用于儿童的药品必须注明“儿童必须在成人监护下使用”，处方中含兴奋剂的品种应注明“运动员应在医师指导下使用”；④对于是否适用于孕妇、哺乳期妇女、儿童、老人等特殊人群尚不明确的，必须注明“应在医师指导下使用”；⑤如有与中医理论有关的病征、配伍、饮食等注意事项，应在该项下列出，中药和化学药品组成的复方制剂，应注明本品含×××（化学药品通用名称），并列出成分中化学药品的相关内容及注意事项；⑥国家食品药品监督管理总局公布的该药品注意事项内容不得删减。

（六）说明书的发布

药品说明书的发布机构为国家食品药品监督管理总局。药品说明书的发布方式主要有两种。一种为国家食品药品监督管理总局在批准药品申请时将药品说明书随药品注册批件核发给申请人（生产企业），由企业据此印制说明书随药品提供给使用者。此类说明书的数据内容，一般是针对由该企业生产的该规格的药品品种，因此既包含该药品品种的一般特性，也包含该厂家的个体特质，是市面真实存在的说明书。目前，国家食品药品监督管理总局尚未在公开信息发布媒体上提供此类说明书的查询方式。

另一种发布方式为在全国范围的说明书规范行动中，由国家食品药品监督管理总局及其直属机构公开发布的供生产企业参考的说明书范本。此类说明书的数据内容一般是综合所有厂家生产的该药品品种的特性，以最大化的方式撰写而成，反映新的格式和内容书写要求，为厂家提供撰写的参考范例，而并非市面真实存在的说明书。厂家在撰写符合自身特性的说明书时，须遵循相关规定，不得随意增加或缩减条目内容。此类说明书一般于开展说明书规范化行动期间，由国家食品药品监督管理总局及其直属机构官方网站提供阅读和下载，也通过印制汇编的方式下发各地学习和执行。

（七）说明书的维护

实时跟踪上市后用药信息和研究成果，科学评估用药利益风险关系，及时采取干预措施，对说明书数据进行修订和维护，是保障说明书信息时效性、真实性和科学性的必要手段。此外，注重说明书使用的调研分析，结合国际先进经验，对说明书的内容格式管理规定进行动态维护，不断推进说明书规范化工作的深度，也是逐步提高说明书信息质量的有效途径。

说明书数据维护的主要依据为，国家食品药品监督管理总局的药品不良反应监测、再评价结果，生产企业跟踪品种上市后作用经验和临床研究取得的最新数据。说明书数据维护主要分为以下三种：

第一种为国家食品药品监督管理总局主持的不良反应监测、上市后再评价结果等涉及须对说明书数据进行修改时，由国家食品药品监督管理总局发布修订说明书的通知文件，由省药监通知辖区内相关生产企业据此印制新的说明书和包装标签并报国家食品药品监督管理总局备案。同时，生产企业还需将修订内容及时通报相关医疗机构和药品经营单位。

第二种为国家食品药品监督管理总局发布新的药品说明书管理条例，对说明书格式和内容书写要求进行了新的统一规定。或者国家药典委员会发布新的药品标准，需对该品种说明书进行统一修改时，由生产企业据此修订说明书，以补充申请的方式提交地方药监部门审核并报国家食品药品监督管理总局备案。

第三种方式见于生产企业主动跟踪上市品种的用药信息，自愿对说明书进行修订时，需以补充申请的方式提交地方药品监督管理部门审核并报国家食品药品监督管理总局备案后执行。

（八）药品说明书与药品广告

药品广告与药品说明书息息相关。药品广告内容是否真实，对正确指导患者合理用药、安全用药十分重要，关乎患者的生命安全和身体健康，因此，药品广告的内容必须真实、准确、对公众负责，不允许有欺骗、夸大情况。不真实的广告宣传不但会误导患者，而且会延误治疗。所以，药品广告必须以国家食品药品监督管理总局批准的药品说明书为准。《药品管理法》第 61 条规定："药品广告的内容必须真实、合法，以国务院药品监督管理部门批准的说明书为准，不得含有虚假的内容。"

药品说明书中哪些内容必须在药品广告中体现和反映，哪些内容可以不体现，目前的规定还不是十分明确，这造成了审查与监督的漏洞。另外，一些生产企业擅自增加或者篡改说明书的内容，违法进行虚假宣传；也有一些药品的说明书本身就有不规范的地方，这都是造成目前药品广告内容不规范的原因。因此，规范药品广告的管理，必须按照国家药品监督管理部门批准的药品说明书的内容进行审核。

四、药品标签的管理规定

药品的标签是指药品包装上印有或者贴有的内容，分为内标签和外标签。药品内标签指直接接触药品的包装的标签，外标签指内标签以外的其他包装的标签。与药品说明书相同，药品标签也是药品信息的重要来源之一，它不仅是广大医护工作者和患者治疗用药的依据，也是药品生产、经营部门向民众介绍药品特性、普及医药知识和指导合理用药的主要方式。

（一）药品标签的内容

药品的内标签应当包含药品通用名称、适应证或者功能主治、规格、用法用量、生产日期、产品批号、有效期、生产企业等内容。包装尺寸过小无法全部标明上述内容的，至少应当标注药品通用名称、规格、产品批号、有效期等内容。

药品外标签应当注明药品通用名称、成分、性状、适应证或者功能主治、规格、用法用量、不良反应、禁忌、注意事项、贮藏、生产日期、产品批号、有效期、批准文号、生产企业等内容。适应证或者功能主治、用法用量、不良反应、禁忌、注意事项不能全部注明的，应当标出主要内容并注明“详见说明书”字样。

用于运输、贮藏的包装的标签，至少应当注明药品通用名称、规格、贮藏、生产日期、产品批号、有效期、批准文号、生产企业，也可以根据需要注明包装数量、运输注意事项或者其他标记等必要内容。

原料药的标签应当注明药品名称、贮藏、生产日期、产品批号、有效期、执行标准、批准文号、生产企业，同时还需注明包装数量以及运输注意事项等必要内容。

（二）药品包装标签书写印刷要求

1. 药品名称。

（1）药品说明书和标签中标注的药品名称必须符合国家食品药品监督管理总局公布的药品通用名称和商品名称的命名原则，并与药品批准证明文件的相应内容一致。禁止使用未经国家食品药品监督管理总局批准的药品名称。

（2）药品通用名称应当显著、突出，其字体、字号和颜色必须一致，并符合以下要求：①对于横版标签，必须在上 1/3 范围内显著位置标出；对于竖版标签，必须在右 1/3 范围内显著位置标出；②不得选用草书、篆书等不易识别的字体，不得使用斜体、中空、阴影等形式对字体进行修饰；③字体颜色应当使用黑色或者白色，与相应的浅色或者深色背景形成强烈反差；④除因包装尺寸的限制而无法同行书写的，不得分行书写。

（3）药品商品名称不得与通用名称同行书写，其字体和颜色不得比通用名称更突出和显著，其字体以单字面积计不得大于通用名称所用字体的 1/2。

2. 注册商标。

药品标签使用注册商标的，应当印刷在药品标签的边角，含文字的，其字体以单字面积计不得大于通用名称所用字体的 1/4。禁止使用未经注册的商标。

3. 专用标识。

麻醉药品、精神药品、医疗用毒性药品、放射性药品、外用药品和非处方药品等国家规定有专用标识的，其说明书和标签必须印有规定的标识。

4. 贮藏。

对贮藏有特殊要求的药品，应当在标签的醒目位置注明。

5.有效期。

药品标签中的有效期应当按照年、月、日的顺序标注，年份用四位数字表示，月、日用两位数表示。其具体标注格式为“有效期至××××年××月”或者“有效期至××××年××月××日”；也可以用数字和其他符号表示为“有效期至××××.××.”或者“有效期至××××/××/××”等。预防用生物制品有效期的标注按照国家食品药品监督管理总局批准的注册标准执行，治疗用生物制品有效期的标注自分装日期计算，其他药品有效期的标注自生产日期计算。有效期若标注到日，应当为起算日期对应年月日的前一天，若标注到月，应当为起算月份对应年月的前一月。

6.一致与区别。

同一药品生产企业生产的同一药品，药品规格和包装规格均相同的，其标签的内容、格式及颜色必须一致；药品规格或者包装规格不同的，其标签应当明显区别或者规格项明显标注。同一药品生产企业生产的同一药品，分别按处方药与非处方药管理的，两者的包装颜色应当明显区别。

五、超药品说明书用药

超药品说明书用药又称药品未注册用法，是指药品使用的适应证、给药方法或剂量不在药品监督管理部门批准的说明书之内的用法。药品未注册用法的具体含义包括“药品剂量、适应人群、适应证或给药途径等与药品说明书中不同的用法”。由于药品说明书本身具有信息有限和相对滞后的特点，临床医生在长期的医疗实践中或者通过查阅文献、专业讨论后知晓了“药品说明书之外的用法”，并将此种用法广泛地用于临床过程中，于是就逐渐出现了“超说明书用药”这种临床现象，主要涉及：(1)说明书未提及特殊人群(如妊娠期妇女、儿童和老年人等)用药信息或超出年龄范围用药；(2)超适应证用药；(3)超用法用量用药；(4)禁忌证用药。因此，超说明书用药现象的存在具有一定的合理性和必要性。免疫抑制剂环孢素就是一个很好的例子。1997年第51版《Drug Facts and Comparisons》中批准的说明书用法是用于预防肾、肝、心脏的同种移植后的排斥反应，临床医生将其用于治疗银屑病、类风湿性关节炎和预防胰腺、骨髓、心—肺联合移植后的排斥反应则属于超说明书用药。随着医学信息的不断更新，2003年第57版《Drug Facts and Comparisons》中批准的说明书用法中新增加了环孢素用于银屑病、类风湿性关节炎的治疗，而用于预防胰腺、骨髓、心—肺联合移植后的排斥反应在临床过程中仍然属于超说明书用药。正是随着临床经验的积累和临床试验的验证，才不断推动了药品说明书的更新，也不断扩展了“超说明书用药”。但同时，超药品说明书用药也存在很大的风险，2010年9月10日“上海眼药门事件”中，116名患者中有61名出现眼部红肿、视力模糊等局部反应症状。

目前，全球对超说明书用药立法的国家只有为数不多的几个，分别是美国、德国、意大利、荷兰、新西兰、印度和日本等，其中印度禁止超说明书用药，其余国家均允许合理的超说明书用药，但主要责任由医务人员承担。我国对“超说明书用药”尚无统一概念，也未明确立法，仅广东省药学会于2010年3月出台了《药品未注册用法专家共识》有此规定。在根据合理的科学理论、专家意见或临床对照试验获得的资料，同时出于对患者利益的考虑等前提下，超说明书用药是合理的，特别是该医疗实践不是为了试验研究，而仅仅是为了患者的利益考虑，该医疗实践必须获得患者的知情同意，并签订知情同意书。

六、法律责任

药品生产企业、药品经营企业，生产、经营的药品及医疗机构配制制剂，其包装、标签、说明书违反《药品管理法》《药品管理法实施条例》《药品包装、标签和说明书管理规定(暂行)》和《直接接触药品的包装材料和容器管理办法》等相关规定的，处罚如下：

(一)依法应当按照假药、劣药论处。

(二)责令药品生产企业更改其包装、标签或说明书，收回已上市的不符合规定的药品并给予警告。

(三)情节严重的，撤销该药品的批准证明文件。

第二节　药品分类管理的法律规定

一、药品的分类

(一)《药品管理法》对药品的分类

《药品管理法》是药品分类的根本依据，按《药品管理法》关于“药品”的定义，药品被分为中药材、中药饮片、中成药、化学原料药及其制剂、抗生素、生化药品、放射性药品、血清、疫苗、血液制品和诊断药品等。《药品管理法》还增加了其他分类名词，如现代药、传统药、新药、中药、地区性习用药材、特殊管理的药品、处方药与非处方药、进口药、假药、劣药等等。

(二)其他的药品分类

药品分为处方药和非处方药，国家食品药品监督管理总局公布的第一批《国家非处方药目录》将非处方药分为西药与中成药两部分，第二批又将非处方药分为化学药品与中成药。国家药品质量公告中，将药品分为化学药品、抗生素药品、生化药品、中成药、中药材等五类公布抽验质量。

二、处方药和非处方药

按照国际通行的非处方药使用病症的分类和我国传统中医中药理论，依据“安全有效、慎重从严、结合国情、中西药并重”的指导思想和“应用安全、质量稳定、使用方便”的遴选原则，我国已从2000年开始，初步建立起符合社会主义市场经济体制要求的处方药与非处方药分类管理制度和与之相适应的新的药品监督管理法规体系，其相关内容可见于若干法律规范性文件，如《药品管理法》《药品管理法实施条例》《处方药与非处方药分类管理办法》等，1999年五部局联合印发的《关于我国实施处方药与非处方药分类管理若干意见的通知》《关于公布第一批国家非处方药(西药、中成药)目录的通知》《关于公布非处方药专有标识及管理规定的通知》和《关于对第一批〈国家非处方药目录〉药品进行审核登记工作的通知》等。

处方药与非处方药进行分类管理，其实质就是按照药品品种、规格、适应证、剂量、给药途径不同进行分类。处方药、非处方药的分类并不是对药品本质属性的划分，而是药品管理上的确定概念，两者都属于药品。

处方药系指经过医生处方才能从药房或药店获取并要在医生监控或指导下使用的药物。国外常用的术语有：Prescription Drug，Ethical(Ethic) Drug，Legend Drug(美国用)，简称Rx。Rx表示医生须取用其药，在处方左上角常可见到。它包括刚上市的新药，对其活性、副作用还要进一步观察；可产生依赖性的某些药物，如吗啡类镇痛药及某些催眠安定药物等；药物本身毒性较大，如抗癌药物等；某些疾病必须由医生和实验室进行确诊，使用药物需医生处方，并在医生指导下使用，如心血管疾病药物等。

非处方药是指那些不需要医生处方，消费者根据对自身病情的判断及借助药品说明书就可直接从药房或药店购取的药物。我国根据非处方药品的安全性，可将非处方药分为甲类非处方药和乙类非处方药(甲类安全性要求更高)。国外常用的术语有：Nonprescription Drug，Over the Counter Drug，Home Remedies，Proprietary Nonprescription Drug(多指商品名非处方药，日本常用)，而美国称之为“柜台销售药”(Over the Counter Drug)，简称为OTC Drug。国际上通用的非处方药简称即为OTC。非处方药必须符合下列条件：药物的适应证可自我诊断；药物的适应证可自我治疗；药物的毒性在公认的安全范围内；药物的效用/风险比值大；药物滥用、误用的潜在可能性小；药物使用过程无须医师监督和实验室检测；一般公众能理解药品标识物中的告诫内容；药物的作用机制基于现代公认的疾病及治疗学观点；药物作用不会掩盖其他疾病；药物不会使细菌产生耐药性;药物的适应证通常为自限性疾病。因此,这些药物的适应证大都属于如下情况:感冒、发烧、咳嗽;消化系统疾病;头痛;关节疾病;鼻炎等过敏症;营养补剂,如维生素、某些中药补剂等。

三、药品分类管理的法律依据

国家食品药品监督管理总局负责处方药与非处方药分类管理办法的制定,而各级药品监督管理部门负责辖区内处方药与非处方药分类管理的组织实施和监督管理。

国家食品药品监督管理总局负责非处方药目录的遴选、审批、发布和调整工作。

处方药、非处方药的生产销售、批发销售业务必须由具有药品生产企业许可证、药品经营企业许可证的药品生产企业、药品批发企业经营,其生产销售、批发销售品种必须取得药品批准文号。药品生产、批发企业必须按照分类管理、分类销售的原则和规定向相应的具有合法经营资格的药品零售企业和医疗机构销售处方药和非处方药,并按有关药品监督管理规定保存销售记录备查。药品生产、批发企业不得以任何方式直接向患者推荐、销售处方药。

销售处方药和甲类非处方药的零售药店必须具有药品经营企业许可证。经省级药品监督管理部门或其授权的药品监督管理部门批准的其他商业企业可以零售乙类非处方药。处方药、非处方药应当分柜摆放。不得采用开架自选方式销售处方药,也不得采用有奖销售、附赠药品或礼品销售等方式销售处方药与非处方药。甲乙两类非处方药可不凭医师处方销售、购买和使用,但患者可以要求在执业药师的指导下进行购买和使用。零售药店必须从具有药品经营企业许可证、药品生产企业许可证的药品批发企业、药品生产企业采购处方药和非处方药,并按有关药品监督管理规定保存采购记录备查。

医疗机构可以根据临床及门诊医疗的需要按法律、法规的规定使用处方药和非处方药。另外,在《非处方药专有标识管理规定(暂行)》中规定,非处方药专有标识图案分为红色和绿色,红色专有标识用于甲类非处方药,绿色专有标识用于乙类非处方药和用作指南性标志。

第三节 药品广告管理的法律规定

一、药品广告概述

(一)广告的定义

“广告”一词源于拉丁文“advertere”,意为“唤起大众对某种事物的注意,并诱导于一定的方向所使用的一种手段”。在14至15世纪演变为英语的广告“advertise”,其含义为“一个人注意到某件事”;后来演变为“引起别人的注意,通知别人某件事”;近代演变为动态的广告活动“advertising”后,才具有现代广告的含义。《中华人民共和国广告法》中是指商品经营者或者服务提供者承担费用,通过一定媒介和形式直接或者间接地介绍自己所推销的商品或者所提供的服务的商业广告。

(二)广告的媒介

广告媒介是广告信息的传播工具,按广告所依赖的工具或载体可分为两大类:主体媒介和非主体媒介。主体媒介主要有:报纸、广播、电视和杂志。杂志可分为专业性杂志和一般杂志。非主体媒介:即上述4种以外的其他媒介,包括橱窗广告、书籍广告、展销广告、文艺演出、户外广告牌、招贴广告、包装广告、邮寄宣传资料、灯光广告等。各种媒介各具特征,也各有局限性。

(三)真实性是广告的生命力

广告在品种繁多的市场经济中,已成为推销商品的重要手段,但过分夸大广告的作用是不正确的。广告的作用:

1.社会经济力是产品(服务)销路大小的决定因素,广告刺激总市场而使其膨胀的力量是有限的。

2.当市场容量有限时,广告泛滥,竞争加剧,其受害者最终是消费者,因为广告费用最终将转嫁到消费者身上。

3.广告的经济效果必须同企业整个市场营销结合起来,才能得到了解,很难孤立评价广告效果。

4.广告的内容比广告的数量更重要,广告真实性是广告的生命。

(四)药品广告的作用和存在问题

药品广告是传播药品信息的重要手段,也是药品促销的方法之一。由于它对合理用药影响很大,各国政府都采取了严格的监督管理措施。

1.药品广告的作用。

20世纪50年代后,随着药品生产规模不断扩大,新药不断问世,制药企业和处方医生、病人日益隔离。药品广告成为传播药品信息的一种经济、迅速和有效的方式。药品广告能使医生、药师、病人了解有关药品的性能、成分、用途和特点,以及适应证、作用机制、注意事项等,有助于医生或病人用药选择。同时,药品广告信息的传播,特别是非处方药大众媒介广告,对增强人们自我保护意识,培养新的保健需求有一定的作用。对制药企业扩大药品销售量、开拓新市场和开发新产品都具有积极作用。

2.药品广告存在的问题。

医药企业在市场经济环境中,以营利为基础的运行机制,易产生过度依赖广告促销现象。许多企业不惜重金大做广告,更甚至制作虚假广告,夸大药品功效以达到扩大销售量的目的,而不顾由此产生的严重后果。药品广告活动存在的问题表现在以下方面:

(1)虚假广告:虚假广告行为是指以牟取非法利益为目的,利用不真实的广告损害消费者和其他经营者的合法权益,扰乱市场经济秩序的行为。它包括虚假广告的设计、制作、编审、刊播、设置、张贴等。它具有社会危害性、违法性、牟利性和广泛性等特征。药品虚假广告带来的危害性远远超过其他商品。

(2)未经审查擅自发布药品广告:许多非主体媒介发布的药品广告往往未依法申报审查,一些偏远地区在主体媒介上也擅自发布非经审查的药品广告。

(3)在大众媒介上违法发布处方药广告:我国目前未正式公布详细的处方药目录,有的企业利用商品名蒙混在大众媒介发布处方药广告。

(4)擅自篡改审查内容发布药品广告:在药品广告中夸大药品的功能、主治、适应证等。

在2013年的整治虚假违法医药广告专项行动中,曝光违法医药广告6130条,叫停13万多条,查处违法案件6902件,罚没款6227万元,药品广告市场秩序仍待进一步规范。

(五)药品广告管理

由于药品广告对人们用药安全、有效、经济的重大影响,对合理用药的重要指导作用,以及对医药企业发展的重大影响,许多国家在药品管理法律中,明确规定了对药品广告的管理。WHO制定的《药品促销道德准则》中,对药品广告的管理和企业的促销道德也提出明确要求。

二、药品广告审查

为加强药品广告管理,保证药品广告的真实性和合法性,根据《广告法》《药品管理法》和《药品管理法实施条例》及国家有关广告、药品监督管理的规定,制定《药品广告审查办法》。

(一)药品广告的定义、审查依据和审查机关

1.药品广告定义。

凡利用各种媒介或者形式发布的广告含有药品名称、药品适应证(功能主治)或者与药品有关的其他内容的,为药品广告,应当按照本办法进行审查。非处方药仅宣传药品名称(含药品通用名称和药品商品名称)的,或者处方药在指定的医学药学专业刊物上仅宣传药品名称(含药品通用名称和药品商品名称)

的，无须审查。

2.药品广告审查的依据。

申请审查的药品广告，需符合《广告法》《药品管理法》《药品管理法实施条例》《药品广告审查发布标准》及国家有关药品广告管理的其他规定，方可通过审查。

3.药品广告审查机关和监督管理机关。

省、自治区、直辖市药品监督管理部门是药品广告审查机关，负责本行政区域内药品广告的审查工作。县级以上工商行政管理部门是药品广告的监督管理机关。国家食品药品监督管理总局对药品广告审查机关的药品广告审查工作进行指导和监督，对药品广告审查机关违反本办法的行为，依法予以处理。

(二)药品广告审查

1.药品广告批准文号。

药品广告批准文号为"×药广审(视)第0000000000号""×药广审(声)第0000000000号""×药广审(文)第0000000000号"。其中"×"为各省、自治区、直辖市的简称。"0"为由10位数字组成，前6位代表审查年月，后4位代表广告批准序号。"视""声""文"代表用于广告媒介形式的分类代号。

2.药品广告批准文号的申请人。

药品广告批准文号的申请人必须是具有合法资格的药品生产企业或者药品经营企业。药品经营企业作为申请人的，必须征得药品生产企业的同意。申请人可以委托代办人代办药品广告批准文号的申办事宜。申请药品广告批准文号，应当向药品生产企业所在地的药品广告审查机关提出。申请进口药品广告批准文号，应当向进口药品代理机构所在地的药品广告审查机关提出。

3.申请药品广告批准文号应提交的材料。

申请药品广告批准文号，应当提交药品广告审查表，并附与发布内容相一致的样稿(样片、样带)和药品广告申请的电子文件，同时提交以下真实、合法、有效的证明文件：申请人的营业执照复印件；申请人的药品生产许可证或者药品经营许可证复印件；申请人是药品经营企业的，应当提交药品生产企业同意其作为申请人的证明文件原件；代办人代为申办药品广告批准文号的，应当提交申请人的委托书原件和代办人的营业执照复印件等主体资格证明文件；药品批准证明文件(含进口药品注册证、医药产品注册证)复印件、批准的说明书复印件和实际使用的标签及说明书；非处方药品广告需提交非处方药品审核登记证书复印件或相关证明文件的复印件；申请进口药品广告批准文号的，应当提供进口药品代理机构的相关资格证明文件的复印件；广告中涉及药品商品名称、注册商标、专利等内容的，应当提交相关有效证明文件的复印件以及其他确认广告内容真实性的证明文件。提供本条规定的证明文件的复印件,需加盖证件持有单位的印章。

4.药品广告批准文号审查和程序。

药品广告审查机关应当自受理之日起10个工作日内,对申请人提交的证明文件的真实性、合法性、有效性进行审查,并依法对广告内容进行审查。

5.药品广告批准文号有效期为1年,到期作废。

经批准的药品广告,在发布时不得更改广告内容。药品广告内容需要改动的,应当重新申请药品广告批准文号。

6.药品广告批准文号注销和作废。

(1)有下列情形之一的,药品广告审查机关应当注销药品广告批准文号:①药品生产许可证、药品经营许可证被吊销的;②药品批准证明文件被撤销、注销的;③国家食品药品监督管理总局或者省、自治区、直辖市药品监督管理部门责令停止生产、销售和使用的药品。

(2)已经批准的药品广告,国家食品药品监督管理总局认为药品广告审查机关批准的药品广告内容不符合规定的,或者省级以上广告监督管理机关提出复审建议的,或者药品广告审查机关认为应当复审的,原审批的药品广告审查机关应当向申请人发出药品广告复审通知书,进行复审。复审期间,该药品广告可以继续发布。经复审,认为与法定条件不符的,收回药品广告审查表,原药品广告批准文号作废。

7.药品广告审查表保存备查。

广告申请人自行发布药品广告的,应当将药品广告审查表原件保存2年备查;广告发布者、广告经营者受广告申请人委托代理、发布药品广告的,应当查验药品广告审查表原件,按照审查批准的内容发布,并将该药品广告审查表复印件保存2年备查。

(三)对虚假违法药品广告的处理

1.篡改经批准的药品广告内容进行虚假宣传的,由药品监督管理部门责令立即停止该药品广告的发布,撤销该品种药品广告批准文号,1年内不受理该品种的广告审批申请。

2.对任意扩大产品适应证(功能主治)范围、绝对化夸大药品疗效、严重欺骗和误导消费者的违法广告,省以上药品监督管理部门一经发现,应当采取行政强制措施,暂停该药品在辖区内的销售,同时责令违法发布药品广告的企业在当地相应的媒体发布更正启事。违法发布药品广告的企业按要求发布更正启事后,省以上药品监督管理部门应当在15个工作日内做出解除行政强制措施的决定;需要进行药品检验的,药品监督管理部门应当自检验报告书发出之日起15日内,做出是否解除行政强制措施的决定。

3.对提供虚假材料申请药品广告审批，被药品广告审查机关在受理审查中发现的，1年内不受理该企业该品种的广告审批申请。

4.对提供虚假材料申请药品广告审批，取得药品广告批准文号的，药品广告审查机关在发现后应当撤销该药品广告批准文号，3年内不受理该企业该品种的广告审批申请。

5.对发布违法药品广告，情节严重的，省、自治区、直辖市药品监督管理部门予以公告，并及时上报国家食品药品监督管理总局，国家食品药品监督管理总局定期汇总发布。对发布虚假违法药品广告情节严重的，必要时，由国家工商行政管理总局会同国家食品药品监督管理总局联合予以公告。

6.对未经审查批准发布的药品广告，或者发布的药品广告与审查批准的内容不一致的，广告监督管理机关应当依据《广告法》第43条规定予以处罚；构成虚假广告或者引人误解的虚假宣传的，广告监督管理机关依据《广告法》第37条、《反不正当竞争法》第24条规定予以处罚。广告监督管理机关在查处违法药品广告案件中，涉及药品专业技术内容需要认定的，应当将需要认定的内容通知省级以上药品监督管理部门，省级以上药品监督管理部门应在收到通知书后的10个工作日内将认定结果反馈给广告监督管理机关。

7.药品广告审查工作人员和药品广告监督工作人员应当接受《广告法》《药品管理法》等有关法律法规的培训。药品广告审查机关和药品广告监督管理机关的工作人员玩忽职守、滥用职权、徇私舞弊的，给予行政处分。构成犯罪的，依法追究刑事责任。

三、药品广告审查发布标准

为了保证药品广告真实、合法、科学，国家工商行政管理总局和国家食品药品监督管理总局发布了《药品广告审查发布标准》。

（一）药品广告范围和内容设定

1.不得发布广告的药品。

下列药品不得发布广告：①麻醉药品、精神药品、医疗用毒性药品、放射性药品；②医疗机构配制的制剂；③军队特需药品；④国家食品药品监督管理总局依法明令停止或者禁止生产、销售和使用的药品；⑤批准试生产的药品。

2.处方药广告发布规定。

处方药可以在卫计委和国家食品药品监督管理总局共同指定的医学、药学专业刊物上发布广告，但不得在大众传播媒介发布广告或者以其他方式进行以公众为对象的广告宣传；不得以赠送医学、药学专业刊物等形式向公众发布处方药广告；处方药名称与该药品的商标、生产企业字号相同的，不得使用该商标、企业字号在医学、药学专业刊物以外的媒介变相发布广告；不得以处方药名称或者以处方药名称注册的商标以及企业字号为各种活动冠名。

3.对广告内容原则性的规定。

(1)药品广告内容涉及药品适应证或者功能主治、药理作用等内容的宣传，应当以国家药品监督管理部门批准的说明书为准，不得进行扩大或者恶意隐瞒的宣传，不得含有说明书以外的理论、观点等内容。

(2)药品广告中必须标明药品的通用名称、忠告语、药品广告批准文号、药品生产批准文号；以非处方药商品名称为各种活动冠名的，可以只发布药品商品名称。药品广告必须标明药品生产企业或者药品经营企业名称，不得单独出现“咨询热线”“咨询电话”等内容。非处方药广告必须同时标明非处方药专用标识(OTC)。药品广告中不得以产品注册商标代替药品名称进行宣传，但经批准作为药品商品名称使用的文字型注册商标除外。已经审查批准的药品广告在广播电台发布时，可不播出药品广告批准文号。

(3)处方药广告的忠告语是：“本广告仅供医学药学专业人士阅读。”非处方药广告的忠告语是：“请按药品说明书或在药师指导下购买和使用。”

(4)药品广告中涉及改善和增强性功能内容的，必须与经批准的药品说明书中的适应证或者功能主治完全一致。电视台、广播电台不得在7:00～22:00发布含有上述内容的广告。

(二)对药品广告内容的禁止性规定

1.药品广告中有关药品功能疗效的宣传应当科学准确。

药品广告不得出现下列情形：①含有不科学地表示功效的断言或者保证的；②说明治愈率或者有效率的；③与其他药品的功效和安全性进行比较的；④违反科学规律，明示或者暗示包治百病、适应所有症状的；⑤含有“安全无毒副作用”“毒副作用小”等内容的；⑥含有明示或者暗示中成药为“天然”药品，因而安全性有保证等内容的；⑦含有明示或者暗示该药品为正常生活和治疗病症所必需等内容的；⑧含有明示或暗示服用该药能应付现代紧张生活和升学、考试等需要，能够帮助提高成绩、使精力旺盛、增强竞争力、增高、益智等内容的；⑨其他不科学的用语或者表示，如“最新技术”“最高科学”“最先进制法”等。

2.非处方药广告不得利用公众对于医药学知识的缺乏，使用公众难以理解和容易引起混淆的医学、药学术语，造成公众对药品功效与安全性的误解。

3.药品广告应当宣传和引导合理用药。

药品广告不得直接或者间接怂恿任意、过量地购买和使用药品，不得含有以下内容：①含有不科学的表述或者使用不恰当的表现形式，引起公众对所处健康状况和所患疾病产生不必要的担忧和恐惧，或者使公众误解不使用该药品会患某种疾病或加重病情的；②含有免费治疗、免费赠送、有奖销售、以药品作为礼品或者奖品等促销药品内容的；③含有“家庭必备”或者类似内容的；④含有“无效退款”“保险公司保险”等保证内容的；⑤含有评比、排序、推荐、指定、选用、获奖等综合性评价内容的。

4. 药品广告不得含有利用医药科研单位、学术机构、医疗机构或者专家、医生、患者的名义和形象做证明的内容。

5. 药品广告不得使用国家机关和国家机关工作人员的名义。药品广告不得含有军队单位或者军队人员的名义、形象。不得利用军队装备、设施从事药品广告宣传。

6. 药品广告不得含有涉及公共信息、公共事件或其他与公共利益相关联的内容。如各类疾病信息、经济社会发展成果或医药科学以外的科技成果。

7. 药品广告不得含有医疗机构的名称、地址、联系办法、诊疗项目、诊疗方法以及有关义诊、医疗（热线）咨询、开设特约门诊等医疗服务的内容。

（三）药品广告发布对象和时间的规定

1. 药品广告不得在未成年人出版物和广播电视频道、节目、栏目上发布。药品广告不得以儿童为诉求对象，不得以儿童名义介绍药品。

2. 按照《药品广告审查发布标准》规定必须在药品广告中出现的内容，其字体和颜色必须清晰可见、易于辨认。上述内容在电视、电影、互联网、显示屏等媒体发布时，出现时间不得少于 5 秒。

（四）对虚假违法广告的处罚

1. 违反药品广告规定，构成虚假广告或者引人误解的虚假宣传的，责令停止发布、公开更正消除影响，并处广告费 1～5 倍罚款；对负有责任的广告经营者、广告发布者没收广告费用，并处 1～5 倍罚款，情节严重的，依法停止广告业务；构成犯罪的，依法追究刑事责任。

2. 违反处方药广告规定的，责令停止发布、公开更正，没收广告费，并处广告费 1～5 倍罚款。情节严重的，依法停止广告业务，构成犯罪的，追究刑事责任。

3. 违反不得发布广告的药品规定和未以说明书为准的药品广告，责令改正或停止发布，没收广告费用，并处 1～5 倍罚款。

4. 违反其他法律规定发布广告，《广告法》有规定的，依照《广告法》处罚；《广告法》没有具体规定的，对负有责任的广告主、广告经营者、广告发布者，处 1 万元以下罚款；有违法所得的，处违法所得 3 倍以下但不超过 3 万元的罚款。

四、法律责任

1.《刑法》第 222 条对虚假广告罪规定：广告主、广告经营者、广告发布者违反国家规定，利用广告对商品或者服务做虚假宣传，情节严重的，处 2 年以下有期徒刑或者拘役，并处或者单处罚金。

2.《广告法》第 37 条规定：利用广告对商品或者服务做虚假宣传的，由广告监督机关责令广告主停止发布，并以等额广告费在相应范围内公开更正消除影响，并处广告费用 1 倍以上 5 倍以下的罚款；情节严重的，依法停止其广告业务；构成犯罪的，依法追究刑事责任。

第 41 条规定：违反规定发布药品、医疗器械、农药、食品、酒类、化妆品广告的，或者违反规定发布广告的，由广告监督机关责令负有责任的广告主、广告经营者、广告发布者改正或停止发布，没收广告费用，可以并处广告费用 1 倍以上 5 倍以下的罚款；情节严重的，依法停止其广告业务。

3.《药品管理法》第 62 条规定：省、自治区、直辖市人民政府药品监督管理部门应当对其批准的药品广告进行检查，对于违反《药品管理法》和《广告法》的广告，应当向广告监督管理机关通报并提出处理建议，广告监督管理机关应当依法做出处理。

第 92 条规定：对药品广告主、广告的发布者的监督管理，违反规定的，依照《广告法》的规定处罚，并由发给广告批准文号的药品监督管理部门撤销广告批准文号，1 年内不受理该品种的广告审批申请；构成犯罪的，依法追究刑事责任。而对药品广告审批者的权力和责任的规定有：药品监督管理部门对药品广告不依法履行审查职责，批准发布的广告有虚假或者其他违反法律、行政法规的内容的，对直接负责的主管人员和其他直接责任人员依法给予行政处分；构成犯罪的，依法追究刑事责任。

4.《药品管理法实施条例》第 76 条规定：篡改经批准的药品广告内容的，由药品监督管理部门责令广告主立即停止该药品广告的发布，并由原审批的药品监督管理部门依照规定给予处罚。药品监督管理部门撤销药品广告批准文号后，应当自做出行政处理决定之日起 5 个工作日内通知广告监督管理机关。广告监督管理机关应当自收到药品监督管理部门通知之日起 15 个工作日内，依照《广告法》的有关规定做出行政处理决定。

第 77 条规定：发布药品广告的企业在药品生产企业所在地或者进口药品代理机构所在地以外的省、自治区、直辖市发布药品广告，未按照规定向发布地省、自治区、直辖市人民政府药品监督管理部门备案的，由发布地的药品监督管理部门责令限期改正；逾期不改正的，停止该药品品种在发布地的广告发布活动。

第 78 条规定：未经省、自治区、直辖市人民政府药品监督管理部门批准，擅自发布药品广告的，药品监督管理部门发现后，应当通知广告监督管理部门依法查处。此外，《反不正当竞争法》对违反《广告法》的不正当竞争行为规定了行政责任。

第四节　药品价格管理的法律规定

药品是特殊的商品,其价格管理一直是社会关注的热点问题。药品价格关系到人民的切身利益,关系到医药企业的生存和发展,关系到医药卫生事业的持续发展,是构筑和谐社会的重要组成部分。药品价格管理应当维持国家利益,生产者、经营者和消费者的合法经济利益之间的平衡,正确处理中央、地方、部门、企业之间的经济利益关系。各级人民政府物价管理部门(本节以下简称物价部门),各级人民政府有关业务主管部门以及企业、事业单位价格管理机构和人员,应当严格遵守国家价格法规和政策,做好价格管理和监督工作。

一、价格管理基本方法

根据《价格法》,我国实行并逐步完善宏观经济调控下主要由市场形成价格的机制。价格的制定应当符合价值规律,大多数商品和服务价格实行市场调节价,极少数商品和服务价格实行政府指导价或者政府定价。

(一)价格

价格包括商品价格和服务价格两层含义。商品价格是指各类有形产品和无形资产价格;服务价格是指各类有偿服务的收费。

(二)药品价格

药品价格简称药价,是药品价值的货币表现。根据《价格法》和《药品管理法》,我国药品的价格实行政府定价、政府指导价和市场调节价。政府价格主管部门应当依据药品的社会平均成本、市场供求状况和承受能力合理制定药品价格。

(三)政府定价

政府定价是指由政府价格主管部门或其他有关部门,按照定价权限和范围制定的价格。政府定价药品由价格主管部门制定最高零售价格。药品零售单位(包括医疗机构)在不突破政府制定的最高零售价格的前提下,制定实际销售价格。

(四)政府指导价

政府指导价是指由政府价格主管部门或其他有关部门,按照定价权限和范围规定基准价及其浮动幅度,指导经营者制定的价格。

(五)市场调节价

市场调节价是指由经营者自主制定,通过市场竞争形成的价格。药品批发、零售(包括医疗机构)要在不超过生产企业制定的零售价格的前提下,指定药品实际销售价格。

二、药品价格管理的依据和原则

（一）依据

根据《药品管理法实施条例》第48条规定：国家对药品价格实行政府定价、政府指导价或者市场调节价。

（二）原则

1.药品生产企业、经营企业和医疗机构必须执行政府定价、政府指导价，不得以任何形式擅自提高价格。

2.药品生产企业应当依法向政府价格主管部门如实提供药品的生产经营成本，不得拒报、虚报、瞒报。药品生产企业、经营企业、医疗机构应当依法向政府价格主管部门提供其药品的实际购销价格和购销数量等资料。

3.药品的生产企业、经营企业和医疗机构应当遵守国务院价格主管部门关于药价管理的规定，制定和标明药品零售价格，禁止暴利和损害消费者利益的价格欺诈行为。

4.医疗机构应当向患者提供所用药品的价格清单；医疗保险定点医疗机构还应当按照规定的办法如实公布其常用药品的价格，加强合理用药的管理。

三、药品价格管理形式

（一）实行政府定价或政府指导价的药品

1.实行政府定价或政府指导价的药品。

2015年5月4日，国家发展改革委等六部委联合下发《关于印发推进药品价格改革意见的通知》（发改价格〔2015〕904号）（本节简称《通知》），规定：自2015年6月1日起，除麻醉药品和第一类精神药品外，取消原政府制定的药品价格。麻醉、第一类精神药品仍暂时由国家发展改革委实行最高出厂价格和最高零售价格管理。此前有关药品价格管理政策规定，凡与《通知》规定不符的一律废止，以《通知》规定为准。

《通知》规定，完善药品采购机制，发挥医保控费作用，药品实际交易价格主要由市场竞争形成。其中：①医保基金支付的药品，由医保部门会同有关部门拟定医保药品支付标准制定的程序、依据、方法等规则，探索建立引导药品价格合理形成的机制；②专利药品、独家生产药品，建立公开透明、多方参与的谈判机制形成价格；③医保目录外的血液制品、国家统一采购的预防免疫药品、国家免费艾滋病抗病毒治疗药品和避孕药具，通过招标采购或谈判形成价格；④麻醉药品和第一类精神药品，仍暂时实行最高出厂价格和最高零售价格管理；⑤其他药品，由生产经营者依据生产经营成本和市场供求情况，自主制定价格。

2.实行政府定价或政府指导价的依据。

依法实行政府定价、政府指导价的药品，政府价格主管部门应当依据《价格法》规定的定价原则，依据社会平均成本、市场供求状况和社会承受能力合理制定和调整价格，做到质价相符，消除虚高价格，保护用药者的正当利益。

对已由政府定价的药品，依法实行政府定价和政府指导价的药品价格制定后，由政府价格主管部门依照《价格法》第24条规定，在指定的刊物上公布并明确该价格施行的日期。

3.实行政府定价、政府指导价的药品价格制定、调整。

(1)依法实行政府定价和政府指导价的药品，由政府价格主管部门依照《药品管理法》第55条规定的原则，制定和调整价格。

(2)制定和调整药品销售价格时，应当体现对药品社会平均销售费用率、销售利润率和流通差率的控制。

(3)应当组织药学、医学、经济学等方面专家进行评审和论证。必要时，应当听取药品生产企业、药品经营企业、医疗机构、公民以及其他有关单位及人员的意见。

4.单独定价的药品价格管理。

企业生产经营列入政府定价范围的药品，因其产品的有效性和安全性明显优于其他企业同类药品，或治疗周期和治疗费用明显低于其他企业同类的药品，可以申请实行单独定价。

申请单独定价的药品生产企业应首先向企业所在地省级价格主管部门提出申请，经其初审同意后转报国家发展改革委，国家发改委在接到药品单独定价的申请后，除对少数价格矛盾较为突出、社会各方面意见分歧较大的药品召开听证会进行公开审议外，对大多数一般性的药品，主要是参考专家论证的意见确定单独定价药品的具体价格水平。

(二)实行市场调节价的药品

1.实行市场调节价的药品。

除依法实行政府定价、政府指导价的药品外，其他药品实行市场调节价。对实行市场调节价的药品，生产企业应根据生产经营成本和市场供求变化等情况，及时调整零售价格。

2.制定药品市场调节价的原则。

药品生产、经营企业和医疗机构在依法制定市场调节价药品价格时，应遵守以下原则：

(1)公平合理原则。经营者定价应当遵循公平、合法和诚实信用的原则。公平合理是制定市场调节价的首要因素。

(2)诚实信用原则。经营者进行价格活动可以自主制定属于市场调节的价格,按照政府价格主管部门的规定明码标价,注明商品的品名、产地、规格、等级、计价单位、价格或者服务的项目、收费标准等有关情况。严格禁止暴利和损害用药者利益的价格欺诈行为。

(3)质价相符原则。经营者不得在标价之外加价出售药品,不得收取任何未予标明的费用。为消费者提供价格合理的药品和服务,并在市场竞争中获取合法利润。

四、药品价格的监测

为适应药品价格管理需要,及时跟踪了解药品市场实际价格,提高药品价格管理的科学性和时效性,必须对药品价格进行监督管理,2000年11月原国家计委根据《价格法》《价格监测规定》及《关于改革药品价格管理的意见》,制定了《药品价格监测办法》,主要内容有:

1.主管部门和工作机构。

全国药品价格监测工作由国家发展改革委统一领导和部署,各省级价格主管部门按照统一要求负责组织本地区的药品价格监测工作。

国家发展改革委委托中国价格信息中心具体承担全国药品价格监测系统软件开发和价格数据收集、传输、汇总等工作。省级价格信息机构在省级价格主管部门指导下负责地区药品价格信息收集、上报等工作。

2.药品价格监测定点单位的确定。

国家发展改革委在全国范围内直接选取部分药品经营单位作为定点单位。省级价格主管部门在国家发展改革委确定的定点单位外,分别在省会城市、地(市)级城市和县级城市选取若干家药品经营单位作为全国药品价格监测系统的定点单位。原则上,各省要选取不少于2家批发企业、6家零售药店、6家医疗机构作为定点单位。定点单位一经确定,报国家发展改革委备案。

3.药品价格监测内容。

药品价格监测内容为药品经营单位实际购进、销售价格及招标采购药品的实际中标价格。定点单位要向价格主管部门报送本单位经营的所有药品的实际购进价格和销售价格,并在每月25日(遇假日顺延)前将发生变动的药品购进和销售价格报送省级价格主管部门或其指定的价格信息机构。

五、医改与药品价格

1.药品零差率。

根据2009年《中共中央国务院关于深化医药卫生体制改革的意见》(本节简

称《医改意见》)的规定，基层医疗机构实行药品零差率销售后，药品收入不再作为基层医疗卫生机构经费的补偿渠道，不得接受药品折扣。基层医疗卫生机构运行成本通过服务收费和政府补助补偿。而根据2015年《江苏省综合医改试点方案》，要求2015年底江苏省所有城市公立医院实行药品零差率销售。取消药品加成后，医院收入由服务收费、药品加成收费和政府补助3个渠道改为服务收费和政府补助两个渠道，医院由此减少的合理收入，通过调整医疗技术服务价格和增加政府投入，以及医院加强核算、节约运行成本等多方负担。

2.双信封招标制度。

根据2010年《关于建立和规范政府办基层医疗卫生机构基本药物采购机制的指导意见》，鼓励采用"双信封"招标制度。采用先评经济技术标(质量)、再评商务标(价格)的"双信封"招标方法，技术标评审合格的进入商务标评审，商务标评标中以最低报价确定拟中标药品。

六、法律责任

针对我国长期存在着的药品虚列成本、虚高定价等不良状况，政府必须严格加强对药品价格的监督管理，降低药品价格，以减轻社会的负担。

1.违反药品定价及管理的法律责任。

《药品管理法》对违反药品定价及管理的规定：不依法执行政府定价、政府指导价；不依法执行市场调节价；擅自提高药品价格或拒报、虚报、瞒报药品生产经营成本、药品实际购销价格等，应依据《价格法》规定进行处罚。

2.不执行政府定价及法定的价格干预、紧急措施的法律责任。

《价格法》第39条规定：经营者不执行政府定价、政府指导价以及法定的价格干预措施、紧急措施的，处罚如下：责令改正，没收违法所得，可以并处违法所得5倍以下的罚款；没有违法所得的，可以处以罚款；情节严重的，责令停业整顿。

3.反明码标价的法律责任。

《价格法》第42条规定：经营者违反明码标价规定的，责令改正，没收违法所得，可以并处5000元以上的罚款。

4.行政部门违规的法律责任。

《价格法》第45条规定，地方各级人民政府或各级人民政府有关部门违反本法规定，超越定价权限和范围擅自制定、调整价格或者不执行法定的价格干预措施、紧急措施的，处罚如下：责令改正，并给予通报批评；对直接负责的主管人员和其他直接责任人员，依法给予行政处分。

第五节　互联网药品交易的法律规定

随着互联网的普及,其用途越来越广泛,特别是在商务方面前景非常广阔。电子商务在我国药品交易中也开始发展。药品的电子商务活动,与一般的药品交易有许多不同之处,是药品流通新的发展方向。为了规范互联网药品购销行为,加强对互联网药品交易服务活动的监督管理,原国家食品药品监督管理局制定公布了规范性文件《互联网药品交易服务审批暂行规定(2005年)》。

一、电子商务简述

(一)电子商务的实质

传统商务活动中,商品从厂商向最终消费者转移是以商流形式进行的,分别通过物流、信息流、资金流、所有权流来完成。电子商务通过加速信息流,可大幅度地减少不必要的物流、人流、货币流,所以,电子商务提高了商流的效率,降低了商流的成本。而电子商务以传统商务无法比拟的速度在企业之间、企业与消费者之间,便利地进行信息沟通,很大程度上减少了市场的盲目性,使经济资源得以更合理配置。电子商务是商务活动的新生产力,它的生产力特征反映在:①生产工具是系统化、现代化的电子工具,充分利用计算机网络Internet,Intranet,Extranet等高效低成本生产工具;②劳动者是既掌握现代信息技术又掌握商务规则和技巧的知识复合型人才;③劳动对象与传统商务实物、纸质文档不同,是虚构化的商品信息,计算机化的各种数据的采集、存储、加工和传输等。电子商务的实质是使用电子工具为手段,以信息交换为中心的商业革命,是推动社会经济发展的新生产力。

(二)电子商务的特征

电子商务本身具有超越时空的特点,突破传统商务受时间、空间限制,交易的地域和时段局限的缺点。电子商务是一个动态的、不断更新的信息流,具有传统商务无法比拟的优越性和生命力。电子商务不仅具有动态特征,而且具有交互性,通俗地来说就像餐厅的"小炒",客户即点即炒。它还具有系统性、社会性、层次性等特点。

(三)电子商务的基本模式

1. B2B。

指的是Business to Business,有时写作B to B,但为了简便干脆用其谐音"B2B"(2音to),商家(泛指企业)对商家的电子商务,即企业与企业之间通过互联网进行产品、服务及信息的交换。完成如下的商务交易过程:发布供求信息,订货及确认订货，支付过程及票据的签发、传送和接收，确定配送方案并监控配送过程等。

2. B2C。

即 Business to Customer。B2C 模式是我国最早产生的电子商务模式，即企业通过互联网为消费者提供一个新型的购物环境——网上商店，消费者通过网络在网上购物、在网上支付。

3. C2C。

即 Consumer to Consumer，即用户对用户的模式，C2C 商务平台就是通过为买卖双方提供一个在线交易平台，使卖方可以主动提供商品上网拍卖，而买方可以自行选择商品进行竞价。

4. B&C2G。

即 Business&Customer to Government，即企业、消费者与政府之间的电子商务模式，覆盖了企业、个人与政府的各种商务、事务和政务。

（四）电子商务的立法活动

电子商务是商务活动的全新领域，它的运作空间是电子虚拟市场，即传统交易活动全部或部分电子化、数字化、虚拟化。现有的调整商贸活动的法律法规等规范，已经不能适应电子商务的发展。从全球来看，围绕电子商务进行立法活动已形成一股浪潮。在国际组织方面，联合国国际贸易法律委员会主持制定了一系列调整国际电子商务活动的法律文件：《计算机记录法律价值的报告》《电子资金传输示范法》《电子商务示范法》《电子商务示范法实施指南》；欧盟也颁布了《欧洲电子商务行动方案》《关于信息社会服务的透明度机制的指令》和《电子商务指令》。

二、互联网药品交易服务审批暂行规定

（一）定义、类别和审批部门

1. 互联网药品交易服务的定义。

互联网药品交易服务，是指通过互联网提供药品（包括医疗器械、直接接触药品的包装材料和容器）交易服务的电子商务活动，即药品电子商务。药品范围不仅包括人用医药，还包括医疗器械和直接接触药品的包材。

2. 互联网药品交易服务的类别。

包括为药品生产企业、药品经营企业和医疗机构之间的互联网药品交易提供的服务，药品生产企业、药品批发企业通过自身网站与本企业成员之外的其他企业进行的互联网药品交易以及向个人消费者提供的互联网药品交易服务。以上 3 种类型实质属于两种模式，即“B2B”和“B2C”。根据消费者是个人或医疗机

构又分成两类:一类是提供医药企业与医疗机构之间药品交易服务的电子商务,本身不进行药品交易活动,目前主要是为药品招标工作服务;另一类是医药企业与个人消费者之间进行药品交易的电子商务。“本企业成员”是指企业集团成员或提供互联网药品交易服务的药品生产企业、药品批发企业对其拥有全部股权或控股权的企业法人。

3.监督管理部门。

药品电子商务监督管理机构是国家食品药品监督管理总局和省级药监部门,经营主管机构是工业和信息化产业部及电信管理机构。

(二)各类互联网药品交易服务企业应具备的条件

1.各类型互联网药品交易服务企业均应为药品生产企业、药品经营企业和医疗机构之间的互联网药品交易提供服务的企业,应当具备以下条件:①提供互联网药品交易服务的网站已获得从事互联网药品信息服务的资格;②拥有与开展业务相适应的场所、设施、设备,并具备自我管理和维护的能力;③具有健全的网络与交易安全保障措施以及完整的管理制度;④具有完整保存交易记录的能力、设施和设备;⑤具备网上查询、生成订单、电子合同、网上支付等交易服务功能;⑥具有保证上网交易资料和信息的合法性、真实性的完善的管理制度、设备与技术措施。

2.不同类型互联网药品交易服务企业应具备的条件。

(1)为药品生产企业、药品经营企业和医疗机构之间的互联网药品交易提供服务的企业,具有保证网络正常运营和日常维护的计算机专业技术人员。具有药学或者相关专业本科学历,熟悉药品、医疗器械相关法规的专职专业人员组成的审核部门负责网上交易的审查工作。

(2)向个人消费者提供互联网药品交易服务的企业应当是依法设立的药品连锁零售企业。具有与上网交易的品种相适应的药品配送系统;具有执业药师负责网上实时咨询,并有保存完整咨询内容的设施、设备及相关管理制度;从事医疗器械交易服务,应当配备拥有医疗器械相关专业学历、熟悉医疗器械相关法规的专职专业人员。

(三)申请、审批程序

1.从事互联网药品交易服务的企业必须经过审查验收,取得互联网药品交易服务机构资格证书。互联网药品交易服务机构的验收标准由国家食品药品监督管理总局统一制定,有效期5年。

2.国家食品药品监督管理总局对为药品生产企业、药品经营企业和医疗机构之间的互联网药品交易提供服务的企业进行审批。

3.申请、审批程序如图15-1。

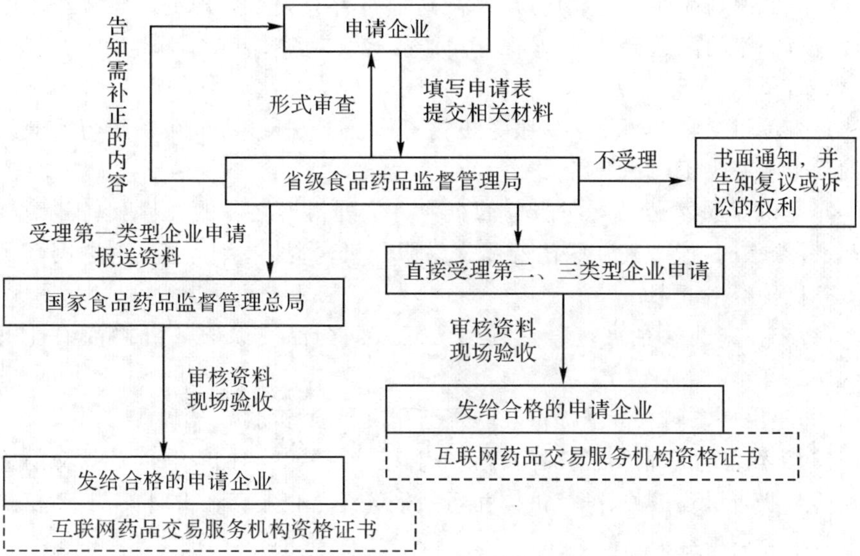

图 15-1　申请互联网药品交易服务机构资格证书流程图

注：①申请为药品生产企业、药品经营企业和医疗机构提供互联网药品交易服务的；②申请通过自身网站与本企业成员之外的其他企业进行互联网药品交易服务的药品生产企业、药品批发企业和向个人消费者提供互联网药品交易服务的。

（四）行为规范

1. 为药品生产企业、药品经营企业和医疗机构之间的互联网药品交易提供服务的企业不得参与药品生产、经营；不得与行政机关、医疗机构和药品生产经营企业存在隶属关系、产权关系和其他经济利益关系。

2. 通过自身网站与本企业成员之外的其他企业进行互联网药品交易的药品生产企业和药品批发企业，只能交易本企业生产或者本企业经营的药品，不得利用自身网站提供其他互联网药品交易服务。

3. 向个人消费者提供互联网药品交易服务的企业只能在网上销售本企业经营的非处方药，不得向其他企业或者医疗机构销售药品。

4. 参与互联网药品交易的医疗机构只能购买药品，不得上网销售药品。

5. 提供互联网药品服务的企业其变更、歇业、停业、换证、收回资格证书应按《互联网药品交易服务审批暂行规定》办理。

6. 各级药监部门及所管理的单位及医疗单位开办的网站不得从事任何类型、形式的互联网药品交易服务活动。

7. 网站名称不得以中国、中华、全国等冠名（但申请网站名与单位名相同的除外），可以出现“电子商务”“药品招标”的内容。

8. 互联网药品交易达成后，产品配送应符合有关法规规定。零售药店网上售药应有完整的配送记录，记录保存至产品有效期满1年后，不得少于3年。

(五)法律责任

1. 未取得互联网药品交易服务机构资格证书，擅自从事互联网药品交易服务的责令限期改正，给予警告。

2. 提供互联网药品交易服务的企业有下列情形之一的，限期改正，给予警告；情节严重的，撤销其互联网药品交易服务机构资格，并注销其互联网药品交易服务机构资格证书：

(1)未在其网站主页显著位置标明互联网药品交易服务机构资格证书号码的。

(2)超出审核同意范围提供互联网药品交易服务的。

(3)为药品生产企业、药品经营企业和医疗机构之间的互联网药品交易提供服务的企业与行政机关、医疗机构和药品生产经营企业存在隶属关系、产权关系或者其他经济利益关系的。

3. 为药品招标服务的企业直接参与药品交易的，按《药品管理法》第77条处理，并撤销资格、注销资格证书。

4. 药品电子商务活动涉及违反《药品管理法》相关规定的处罚。凡是撤销其资格，注销证书并且情节严重的，移送信息产业主管部门依法处理。

第六节　药品交易道德与反商业贿赂的规范

一、加强药品促销管理的重要性

(一)药品促销的性质

药品促销是促进药品销售的简称，是为了激发顾客对企业的销售做出有利的反应。药品促销的任务是将企业的产品和服务的有关信息向医生、患者及家属传播，使其认识到购买的需要，促进购买的行动，以实现将潜在市场变为真正的市场，完成交易，实现销售任务。

药品促销的基本方法有：广告及各种宣传品；药品标识物(说明书和包装标签)；人员推销(医药代表、商业代表)；营业推销(学术报告、展览会)；公共关系(目前常用赞助学术会议、赞助学术出差、酬金)等等。虽然优惠的价格、优良的产品质量等，本身具有促销作用，但却不属于促销方法，只有通过特殊手段和方法，去诱导、影响顾客的购买，才称为促销。

(二)加强对药品促销制约的理由

药品促销是药品生产企业、药品经营企业促进销售的行为，在市场经济、市场竞争环境中，营利是企业生存发展的基础。企业为了销售大搞促销活动：药品广告频繁，企业大量散发药品资料、传单和小册子，召开各类型促销药品为目的的学术报告会，医药代表更是无处不到。这些促销的手段方法，本身并没有损害药品质量和合理用药。但通过这些手段、方法传递的药品信息失真、不准确、不均衡、避重就轻、报喜不报忧，导致不合理用药，并成为药品市场秩序混乱的重要因素。药品回扣、给医生药品样品，已发展为重要的促销手段，它对合理用药产生了极其不良的后果，并严重影响医生和药师、医疗机构和医药企业的形象和威信。

当代医药企业和部分医疗机构以营利为基础的运行机制，在营利和造福社会之间如何取得平衡，决定了国家与有关部门需建立一套相应的监控方法、制约机制和公认的道德准则，以制止其可能发生的越轨行为。

二、药品促销的道德准则

1988 年 5 月 13 日第 41 届世界卫生大会通过了《药品促销的道德准则》(本节简称《准则》)。《准则》分为 14 部分共 31 条，其主要内容如下：

第一部分，前言。说明《准则》是根据 1968 年世界卫生大会 41 号决议中确定的道德标准和科学标准制定，是 WHO 提出的一项新的药品战略计划。

第二部分，目的。制定《准则》的主要目的是支持和鼓励合理用药以改善医疗服务。

第三部分，道德准则。不同地区和不同社会对道德的解释是不相同的，问题的焦点是：什么是高尚的行为？推销药品的道德准则要为推销药品的高尚行为奠定基础，寻求诚实和公正。因此这个准则将有助于判断药品促销活动是否符合公认的道德标准。

第四部分，准则的适用性和实施。“这些准则只是道德标准的一般原则，各国政府可根据本国情况加以修订。”“这些准则适用于处方药和非处方药，也适用于传统药和其他作为药品出售的产品；各行各业的人们；政府部门；制药业、市场广告业；与处方、配药、药品供应和分配等有关的医务人员；大学和其他教育机构；专业协会；患者和消费集团；专业的和一般的宣传工具都可应用这个准则……”“此准则不具法律约束作用，各国政府认为合适，则可根据这个准则采取立法或其他措施。”

第五部分，促销。“促销”是指制造者和销售者的一切信息和宣传活动，其结果是促进药品的开方、供应、购买和使用。在一个国家里只能对合法药品进行促销。促销要符合国家的卫生政策、国家法规和自发的道德标准。为促销药品所做的一切宣传必须可靠、准确、真实、有益、均衡，信息最新、能够得到证实而且文雅。宣传不得包含令人误解或毫无根据的叙述，不得遗漏必要的内容，从而导致用药不当或引起不应有的危险。“安全”一词只有在充分证实的情况下方可使用。比较药品要实事求是、公正且能够加以证实。促销宣传不得故意掩盖事实真相。在处方医生和其他有资格人员的请求下，应向他们提供需要公开的科学资料。促销时不得向医生提供金钱或物质利益，以左右他们对药品的处方。科学和教育活动不得蓄意以促销为目的。

第六部分，广告。《准则》将广告分为针对医师和医务人员的广告和针对一般群众的广告两类。针对医师和医务人员的广告，其文字和插图必须完全符合已被批准的有关药品的科学数据或其他类似的情报资料，WHO 有关药品说明书样本。针对一般群众的广告应帮助人们合理选择使用那些不凭处方合法销售药品。广告可考虑人们对健康信息的正当需求，但不得过分利用人们对健康的关心。麻醉药品、精神药品和处方药不得向一般群众做广告。不得向儿童做药品广告。广告声称该药品能够治疗、预防或缓解某种病必须是能够得到证实的，必要时广告还须指出药品的使用限制。使用通俗语言时，必须符合已批准的科学数据和用于审批的科学依据，使用的语言不得引起恐惧或沮丧。

第七部分，医药代表。医药代表必须受过适当教育和充分训练，具有足够的医药知识、技术，诚实地提供产品信息，准确无误地进行促销活动。雇用方应负责对医药代表进行基本的和长期培训，包括职业道德和本《准则》教育。医药代表收集医药行业和群众反映，特别是药品毒副反应、危险性反应，是有益的。医药代表应向处方医生、配方药师提供每种药品完整的无偏见的信息，例如药品注册时的科学数据和类似信息。雇用方要对医药代表的言行负责。医药代表不得向处方医师、配方药师提供财物；医师和药师也不得向医药代表索取财物。为了避免促销过度，医药代表的主要报酬不得与他们的销售量挂钩。

第八部分，以促销为目的的处方药免费样品。

第九部分，以促销为目的的非处方药免费样品。

第十部分，专题讨论会和其他学术会。专题讨论会对于交流信息是有益处的。这种会议的科学内容最为重要，由独立自主的科学家和医生进行报告讨论会有助于达到这个目的。如果会议由科学或专业社团组织召开，会议的教育意义将会提高。会议由制药商或销售商主办，必须在会前、会上和会议记录上明确说明。会议记录要确切反映会议的报告和讨论的内容。娱乐或招待、向医生和有关人员赠送礼品，与会议的主要目的相比，应当放在次要地位，并应加以适当的限制。资助义务人员参加国内或国际专题讨论会，不得以推销任何药品为条件。

第十一部分，上市后的科学研究、监督和信息交流。被批准的药品进行上市后的临床试验很有必要，以保证药品的合理使用。建议国家卫生当局注意了解这种试验，由有关科学与道德委员会证实试验的可靠性。国际和地区间共同合作进行这种试验是有益处的，试验中证实的资料要报告给国家卫生当局及时进行交流。不得作为推销的一种手段而滥用上市后的科学研究和监督。得到证实的有关药品危险性的资料应优先报告给国家卫生当局，及时在国际上交流。

第十二部分，包装和标签。包装标签必须与国家药品管理当局批准的一致，上面的文字和插图必须符合本文文件发表的道德准则。

第十三部分，针对患者的资料、仿单、传单和小册子，应使患者得到有关使用药品的适当资料。这种资料必要时可由医生或药师提供。如果是政府要求的传单，制药商或销售商必须保证传单上只反映国家药品管理当局批准的资料。如果传单用于推销药品，必须遵守本文件发表的道德准则。专门给患者的传单，要使用通俗语言，并能正确反映医学的和科学的内容。除被批准的仿单和传单外，应鼓励给患者和消费者提供小册子和其他资料，这些资料也要遵守本文件发表的道德准则。

第十四部分，出口药品促销。出口药品促销的道德准则与国内销售药品相同。应实施 WHO 国际贸易药品质量证明书。

三、建立药品促销的国际伦理标准

（一）要求建立药品促销伦理标准

1. 医药企业发展迅速，为人群用药提供了物质保证。医药企业在市场竞争中，营利是其生存发展基础，在营利与造福社会之间取得平衡，要依靠有效的制约机制与遵守公认的伦理标准。已有医德与法律规范指导药学人员的行为，但是还需要有伦理标准约束药品制造商与销售商的行为，才能保证药品产、供、销的正常运作。否则，药品虽然是特殊商品，也同样是牟利的工具，药品企业长久稳定发展，需要避免重利轻义的行为。

2. 1994 年 5 月 2 日至 12 日的第 47 届世界卫生大会（WHA）上，50 多个国家支持北欧国家提出的《阻止不道德的药品促销和加强确保获得安全、有效、经济药品的努力》，在大会上通过，并形成决议。

3. 该决议强调管理法规不仅需要保证药品安全、有效、优质，还要保证药品信息准确无误。药品促销不能言过其实，宣传广告要有当代科学的依据。决议提出以 1988 年 WHO 的《准则》指导原则作为基础，制定准则或法规监测药品促销，由国家组织实施管理的步骤方案。在第 47 届 WHA 上，许多发展中国家的代表报告了本国制订药品促销管理法规的进展。国际消费者联合会与卫生行动国际(HAI)的代表对该决议获得广泛支持表示赞许并决心加强这一方面的活动。泰国代表认为,目前的挑战是要采取国家的和国际的行动,对违反决议者给予强而有力的管制与有效的惩罚。

(二)药品促销伦理标准的目标与要求

1. 目标:药物促销应以合理用药、保障健康为伦理目标。

促销行为的伦理准则是始终以诚实和公正为基础。WHO 的药品促销伦理准则虽无法律效力,但各国政府宜以此为制定管理法规的依据。医药企业的领导者亦应以此规范自身经营行为,使企业正常发展。

2. 要求:药品广告、说明书、报告会以及酬金是药品促销主要手段。

(1)WHO 对说明书要求:①必须写明药品的国际非专利名(INN)或以政府批准的普通名注明有效成分的名称;②商品名原则上应避免暗示及夸张而应接近疗效与使用价值或呈中性;③治疗作用与不良反应均应详细写明,所指治疗作用必须是药品审批过程中经申报获准的用途;④写明用法、注意事项、厂商名称与地址。

(2)当前药品广告盛行,WHO 认为药品广告若以公众为对象则应限于引导公众对非处方药的合理使用为准则,不适用于处方药物与治疗严重疾病需遵医嘱使用的药物。禁止精神药物、致依赖性与麻醉药的公众广告。公众性广告更不能针对儿童,确有疗效者也应向医师说明其用途的局限性。为促销药品而在公众广告中使用对疾病危害夸大之词给患者带来心理压力是违反伦理的做法。为促销而免费提供处方或非处方药物的样品应受到限制,需接受有关药政部门的检查与管理。

(3)学术推广是医药企业时尚的做法:应强调针对医药专业人士的学术推广要以传递科学信息为最高要求,会议礼品应有限制并不能以赞助医药人员差旅费作为促销附带条件。促销的回扣、酬金应予以公开并上缴。否则按不同国家有关规定均属于违法行为。学术推广所散发的传单、手册应以确保合理用药为主要目的。有关药品的一切说明资料包括包装、标签、说明书应以科学性而不是商业性为准。进口药品的资料应与出口国的药政部门批准的资料一致,抵制报喜藏忧的不道德行为。为保护发展中国家进口国外药品的利益,WHO 早在 1975 年就提出了《药品在国际贸易中质量证书的方案》,强调出口国应执行 GMP 并提供完整的药物信息,此要求应予以进一步贯彻落实。

四、禁止商业贿赂行为

(一)商业贿赂的概念

商业贿赂,是指经营者为销售或者购买商品而采用财物或者其他手段贿赂对方单位或者个人的行为。财物，是指现金和实物，包括经营者为销售或者购买商品，假借促销费、宣传费、赞助费、科研费、劳务费、咨询费、佣金等名义，或者以报销各种费用等方式，给付对方单位或者个人的财物。其他手段，是指提供国内外各种名义的旅游、考察等给付财物以外的其他利益的手段。

（二）禁止商业贿赂的规定

1996 年原国家工商行政管理局公布《关于禁止商业贿赂行为的暂行规定》，明确经营者不得违反《反不正当竞争法》，采用商业贿赂手段销售或者购买商品。

1. 任何单位或者个人在销售或者购买商品时不得收受或者索取贿赂。

2. 在账外暗中给予对方单位或者个人回扣的，以行贿论处；对方单位或者个人在账外暗中收受回扣的，以受贿论处。本规定所称"回扣"，是指经营者销售商品时在账外暗中以现金、实物或者其他方式退给对方单位或者个人的一定比例的商品价款。本规定所称"账外暗中"，是指未在依法设立的反映其生产经营活动或者行政事业经费收支的财务账上按照财务会计制度规定明确如实记载，包括不记入财务账、转入其他财务账或者做假账等。

3. 经营者在商品交易中不得向对方单位或者其个人附赠现金或者物品，但按照商业惯例赠送小额广告礼品的除外。违反规定的，视为商业贿赂行为。

4. 经营者违反本规定以行贿手段销售或者购买商品的，由工商行政管理机关依照《反不正当竞争法》第 22 条的规定，根据情节处以 1 万元以上 20 万元以下的罚款，有违法所得的，应当予以没收；构成犯罪的，移交司法机关依法追究刑事责任。有关单位或者个人购买或者销售商品时收受贿赂的，由工商行政管理机关按照上述的规定处罚；构成犯罪的，移交司法机关依法追究刑事责任。

（三）《药品管理法》的规定

第 90 条规定：药品的生产企业、经营企业、医疗机构在药品购销中暗中给予、收受回扣或者其他利益的，药品的生产企业、经营企业或者其代理人给予使用其药品的医疗机构的负责人、药品采购人员、医师等有关人员以财物或者其他利益的，由工商行政管理部门处 1 万元以上 20 万元以下的罚款，有违法所得的，予以没收；情节严重的，由工商行政管理部门吊销药品生产企业、药品经营企业的营业执照，并通知药品监督管理部门，由药品监督管理部门吊销其药品生产许可证、药品经营许可证；构成犯罪的，依法追究刑事责任。

第 91 条规定：药品的生产企业、经营企业的负责人、采购人员等有关人员在药品购销中收受其他生产企业、经营企业或者其代理人给予的财物或者其他利益的，依法给予处分，没收违法所得；构成犯罪的，依法追究刑事责任。

医疗机构的负责人、药品采购人员、医师等有关人员收受药品生产企业、药品经营企业或者其代理人给予的财物或者其他利益的，由卫生行政部门或者本单位给予处分，没收违法所得；对违法行为情节严重的执业医师，由卫生行政部门吊销其执业证书；构成犯罪的，依法追究刑事责任。

（四）《刑法修正案》及其他法规规定

《刑法修正案(六)》第7条规定，将《刑法》第163条修改为："公司、企业或者其他单位的工作人员利用职务上的便利，索取他人财物或者非法收受他人财物，为他人谋取利益，数额较大的，处五年以下有期徒刑或者拘役；数额巨大的，处五年以上有期徒刑，可以并处没收财产。公司、企业或者其他单位的工作人员在经济往来中，利用职务上的便利，违反国家规定，收受各种名义的回扣、手续费，归个人所有的，依照前款的规定处罚。国有公司、企业或者其他国有单位中从事公务的人员和国有公司、企业或者其他国有单位委派到非国有公司、企业以及其他单位从事公务的人员有前两款行为的，依照本法第三百八十五条、第三百八十六条的规定定罪处罚。"

《关于办理商业贿赂刑事案件适用法律若干问题的意见》明确了商业贿赂犯罪涉及《刑法》规定的8种罪名。非常设性组织也可认定为受贿犯罪主体。

8种罪包括：非国家工作人员受贿罪；对非国家工作人员行贿罪；受贿罪；单位受贿罪；行贿罪；对单位行贿罪；介绍贿赂罪；单位行贿罪。

其中，对个人构成贿赂罪，界定为除国有公司、企业工作人员外，还包括其他国有单位中非国家工作人员，因为这些人虽然都有一定的职务，具有职务上的便利，但所从事的事务并非全都属于公务，其职务便利有履行公务的职务便利和非履行公务的职务便利之分。

此外，司法解释还对受贿犯罪主体中的"其他单位"做出了规定，范围包括事业单位、社会团体、村民委员会、居民委员会、村民小组等常设性的组织，也包括为组织体育赛事、文艺演出或者其他正当活动而成立的组委会、筹委会、工程承包队等非常设性的组织。

第七节　药品召回的法律制度

一、概述

药品召回，是指药品生产企业（包括进口药品的境外制药厂商，下同）按照规定的程序收回已上市销售的存在安全隐患的药品。安全隐患，是指由于研发、生产等原因可能使药品具有危及人体健康和生命安全的不合理危险。

为加强药品安全监管，保障公众用药安全，原国家食品药品监督管理局于2007年12月10日颁布《药品召回管理办法》。该办法根据药品安全隐患的严重程度，将药品召回分为三级：一级召回：使用该药品可能引起严重健康危害的；二级召回：使用该药品可能引起暂时的或者可逆的健康危害的；三级召回：使用该药品一般不会引起健康危害，但由于其他原因需要收回的。同时，根据召回主体的不同，可将药品召回分为主动召回和责令召回两种。

二、药品安全隐患的调查与评估

药品生产企业应当建立健全药品质量保证体系和药品不良反应监测系统，收集、记录药品的质量问题与药品不良反应信息，并按规定及时向药品监督管理部门报告。药品生产企业应当对药品可能存在的安全隐患进行调查、评估，召回存在隐患的产品。

药品监督管理部门对药品可能存在的安全隐患开展调查时，药品生产企业应当予以协助。

药品经营企业、使用单位应当配合药品生产企业或者药品监督管理部门开展有关药品安全隐患的调查，提供有关资料。

药品安全隐患调查的内容应当根据实际情况确定，可以包括：①已发生药品不良事件的种类、范围及原因；②药品使用是否符合药品说明书、标签规定的适应证、用法用量的要求；③药品质量是否符合国家标准，药品生产过程是否符合GMP等规定，药品生产与批准的工艺是否一致；④药品储存、运输是否符合要求；⑤药品主要使用人群的构成及比例；⑥可能存在安全隐患的药品批次、数量及流通区域和范围；⑦其他可能影响药品安全的因素。

药品安全隐患评估的主要内容包括：①该药品引发危害的可能性，以及是否已经对人体健康造成了危害；②对主要使用人群的危害影响；③对特殊人群，尤其是高危人群的危害影响，如老人、儿童、孕妇、肝肾功能不全者、外科病人等；④危害的严重与紧急程度；⑤危害导致的后果。

三、主动召回

药品生产企业应当对收集的信息进行分析，对可能存在安全隐患的药品按照法律规定的要求进行调查评估，发现药品存在安全隐患的，应当决定召回。进口药品的境外制药厂商在境外实施药品召回的，应当及时报告国家食品药品监督管理总局；在境内进行召回的，由进口单位按照本办法的规定负责具体实施。

药品生产企业在做出药品召回决定后，应当制定召回计划并组织实施，一级召回在24小时内，二级召回在48小时内，三级召回在72小时内，通知有关药品经营企业、使用单位停止销售和使用，同时向所在地省、自治区、直辖市药品监督管理部门报告。药品生产企业在启动药品召回后，一级召回在1日内，二级召回在3日内，三级召回在7日内，应当将调查评估报告和召回计划提交给所在地省、自治区、直辖市药品监督管理部门备案。省、自治区、直辖市药品监督管理部门应当将收到的药品一级召回调查评估报告和召回计划报告国家食品药品监督管理总局。

调查评估报告应当包括以下内容：①召回药品的具体情况，包括名称、批次等基本信息；②实施召回的原因；③调查评估结果；④召回分级。

召回计划应当包括以下内容：①药品生产销售情况及拟召回的数量；②召回措施的具体内容，包括实施的组织、范围和时限等；③召回信息的公布途径与范围；④召回的预期效果；⑤药品召回后的处理措施；⑥联系人的姓名及联系方式。

省、自治区、直辖市药品监督管理部门可以根据实际情况组织专家对药品生产企业提交的召回计划进行评估，认为药品生产企业所采取的措施不能有效消除安全隐患的，可以要求药品生产企业采取扩大召回范围、缩短召回时间等更为有效的措施。

药品生产企业对上报的召回计划进行变更的，应当及时报药品监督管理部门备案。药品生产企业在实施召回的过程中，一级召回每日，二级召回每3日，三级召回每7日，向所在地省、自治区、直辖市药品监督管理部门报告药品召回进展情况。药品生产企业对召回药品的处理应当有详细的记录，并向药品生产企业所在地省、自治区、直辖市药品监督管理部门报告。必须销毁的药品，应当在药品监督管理部门的监督下销毁。药品生产企业在召回完成后，应当对召回效果进行评价，向所在地省、自治区、直辖市药品监督管理部门提交药品召回总结报告。

省、自治区、直辖市药品监督管理部门应当自收到总结报告之日起10日内对报告进行审查，并对召回效果进行评价，必要时组织专家进行审查和评价。审查和评价结论应当以书面形式通知药品生产企业。经过审查和评价，认为召回不彻底或者需要采取更为有效的措施的，药品监督管理部门应当要求药品生产企业重新召回或者扩大召回范围。

四、责令召回

药品监督管理部门经过调查评估，认为存在《药品召回管理办法》所称的安全隐患的，药品生产企业应当召回药品而未主动召回的，应当责令药品生产企业召回药品。必要时，药品监督管理部门可以要求药品生产企业、经营企业和使用单位立即停止销售和使用该药品。

药品监督管理部门做出责令召回决定，应当将责令召回通知书送达药品生产企业，通知书包括以下内容：①召回药品的具体情况，包括名称、批次等基本信息；②实施召回的原因；③调查评估结果；④召回要求，包括范围和时限等。

药品生产企业在收到责令召回通知书后，应当按照规定通知药品经营企业和使用单位，制定、提交召回计划，并组织实施。药品生产企业应当按照法律规定向药品监督管理部门报告药品召回的相关情况，进行召回药品的后续处理。

药品监督管理部门应当按照法律规定对药品生产企业提交的药品召回总结报告进行审查，并对召回效果进行评价。经过审查和评价，认为召回不彻底或者需要采取更为有效的措施的，药品监督管理部门可以要求药品生产企业重新召回或者扩大召回范围。

五、法律责任

药品监督管理部门确认药品生产企业因违反法律、法规、规章规定造成上市药品存在安全隐患，依法应当给予行政处罚，但该企业已经采取召回措施主动消除或者减轻危害后果的，依照《行政处罚法》的规定从轻或者减轻处罚；违法行为轻微并及时纠正，没有造成危害后果的，不予处罚。药品生产企业召回药品的，不免除其依法应当承担的其他法律责任。

药品生产企业发现药品存在安全隐患而不主动召回药品的，责令召回药品，并处应召回药品货值金额 3 倍的罚款；造成严重后果的，由原发证部门撤销药品批准证明文件，直至吊销药品生产许可证。

药品生产企业拒绝召回药品的，处应召回药品货值金额 3 倍的罚款；造成严重后果的，由原发证部门撤销药品批准证明文件，直至吊销药品生产许可证。

药品生产企业未在规定时间内通知药品经营企业、使用单位停止销售和使用须召回药品的，予以警告，责令限期改正，并处 3 万元以下罚款。

药品生产企业未按照药品监督管理部门要求采取改正措施或者召回药品的，予以警告，责令限期改正，并处 3 万元以下罚款。

药品生产企业对召回药品的处理未做详细的记录，并向所在地省、自治区、直辖市药品监督管理部门报告的，必须销毁的药品未在药品监督管理部门监督下销毁的，予以警告，责令限期改正，并处 3 万元以下罚款。

药品生产企业有下列情形之一的，予以警告，责令限期改正；逾期未改正的，处 2 万元以下罚款：①未按本办法规定建立药品召回制度、药品质量保证体系与药品不良反应监测系统的；②拒绝协助药品监督管理部门开展调查的；③未按照本办法规定提交药品召回的调查评估报告和召回计划、药品召回进展情况和总结报告的；④变更召回计划，未报药品监督管理部门备案的。

药品经营企业、使用单位违反本办法第六条规定的，责令停止销售和使用，并处 1000 元以上 5 万元以下罚款；造成严重后果的，由原发证部门吊销药品经营许可证或者其他许可证。

药品经营企业、使用单位拒绝配合药品生产企业或者药品监督管理部门开展有关药品安全隐患调查、拒绝协助药品生产企业召回药品的，予以警告，责令改正，可以并处 2 万元以下罚款。

药品监督管理部门及其工作人员不履行职责或者滥用职权的，按照有关法律、法规规定予以处理。

第十六章　药学新领域的法律与伦理

第一节　基因药物与患者权益

一、基因药物与基因技术

基因药物就是利用分子生物学的手段，把药物产生的“密码”克隆出来，然后组合到表达的载体当中，再通过培养表达载体来制造药物，这种药物称为基因药物，又称基因工程药物，基因工程药物把遗传信息反应在药物结构上面。

一般药物在自然体和生物体中的量比较少，为了大量生产这些药品，必须把这些药物的“密码”克隆出来，科学家发展了一种新的技术，可以实现在体外自由地操作和改造基因，然后把它集中到另外一个表达载体中，这样才能进行工业化的生产。基因工程药物是“十五”“十一五”我国生物技术产业发展的主要领域之一。

基因药物是以人类自身的基因为源泉，以基因功能的研制和开发为基础的，它为人类疑难病症和遗传病的治疗开拓了全新途径。基因工程药物是无法直接从天然中提取，且化学办法不能够直接合成的。

我们利用基因工程的方法制备药物，首先需要获得基因。基因一般来源有三种：第一种是直接从天然存在的细胞里把需要的基因拿出来；第二种是按照细胞里这个基因，把它用 PCR 仪器全部合成（按照细胞里基因结构完全利用仪器合成）；第三种就是天然拿一部分，然后化学合成一部分，两部分结合起来，变成一个完整的基因。三种来源的基因可以作为基因工程药物的遗传信息。基因工程是我们人类利用自身的遗传物质进行广泛的研究和开发的起步。目前，世界上至少有 2 亿人已经受益于基因工程药物的应用。从 1989 年我国第一个拥有自主知识产权的基因工程药物重组人干扰素 α1b 上市销售以来，已有数十种基因工程药物和疫苗，获政府批准进行商业化生产。

二、基因立法与基因国际组织

（一）基因技术最可能带来的负面影响

主要集中在这几个方面：产生基因歧视；个人基因隐私被侵犯；某些发展中

国家的基因利益被发达国家损害;基因技术滥用特别是基因造人给社会带来灾难。

(二)基因立法

基因立法亟待解决的四大问题:在法律上确认基因隐私权;在法律上确保基因专利权;在法律上禁止基因歧视行为;在法律上处罚基因滥用行为。这四项建议涵盖了基因技术可能带来的法律挑战。将来法律应规定个人的基因隐私权如生命权、健康权以及姓名权、肖像权一样应该神圣不可侵犯。夫妇孕育下一代时,应该遵循自然的原则,基因技术尽量少介入,立法、卫生、司法部门对那些滥用基因技术预先设定婴儿性别、婴儿身体各项功能的行为要严加处罚,国际上应该尽早签订基因方面的条约,防止发达国家对发展中国家进行基因资源的殖民掠夺。同样,基因研究要有"准入"制度,什么可以研究,什么样的研究要接受审查,法律应加以规范和说明。

(三)基因立法现状

1998 年 9 月国务院正式批准实施《人类遗传资源管理暂行办法》,用法律手段对基因实行资源管制。但我们还缺乏对基因技术的研究、开发、利用、转让,以及有关部门在基因资源的利用和保护职责划分等方面做出系统规范的法律。

自从 1973 年美国科学院完成第一个基因工程实验以来,基因工程研究已取得了一系列重大突破,特别是 2000 年,美、德、日、法、英、中 6 国科学家联合公布了人类基因组图谱及初步分析结构,人类基因密码基本破译,这项浩大工程被誉为"人类基因的阿波罗计划",基因技术在 21 世纪必将像工业革命以及电子计算机的诞生一样,在全球范围内带来一场新的革命,它为疾病的诊断、新药物的研制、新疗法的探索,提供了极为强有力的途径。现在人们利用转基因植物与动物,作为生物反应器生产药物、疫苗以及人类异体器官移植的研究,已蓬勃开展起来。2002 年 3 月 12 日,在九届人大五次会议上有人大代表提出议案,认为应尽快制订《基因药物管理法》,以推动和系统规范我国基因药物的研究、开发、利用、转让,以及生产销售和安全管理。随着改革的深入,进入我国市场的基因药物将越来越多。议案强调,人们利用基因药物为人类造福的同时,必将产生巨大的商业价值,但基因药物的负面效应也将不断出现。因此,国家应积极扶持对基因药物的研究、开发,而对基因药物的商品化生产应持慎重态度。

(四)基因国际组织

跨国界的基因安全组织已见雏形。2000 年 12 月联合国转基因生物国际大会在法国蒙彼利埃召开,会议决定建立一个国际生物安全信息中心,以加强全世界对转基因产品的管理和信息交流。来自世界 130 多个国家和地区的 500 多名代表出席了会议。代表们认为,未来有必要加强《卡塔赫纳生物安全议定书》

(《卡塔赫纳生物安全议定书》起草于 2000 年 1 月),它对转基因产品的进出口进行了明确规定,主要措施包括帮助各国家和地区建立关于转基因产品流通的法律,分享有关转基因产品的科学数据等。

第二节　新药研制与受试者权益

新药的研制开发中,以人体作为生物医学研究对象(临床试验)是必不可少的一个环节。临床试验指任何在人体(病人或健康志愿者)进行药物的系统性研究,以证实或揭示试验药物的作用、不良反应和(或)试验药物的吸收、分布、代谢和排泄,目的是确定试验药物的疗效与安全性,从而使得该新药在社会广泛使用时将隐患减少到最小限度。但是,人体试验是以最为宝贵的人体作为受试对象,如何切实保护受试者的合法权益,是临床试验必须考虑的重要问题。

一、保护临床受试者的国际原则

1964 年 6 月第 18 届世界医学大会通过的经过多次修订的《世界医学大会赫尔辛基宣言——人体医学研究的伦理准则》(简称《赫尔辛基宣言》)是最基本的有关保护临床受试者的国际原则,是人体医学研究伦理准则的声明,用以指导医生及其他参与者进行人体医学研究。人体医学研究包括对人体本身和相关数据或资料的研究。其中确定了人体试验应遵循的 12 条基本原则。主要包括:

1. 以人为对象的生物和医学研究必须符合公认的科学原则,试验方案中应清楚阐述有关设计和实施计划,并要求一个独立于研究者的专职委员会对试验方案中的试验内容、试验说明和试验指导进行审查。

2. 保证研究只在经过严格训练的人的监督下和有临床能力的医务人员指导下进行,即使在受试者同意之下,其义务也应当取决于研究的主题。

3. 如果试验客观的重要性与受试者承担的固有的危险无法相比的话,该研究不能进行,保证研究方案的实行,受试者的利益大于科学和社会所能获得的利益。

4. 研究应当保证受试者完整的权利不因为临床研究而遭到损害,这不仅包括保护受试者的隐私,还应当尽力保证受试者的身体、精神和人格在研究中所受到的影响最小。

5. 如果受试者与试验医生存在从属关系,受试者的知情同意书必须由一个没有从事研究,而且完全独立于这个从属关系的医生获得,以防止受试者的同意可能被胁迫。

6. 每一个受试者必须被充分地告知研究目的、方法、预期利益和研究中潜在的危害及其可能承担的痛苦，必须告知受试者有权避免加入研究，且有权在任何时候自由退出他们已同意加入的试验研究。

7. 如果受试者因身体、精神上的缺陷或未成年，医生应从受试者合法的监护人处获得知情同意。此外，研究方案还应当包含有关伦理学考虑的一些复杂事情的说明。

二、《药物临床试验质量管理规范》

为保证药物临床试验过程规范，结果科学可靠，保护受试者的权益并保障其安全，根据《药品管理法》《药品管理法实施条例》，参照国际公认原则，《药物临床试验质量管理规范》于 2003 年 6 月 4 日经原国家食品药品监督管理局局务会审议通过，自 2003 年 9 月 1 日起施行。原国家药品监督管理局 1999 年 9 月 1 日发布的《药品临床试验管理规范》同时废止。

《药物临床试验质量管理规范》是临床试验全过程的标准规定，包括方案设计、组织实施、监察、稽查、记录、分析总结和报告。凡进行各期临床试验、人体生物利用度或生物等效性试验，均须按该规范执行。《药物临床试验质量管理规范》强调所有以人为对象的研究必须符合《赫尔辛基宣言》，即公正、尊重人格、力求使受试者最大限度受益和尽可能避免伤害。为贯彻执行《药品管理法》及《药品管理法实施条例》，加强药物临床试验的监督管理，确保药物临床试验在具有药物临床试验资格的机构中进行，原国家食品药品监督管理局和原卫生部共同制定了《药物临床试验机构资格认定办法（试行）》，自 2004 年 3 月 1 日起施行药物临床试验机构的资格认定。

三、临床试验注意事项

（一）临床试验前的准备与必要条件

1. 进行药物临床试验必须有充分的科学依据。在进行人体试验前，必须周密考虑该试验的目的及要解决的问题，应权衡对受试者和公众健康预期的受益及风险，预期的受益应超过可能出现的损害。选择临床试验方法必须符合科学和伦理要求。

2. 临床试验用药品由申办者准备和提供。进行临床试验前，申办者必须提供试验药物的临床前研究资料，包括处方组成、制造工艺和质量检验结果。所提供的临床前资料必须符合进行相应各期临床试验的要求，同时还应提供试验药物已完成和其他地区正在进行与临床试验有关的有效性和安全性资料。临床试验药物的制备，应当符合《药品生产质量管理规范》。

3. 药物临床试验机构的设施与条件应满足安全有效地进行临床试验的需

要。所有研究者都应具备承担该项临床试验的专业特长、资格和能力，并经过培训。临床试验开始前，研究者和申办者应就试验方案、试验的监察、稽查和标准操作规程以及试验中的职责分工等达成书面协议。

（二）受试者的权益保障

1. 在药物临床试验的过程中，必须对受试者的个人权益给予充分的保障，并确保试验的科学性和可靠性。受试者的权益、安全和健康必须高于对科学和社会利益的考虑。伦理委员会与知情同意书是保障受试者权益的主要措施。

伦理委员会(Ethics Committee)，其职责为核查临床试验方案及附件是否合乎道德，并为之提供公众保证，确保受试者的安全、健康和权益受到保护。该委员会的组成和一切活动不应受临床试验组织和实施者的干扰或影响。

知情同意(Informed Consent)，指向受试者告知一项试验的各方面情况后，受试者自愿确认其同意参加该项临床试验的过程，须以签名和注明日期的知情同意书作为文件证明。知情同意书(Informed Consent Form)，是每位受试者表示自愿参加某一试验的文件证明。研究者需向受试者说明试验性质、试验目的、可能的受益和风险、可供选用的其他治疗方法以及符合《赫尔辛基宣言》规定的受试者的权利和义务等，使受试者充分了解后表达其同意。

2. 为确保临床试验中受试者的权益，须成立独立的伦理委员会，并向国家食品药品监督管理总局备案。伦理委员会应有从事医药相关专业人员、非医药专业人员、法律专家及来自其他单位的人员，至少由 5 人组成，并有不同性别的委员。伦理委员会的组成和工作不应受任何参与试验者的影响。

3. 试验方案需经伦理委员会审议同意并签署批准意见后方可实施。在试验进行期间，试验方案的任何修改均应经伦理委员会批准；试验中发生严重不良事件，应及时向伦理委员会报告。

4. 伦理委员会对临床试验方案的审查意见应在讨论后以投票方式做出决定，参与该临床试验的委员应当回避。因工作需要可邀请非委员的专家出席会议，但不投票。伦理委员会应建立工作程序，所有会议及其决议均应有书面记录，记录保存至临床试验结束后 5 年。

5. 伦理委员会应从保障受试者权益的角度严格按下列各项审议试验方案：

(1)研究者的资格、经验、是否有充分的时间参加临床试验，人员配备及设备条件等是否符合试验要求。

(2)试验方案是否充分考虑了伦理原则，包括研究目的、受试者及其他人员可能遭受的风险和受益及试验设计的科学性。

(3)受试者入选的方法，向受试者(或其家属、监护人、法定代理人)提供有关本试验的信息资料是否完整易懂，获取知情同意书的方法是否适当。

(4)受试者因参加临床试验而受到损害甚至发生死亡时,给予的治疗和(或)保险措施。

(5)对试验方案提出的修正意见是否可接受。

(6)定期审查临床试验进行中受试者的风险程度。

伦理委员会接到申请后应及时召开会议,审阅讨论,签发书面意见,并附出席会议的委员名单、专业情况及本人签名。伦理委员会的意见可以是:

(1)同意。

(2)做必要的修正后同意。

(3)不同意。

(4)终止或暂停已批准的试验。

6.研究者或其指定的代表必须向受试者说明有关临床试验的详细情况:

(1)受试者参加试验应是自愿的,而且有权在试验的任何阶段随时退出试验而不会遭到歧视或报复,其医疗待遇与权益不会受到影响。

(2)必须使受试者了解,参加试验及在试验中的个人资料均属保密。必要时,药品监督管理部门、伦理委员会或申办者,按规定可以查阅参加试验的受试者资料。

(3)试验目的、试验的过程与期限、检查操作、受试者预期可能的受益和风险,告知受试者可能被分配到试验的不同组别。

(4)必须给受试者充分的时间以便考虑是否愿意参加试验,对无能力表达同意的受试者,应向其法定代理人提供上述介绍与说明。知情同意过程应采用受试者或法定代理人能理解的语言和文字,试验期间受试者可随时了解与其有关的信息资料。

(5)如发生与试验相关的损害时,受试者可以获得治疗和相应的补偿。

7.经充分和详细解释试验的情况后获得知情同意书:

(1)由受试者或其法定代理人在知情同意书上签字并注明日期,执行知情同意过程的研究者也需在知情同意书上签署姓名和日期。

(2)对无行为能力的受试者,如果伦理委员会原则上同意、研究者认为受试者参加试验符合其本身利益时,则这些病人也可以进入试验,同时应经其法定监护人同意并签名及注明日期。

(3)儿童作为受试者,必须征得其法定监护人的知情同意并签署知情同意书,当儿童能做出同意参加研究的决定时,还必须征得其本人同意。

(4)在紧急情况下,无法取得本人及其合法代表人的知情同意书,如缺乏已被证实有效的治疗方法,而试验药物有望挽救生命,恢复健康,或减轻病痛,可考虑作为受试者,但需要在试验方案和有关文件中清楚说明接受这些受试者的方法，并事先获得伦理委员会同意。

(5)如发现涉及试验药物的重要新资料则必须将知情同意书做书面修改送伦理委员会批准后，再次取得受试者同意。

(三)试验方案

试验方案是指叙述试验的背景、理论基础和目的，试验设计、方法和组织，包括统计学考虑、试验执行和完成的条件。方案必须由参加试验的主要研究者、研究机构和申办者签章并注明日期。临床试验开始前应制定试验方案，该方案应由研究者与申办者共同商定并签字，报伦理委员会审批后实施。临床试验中，若确有需要可以按规定程序对试验方案做修正。临床试验方案应包括以下内容：

1.试验题目。

2.试验目的、试验背景、临床前研究中有临床意义的发现和与该试验有关的临床试验结果、已知对人体的可能危险与受益及试验药物存在人种差异的可能。

3.申办者的名称和地址，进行试验的场所，研究者的姓名、资格和地址。

4.试验设计的类型，随机化分组方法及设盲的水平。

5.受试者的入选标准、排除标准和剔除标准，选择受试者的步骤，受试者分配的方法。

6.根据统计学原理计算要达到试验预期目的所需的病例数。

7.试验用药品的剂型、剂量、给药途径、给药方法、给药次数、疗程和有关合并用药的规定，以及对包装和标签的说明。

8.拟进行临床和实验室检查的项目、测定的次数和药代动力学分析等。

9.试验用药品的登记与使用记录、递送、分发方式及贮藏条件。

10.临床观察、随访和保证受试者依从性的措施。

11.中止临床试验的标准，结束临床试验的规定。

12.疗效评定标准，包括评定参数的方法、观察时间、记录与分析。

13.受试者的编码、随机数字表及病例报告表的保存手续。

14.不良事件的记录要求和严重不良事件的报告方法、处理措施、随访的方式、时间和转归。

15.试验用药品编码的建立和保存，揭盲方法和紧急情况下破盲的规定。

16.统计分析计划，统计分析数据集的定义和选择。

17.数据管理和数据可溯源性的规定。

18.临床试验的质量控制与质量保证。

19.试验相关的伦理学。

20.临床试验预期的进度和完成日期。

21.试验结束后的随访和医疗措施。

22.各方承担的职责及其他有关规定。

23.参考文献。

(四)研究者的职责

1.负责临床试验的研究者应具备下列条件：

(1)在医疗机构中具有相应专业技术职务任职和行医资格。

(2)具有试验方案中所要求的专业知识和经验。

(3)对临床试验方法具有丰富经验或者能得到本单位有经验的研究者在学术上的指导。

(4)熟悉申办者所提供的与临床试验有关的资料与文献。

(5)有权支配参与该项试验的人员和使用该项试验所需的设备。

2.研究者必须详细阅读和了解试验方案的内容,并严格按照方案执行。

3.研究者应了解并熟悉试验药物的性质、作用、疗效及安全性(包括该药物临床前研究的有关资料),同时也应掌握临床试验进行期间发现的所有与该药物有关的新信息。

4.研究者必须在有良好医疗设施、实验室设备、人员配备的医疗机构进行临床试验,该机构应具备处理紧急情况的一切设施,以确保受试者的安全。实验室检查结果应准确可靠。

5.研究者应获得所在医疗机构或主管单位的同意,保证有充分的时间在方案规定的期限内负责和完成临床试验。研究者须向参加临床试验的所有工作人员说明有关试验的资料、规定和职责,确保有足够数量并符合试验方案的受试者进入临床试验。

6.研究者应向受试者说明经伦理委员会同意的有关试验的详细情况,并取得知情同意书。

7.研究者负责做出与临床试验相关的医疗决定,保证受试者在试验期间出现不良事件时能得到适当的治疗。

8.研究者有义务采取必要的措施以保障受试者的安全,并记录在案。在临床试验过程中如发生严重不良事件,研究者应立即对受试者采取适当的治疗措施,同时报告药品监督管理部门、卫生行政部门、申办者和伦理委员会,并在报告上签名及注明日期。

9.研究者应保证将数据真实、准确、完整、及时、合法地载入病历和病例报告表。

10.研究者应接受申办者派遣的监察员或稽查员的监察和稽查及药品监督管理部门的稽查和视察,以确保临床试验的质量。

11.研究者应与申办者商定有关临床试验的费用,并在合同中写明。研究者在临床试验过程中，不得向受试者收取试验用药所需的费用。

12. 临床试验完成后，研究者必须写出总结报告，签名并注明日期后送申办者。

13. 研究者中止一项临床试验必须通知受试者、申办者、伦理委员会和药品监督管理部门，并阐明理由。

（五）申办者的职责

1. 申办者负责发起、申请、组织、监察和稽查一项临床试验，并提供试验经费。申办者按国家法律、法规等有关规定，向国家食品药品监督管理总局递交临床试验的申请，也可委托合同研究组织执行临床试验中的某些工作和任务。

2. 申办者选择临床试验的机构和研究者，认可其资格及条件以保证试验的完成。

3. 申办者提供研究者手册，其内容包括试验药物的化学、药学、毒理学、药理学和临床的（包括以前的和正在进行的试验）资料和数据。

4. 申办者在获得国家食品药品监督管理总局批准并取得伦理委员会批准后方可按方案组织临床试验。

5. 申办者、研究者共同设计临床试验方案，阐明在方案实施、数据管理、统计分析、结果报告、发表论文方式等方面职责及分工。签署双方同意的试验方案及合同。

6. 申办者向研究者提供具有易于识别、正确编码并贴有特殊标签的试验药物、标准品、对照药品或安慰剂，并保证质量合格。试验用药品应按试验方案的需要进行适当包装、保存。申办者应建立试验用药品的管理制度和记录系统。

7. 申办者任命合格的监察员，并为研究者所接受。申办者应建立对临床试验的质量控制和质量保证系统，可组织对临床试验的稽查以保证质量。

8. 申办者应与研究者迅速研究所发生的严重不良事件，采取必要的措施以保证受试者的安全和权益，并及时向药品监督管理部门和卫生行政部门报告，同时向涉及同一药物的临床试验的其他研究者通报。

9. 申办者中止一项临床试验前，须通知研究者、伦理委员会和国家食品药品监督管理总局，并阐明理由。

10. 申办者负责向国家食品药品监督管理总局递交试验的总结报告。

11. 申办者应对参加临床试验的受试者提供保险，对于发生与试验相关的损害或死亡的受试者承担治疗的费用及相应的经济补偿。申办者应向研究者提供法律上与经济上的担保，但由医疗事故所致者除外。

12. 研究者不遵从已批准的方案或有关法规进行临床试验时，申办者应指出以求纠正，如情况严重或坚持不改，则应终止研究者参加临床试验并向药品监督管理部门报告。

(六)监察员的职责

1.监察的目的是为了保证临床试验中受试者的权益受到保障,使试验记录与报告的数据准确、完整无误,保证试验遵循已批准的方案和有关法规。

2.监察员是申办者与研究者之间的主要联系人。其人数及访视的次数取决于临床试验的复杂程度和参与试验的医疗机构的数目。监察员应有适当的医学、药学或相关专业学历,并经过必要的训练,熟悉药品管理有关法规,熟悉有关试验药物的临床前和临床方面的信息以及临床试验方案及其相关的文件。

3.监察员应遵循标准操作规程,督促临床试验的进行,以保证临床试验按方案执行。具体内容包括:

(1)在试验前确认试验承担单位已具有适当的条件,包括人员配备与培训情况,实验室设备齐全、运转良好,具备各种与试验有关的检查条件,估计有足够数量的受试者,参与研究人员熟悉试验方案中的要求。

(2)在试验过程中监察研究者对试验方案的执行情况,确认在试验前取得所有受试者的知情同意书,了解受试者的入选率及试验的进展状况,确认入选的受试者合格。

(3)确认所有数据的记录与报告正确完整,所有病例报告表填写正确,并与原始资料一致。所有错误或遗漏均已改正或注明,经研究者签名并注明日期。每一受试者的剂量改变、治疗变更、合并用药、间发疾病、失访、检查遗漏等均应确认并记录。核实入选受试者的退出与失访应在病例报告表中予以说明。

(4)确认所有不良事件均记录在案,严重不良事件在规定时间内做出报告并记录在案。

(5)核实试验用药品按照有关法规进行供应、贮藏、分发、收回,并做相应的记录。

(6)协助研究者进行必要的通知及申请事宜,向申办者报告试验数据和结果。

(7)应清楚如实记录研究者未能做到的随访、未进行的试验、未做的检查,以及是否对错误、遗漏做出纠正。

(8)每次访视后做一书面报告递送申办者,报告应阐明监察日期、时间、监察员姓名、监察的发现等。

(七)记录与报告

病历作为临床试验的原始文件,应完整保存。病例报告表中的数据来自原始文件并与原始文件一致,试验中的任何观察、检查结果均应及时、准确、完整、规范、真实地记录于病历并正确地填写于病例报告表中,不得随意更改,确因填写错误，做任何更正时应保持原记录清晰可辨，由更正者签署姓名和时间。临床试验中各种实验室数据均应记录或将原始报告复印件粘贴在病例报告表上，在正常范围内的数据也应具体记录。对显著偏离或在临床可接受范围以外的数据须加以核实。检测项目必须注明所采用的计量单位。为保护受试者隐私，病例报告表上不应出现受试者的姓名。研究者应按受试者的代码确认其身份并记录。临床试验总结报告内容应与试验方案要求一致，包括：

1. 随机进入各组的实际病例数，脱落和剔除的病例及其理由。

2. 不同组间的基线特征比较，以确定可比性。

3. 对所有疗效评价指标进行统计分析和临床意义分析。统计结果的解释应着重考虑其临床意义。

4. 安全性评价应有临床不良事件和实验室指标合理的统计分析，对严重不良事件应详细描述和评价。

5. 多中心试验评价疗效，应考虑中心间存在的差异及其影响。

6. 对试验药物的疗效和安全性以及风险和受益之间的关系做出简要概述和讨论。

临床试验中的资料均须按规定保存及管理。研究者应保存临床试验资料至临床试验终止后 5 年。申办者应保存临床试验资料至试验药物被批准上市后 5 年。

（八）数据管理与统计分析

数据管理的目的在于把试验数据迅速、完整、无误地纳入报告，所有涉及数据管理的各种步骤均需记录在案，以便对数据质量及试验实施进行检查。用适当的程序保证数据库的保密性，应具有计算机数据库的维护和支持程序。临床试验中受试者分配必须按试验设计确定的随机分配方案进行，每名受试者的处理分组编码应作为盲底由申办者和研究者分别保存。设盲试验应在方案中规定揭盲的条件和执行揭盲的程序，并配有相应处理编码的应急信件。在紧急情况下，允许对个别受试者紧急破盲而了解其所接受的治疗，但必须在病例报告表阐明理由。临床试验资料的统计分析过程及其结果的表达必须采用规范的统计学方法。临床试验各阶段均需有生物统计学专业人员参与。临床试验方案中需有统计分析计划，并在正式统计分析前加以确认和细化。若需做中期分析，应说明理由及操作规程。对治疗作用的评价应将可信区间与假设检验的结果一并考虑。所选用统计分析数据集需加以说明。对于遗漏、未用或多余的资料需加以说明，临床试验的统计报告必须与临床试验总结报告相符。

（九）试验用药品的管理

临床试验用药品不得销售。申办者负责对临床试验用药品做适当的包装与标签，并标明为临床试验专用。在双盲临床试验中，试验药物与对照药品或安慰剂在外形、气味、包装、标签和其他特征上均应一致。试验用药品的使用记录应包括数量、装运、递送、接受、分配、应用后剩余药物的回收与销毁等方面的信息。试验用药品的使用由研究者负责，研究者必须保证所有试验用药品仅用于该临床试验的受试者，其剂量与用法应遵照试验方案，剩余的试验用药品退回申办者，上述过程需由专人负责并记录在案，试验用药品须有专人管理。研究者不得把试验用药品转交任何非临床试验参加者。试验用药品的供给、使用、贮藏及剩余药物的处理过程应接受相关人员的检查。

（十）质量保证

申办者及研究者均应履行各自职责，并严格遵循临床试验方案，采用标准操作规程，以保证临床试验的质量控制和质量保证系统的实施。临床试验中有关所有观察结果和发现都应加以核实，在数据处理的每一阶段必须进行质量控制，以保证数据完整、准确、真实、可靠。药品监督管理部门、申办者可委托稽查人员对临床试验相关活动和文件进行系统性检查，以评价试验是否按照试验方案、标准操作规程以及相关法规要求进行，试验数据是否及时、真实、准确、完整地记录。稽查应由不直接涉及该临床试验的人员执行。药品监督管理部门应对研究者与申办者在实施试验中各自的任务与执行状况进行视察。参加临床试验的医疗机构和实验室的有关资料及文件（包括病历）均应接受药品监督管理部门的监督。

（十一）多中心试验

多中心试验是由多位研究者按同一试验方案在不同地点和单位同时进行的临床试验。各中心同期开始与结束试验。多中心试验由1位主要研究者总负责，并作为临床试验各中心间的协调研究者。多中心试验的计划和组织实施要考虑以下各点：

1. 试验方案由各中心的主要研究者与申办者共同讨论认定，伦理委员会批准后执行。

2. 在临床试验开始时及进行的中期应组织研究者会议。

3. 各中心同期进行临床试验。

4. 各中心临床试验样本大小及中心间的分配应符合统计分析的要求。

5. 保证在不同中心以相同程序管理试验用药品，包括分发和贮藏。

6. 根据同一试验方案培训参加该试验的研究者。

7. 建立标准化的评价方法，试验中所采用的实验室和临床评价方法均应有统一的质量控制，实验室检查也可由中心实验室进行。

8. 数据资料应集中管理与分析，应建立数据传递、管理、核查与查询程序。

9.保证各试验中心研究者遵从试验方案,包括在违背方案时终止其参加试验。

多中心试验应当根据参加试验的中心数目和试验的要求,以及对试验用药品的了解程度建立管理系统,协调研究者负责整个试验的实施。

第三节　新药研制与生命法学

人类历史上任何一种先进的科技成果,从诞生就不仅仅是科技领域的事。它们对整个世界的社会结构、道德伦理、政治理论、法律体系、生活方式和人们心理的冲击常常是最开始从事相关研究的科学家们始料未及的。蒸汽机带来工业革命和殖民化高潮;核技术带来了最可怕的战争方式;信息技术为全球一体化推波助澜。药品是一种特殊商品,和人们的身体健康、生命安全关系密切,历史上一些国家在使用化学药品中发生的一系列危害人类健康造成残疾、死亡、畸形等严重恶果的药害事件,迫使各国政府对新药的审批都采取慎重的态度并以立法的形式进行严格管理。

新药是社会发展过程中服务于人类健康的科学研究成果之一。不仅需要从高水平的专业技术角度把关,而且还必须有严格的法律管理程序。对新药的法律界定各国都很明确,虽然表述不尽相同,但共同点是:国家药典未予收载的以及未被国家药品管理部门批准使用的品种。对"新药"的界定大致分两种类型:一是从未在该国批准生产的药品;二是未被批准在本国上市的药品。我国2001年颁布的《药品管理法》对新药的定义采用的是第二种,是指我国未销售过的药品。已经生产的药品改变剂型、改变给药途径、增加适应证或者制成新的复方制剂等也要按新药管理。新药研制,不仅引起科学家们的关注,也引起全社会以及社会学家和法学家的关注。

2000年12月,在上海举行了第三届生命法学研讨会。参加会议的有来自全国各地的法学家和生物学家。与会者一致呼吁:法律应早日结束对新技术发展的"旁观"身份。有专家预测,生命法学将成为21世纪法学领域内的"显学"。我国的新药审批与管理制度,是在多年药品监督管理的工作实践中不断总结经验,并借鉴国外先进的管理方式,结合我国国情,逐步发展、提高完善的。研制新药必须按照国务院药品监督管理部门的规定报送研制方法、质量指标、药理及毒理试验结果等有关资料和样品,经国务院药品监督管理部门批准后,方可进行临床试验。这是对申报新药临床前研究工作提出的最基本要求。这项工作又称药品的非临床安全性评价研究。这一阶段试验研究对象是动物,但是它是为下一步针对人体的临床试验研究所做的基础性研究工作,因此必须非常慎重。其基本内容包括制备工艺(中药制剂包括原药材的来源、加工及炮制)、理化性质、纯度、检验方法、处方筛选、剂型、稳定性、质量标准、药理、毒理、药代动力学研究等。

为了保证新药研制单位申报资料和试验结论的科学、公正、真实、可靠,国家食品药品监督管理总局对药品非临床安全性评价研究机构采取了备案制,对药品临床试验的医疗机构实行了资格审核认定制,并依法推进GLP,GCP的实施;同时,对新药的评审采取专家库制度,增加了相关专业和专家数量,使之更具广泛性、代表性、权威性,评审时采取随机遴选有关专家,从而保证了评审工作的透明度和公正性。这些都体现了新药管理的重大改革和进步。在新药的临床试验或生物等效性试验完成后,即可上报国务院药品监督管理部门审核,必要时组织专家审评和对样品进行技术复核。符合规定的,由国务院药品监督管理部门批准,发给新药证书。我国GCP规定,所有以人为对象的研究必须符合《赫尔辛基宣言》和国际医学科学组织委员会颁布的《人体生物医学研究国际道德指南》的道德原则,即公正、尊重人格、力求使受试者最大限度受益和尽可能避免伤害。GCP还规定,进行药品临床试验必须有充分的科学依据。准备在人体试验前,必须周密考虑该试验的目的、要解决的问题、预期的治疗效果及可能产生的危害,预期的受益应超过可能出现的损害。选择临床试验方案必须符合科学和伦理标准。GCP要求进行试验前,必须以合适的方式得到受试者的书面知情同意,而且每次试验均要求得到伦理委员会的审核和批准,这样有助于受试者(包括健康志愿者和合适的病人)的合法权益和生命安全在研究过程中得到可靠的保护,因此可以保证临床研究数据的科学性、可靠性和准确性。

第十七章　境外药事管理

第一节　港澳台药事管理

一、香港的药事管理

(一)香港药事管理相关法规

香港特别行政区的药事管理法规主要分散在香港法例的不同章节中，主要包括:《危险药物条例》(香港法例第134章及附属法例)、《抗生素条例》(香港法例第137章及附属法例)、《药剂业及毒药条例》(香港法例第138章及附属法例)、《不良广告(医药)条例》(香港法例第231章及附属法例)、《中医药条例》(香港法例第549章及附属法例)、《进出口条例》(香港法例第60章)等相关法规。

(二)香港药事管理体制及机构设置

香港药事管理体制基本沿袭英国统治时期的模式，以英国普通法为基础形成了包括药品注册制度、药品分类制度、药品进出口管理制度、药剂师注册管理制度。但是在对待传统中药问题上又有其特殊的规定，香港药事管理制度是英国药事管理制度和香港本土特征的复合体，香港药品监督管理机构体制如图17-1。

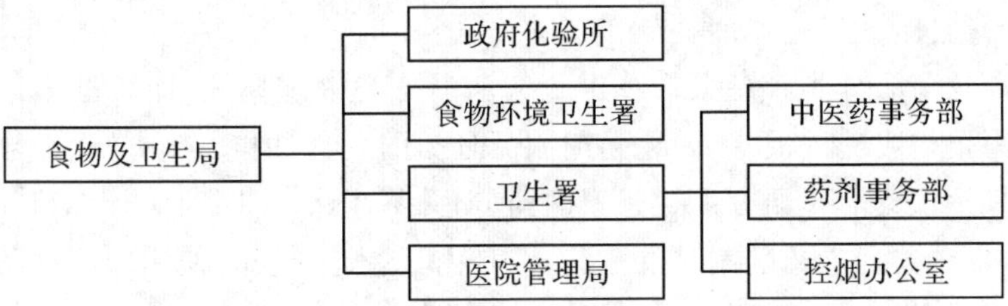

图17-1　香港药品监督管理机构体制

其中，卫生署(Department of Health，DH)是香港特别行政区政府食物及卫生局辖下的药品监督管理的执行部门，专责执行政府的健康护理政策，其包括中医药事务部、药剂事务部及控烟办公室等。政府化验所负责药品的检验;食物环境卫生署则确保在香港出售的食物安全和适宜食用并为香港市民提供清洁卫生的居住环境;医院管理局负责香港所有公立医院管理。医院管理局(简称医管局)是香港负责管理公立医院及诊所的法定机构,于1990年12月1日根据香港法例第113章《医院管理局条例》成立,1991年12月1日起正式接管全港公立医院。医院管理局每年接收香港特区政府拨款,主要职责除了管理公立医院、负责执行香港特区政府的公共医疗政策外,也会向其提出如医院收费、所需资源等相关政策建议,以及培训医管局员工、进行医院服务相关研究等。医院管理局独立运作,由内部多个委员会组成,同时向卫生福利及食物局负责。

(三)香港药品注册与管理

香港《药剂业及毒药条例》规定:任何人不得销售、要约出售或分销,或为销售、分销或其他用途而管有任何药剂制品或物质,除非该制品或物质已向管理局注册;临床试验及药物测试需申办临床试验或者药物测试证明书。药剂业及毒药管理局根据药剂制品注册申请人提供的资料证明文件,考虑该药剂制品的安全性、产品质量、疗效等因素,决定是否给予注册。

药剂业及毒药管理局在毒药委员会的建议下决定注册药品在毒药表第Ⅰ部或者第Ⅱ部的分类,同时定期调整药剂制品在毒药表内的分类,并通过《药剂业及毒药条例》附表1和附表3进一步规范管理药剂制品的销售。不同分类的药品其规定的销售限制也不相同,第Ⅰ部毒药规定必须在注册药剂师的监督下由获得授权毒药销售商(药房)销售;第Ⅰ部附表1毒药规定必须在注册药剂师的监督下由获得授权毒药销售商(药房)销售,并须在出售前将销售纪录详细记录在毒药册中,该类药品只可闭架经营,并且加锁保管;第Ⅰ部附表3毒药规定须凭注册医生、注册牙医或者注册兽医的处方授权,并在注册药剂师的监督下,由获授权毒药销售商(药房)销售;第Ⅱ部毒药相当于我国内地药品分类管理中的非处方药,规定无须药剂师监督,由获授权毒药经销商(药店)或者列载毒药销售商(药行)销售。

香港的药品分类管理采取英国式的药品分类管理模式,而我国内地药品分类管理则是借鉴美国模式,两地药剂制品分类的名称、内容存在较大差异。香港回归前只承认英美等西方发达国家的药典,并不承认《中国药典》,中药在香港没有地位,也未被列入药剂制品的范畴,但是由于香港居民有使用中药预防治疗疾病的传统习惯,在《中医药条例》等相关条例实施前,香港法规规定:中药在香港豁免注册,中药无须注册即可在香港生产、销售、使用。回归后香港特别行政区政府承认《中国药典》,也制定了《中医药条例》等相关法规对中医药进行管理。

此外,香港还制定了《抗生素条例》及其规例、《危险药物条例》及其规例等法规对香港的抗生素、危险药物、中医药等与药事管理相关的工作进行管理,以保障香港市民的用药安全。

（四）香港药品生产与经营企业管理

香港于1978年开始对药品（西药制剂）生产企业进行牌照监督管理，由香港药剂业及毒物管理局对符合条件的企业发放药品生产许可牌照。根据药品生产企业申办指南，新办、变更药品企业必须向卫生署药剂事务部巡查和牌照组提出书面申请，申请材料中应该包括：企业名称、地址、具体生产活动场所、各种相关标准和规范、生产工作人员等相关材料。药剂事务部巡查和牌照组在接到申请3个星期内进行材料审查，并且确定是否进行现场审查。正常的审批期限一般为半年，但是也可以延续2年。审批合格后给予发放牌照，有效期为1年。药剂事务部巡查和牌照组对制药企业日常监管采取不定期巡查和抽取药品进行化验的方式对药品生产企业实施管理。一般1年巡查一次，合格的继续给予牌照。抽取药品检查为不定期。对生产假药、劣药以及未经批准生产药品的企业予以停牌或者吊销牌照处罚，并视情况提出检控。1995年香港药剂业及毒物管理局参照世界卫生组织有关药剂产品质量规范制定了适合香港实际的《GMP实施指南》，并于同年开始实施，规定香港所有药品生产企业必须在2002年12月31日前全部达标。《GMP实施指南》包括三大部分，18章节，共有200多个小项。第一部分描述了药品生产企业质量管理的各项具体要求，包括质量保证、质量控制、质量审查和人员、场所、设施、材料、卫生、文件管理以及产品投诉召回等；第二部分主要涉及药品生产和质量控制的内容；第三部分补充说明了有关无菌产品和原料药的相关规定。

根据《药剂业及毒物条例》规定，经注册后的药剂制品方可在香港进行分销、销售。在香港从事药品的批发、进出口和零售都须领取相关的牌照。从事毒药批发经营的，领取毒药批发牌照；从事药剂制品进出口业务的，领取进出口商注册证明书；从事毒药零售经营的，其营业处所以及存放供零售用途毒药的处所，须领取处所注册证明书；只从事第Ⅱ部毒药零售经营的，则领取列载毒药销售商牌照；此外，经营和管有抗生素的，还需领取抗生素许可证。

香港是一个市场经济发达的地区，政府对于药品生产、经营企业的设立的数量、布局和规模并无过多限制。批准一个新牌照主要是看申请企业是否符合申报的条件。从其申请牌照所需资料来看，除申请获授权毒药销售商、危险药物批发牌照及抗生素许可证需要有注册药剂师外，其余资料皆为申请成为商业单位所需的一般资料，门槛并不太高。

（五）香港药品广告管理

香港药品广告的管理是依据《不良广告（医药）条例》进行的。该条例专门用于限制包括对药品、外科用具、医疗等与医疗事宜有关广告的法规，还规定限制发布药物及外科用具广告的情形，广告主体的确定，药品广告的监督管理及相关责任。

（六）香港中药管理

在1999年之前中医药在香港没有地位，也未被列入药剂制品的范畴，但是由于香港居民使用中药的传统习惯，香港法规规定：中药在香港豁免注册，中药无须注册即可在香港生产、销售、使用。直到1999年7月香港通过《中医药条例》，中医药在香港才真正有了地位。《中医药条例》内容包括香港中医药管理委员会及其辖下中医组、中药组和8个小组的组成及职能；中医规管制度的中医注册、考试和纪律；中药规管制度的中药商领牌、中药商监管和中成药注册。此外，《中医药条例》还包括附表1的31种烈性/毒性中药材和附表2的574种中药材。

1999年9月香港特区政府成立了香港中医药管理委员会，该委员会作为法定组织，负责规划管理中医执业和中药的使用、制造及销售，制定了一套详细的规管架构，以保障公众健康和消费者的权益。今后所有中医药零售商、批发商和制造商均须向管理委员会申请牌照。在香港出售的任何一种中成药，包括含有中药成分并声称有医疗功效的保健食品均须向管委会注册，以便实施不同程度的监督。

（七）香港公立医疗机构药剂管理

香港公立医疗机构药剂管理主要由香港医院管理局负责，该机构在1990年12月1日根据《医院管理局条例》成立，并于1991年12月1日起正式接管全港公立医院。医院管理局总药剂师办事处负责监督公立医院及专科门诊药剂部门的药剂管理及服务，具体的职责是：①就药剂服务提供意见；②制定药剂服务的发展方针；③监察药剂服务的标准及品质；④支援及发展资讯科技及资讯系统；⑤制定、监控及挑选药物品质标准；⑥提供有效、安全及具有成本效益的药物供临床使用。

为了加强对公立医院的药剂管理，总药剂师办事处建立了相应的管理体系对医院药剂进行科学管理。在日常管理服务工作中总药剂办制定药物采购政策，鼓励大量购买，降低药物开支成本；统筹安排供应合同，使药物的采购、调配以及存量科学有效；配合医院的需求，引入使用多源药物（非专利药物）；制定药物品质标准，制定药物的规格，对药物进行评估及评选；定期对合同项目的药物进行抽样化验，保证药物的持续品质；建立药物品质投诉及回收机制，保证药物使用的安全；配合政府资讯科技署在医管局辖下的医院药房及社会药房的药剂管理推行信息化管理制度。此外，总药剂师办事处还针对药物开支不断增长的趋势，在制订控制、提高药物成本效益的策略方面发挥重要作用。

香港公立医疗机构药品80%以上通过集中招标采购的方式完成，这样有利于降低药物成本。除了招标采购以外,还有部分是非招标采购的。采购金额是确定选择哪种采购方式的重要标准。一般采购金额在50万港币以上的项目主要以招标采购的形式完成;金额不足50万元的一般采用非招标采购。但是在出现采购时间紧急、所需的商品供应商数目有限或者采购项目的性质有特殊要求等情况时,也可以采用方式灵活的询价采购、谈判采购、单一源采购、小额采购等非招标采购方式完成。

在公立医疗机构的药品质量管理中,香港医院管理局主要通过制定药物采购品质标准及采购政策、搜索药物信息、定期抽验、建立药物投诉及回应机制等手段在药物流通的不同环节对药品质量进行控制管理,以确保药物使用的安全有效。

对于临床上需要而市场没有供应的制剂,医疗机构不自配制剂,而由医院管理局委托当地药品制造商配制。制剂的处方与质量标准按照《英国药典》要求。制剂由药品制造商配制包装好,各医疗机构发给病人使用。卫生署下属的药物配制中心也可以配制制剂,多数为常用溶液剂和膏剂,无须注册。卫生署药物配制中心配制的制剂一般只供给卫生署下属的门诊部使用。

二、澳门的药事管理

(一)澳门药事管理法规

澳门药事管理主要依据的法规有《澳门药业经营管制法》和《澳门中药配制及贸易法》。凡在澳门从事的药物专业及药物业的活动均须依照上述两部法规开展,但是下述几项活动:中药店及配制中药方剂药厂的活动;麻醉药物及精神科药物的交易及使用以及药物的登记,将依照专门的法规监管。

(二)澳门药事管理体制及机构设置

澳门药事管理主要由澳门卫生局下属的药物事务厅(葡文缩写为DAF)负责,药物事务厅又由稽查暨牌照处和药物监测暨管理处组成,其组织机构及权限见图17-2。新产品基于药物治疗及药物管理之原因而被列入或不被列入药物档案、药物名单及处方集时,均须听取药物事务厅的意见。药物事务厅的使命为:①确保居民获得安全有效的药物;②有效监督药物市场,促使业界及居民遵守药事法规;③持续优化药物安全及质量监测工作;④落实药物风险管理及突发事件处理机制;⑤引进优质管理经验,深化药物监督管理工作;⑥确保居民及专业人士获得正确的药物信息,促进合理用药。

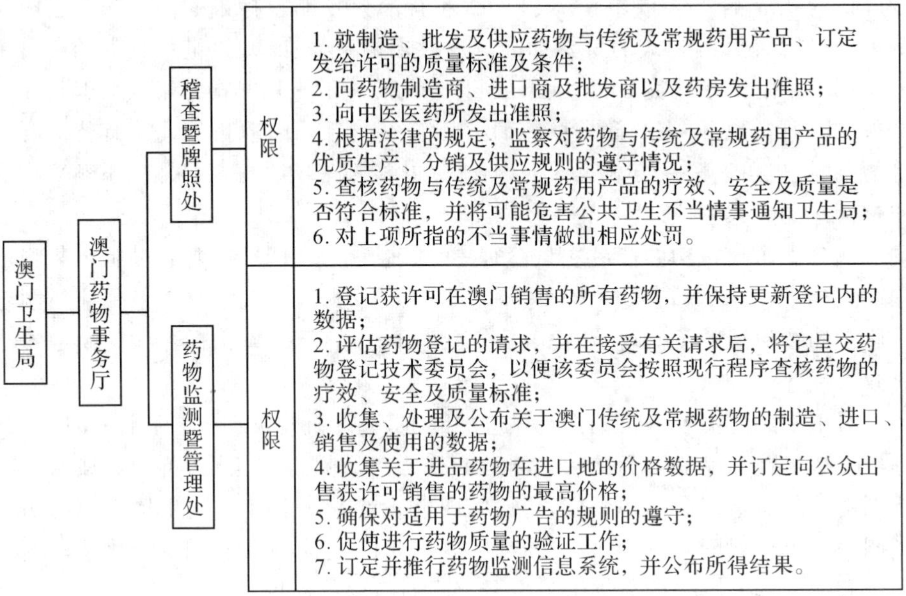

图 17-2　澳门药事管理组织机构及权限

（三）澳门药房管理

在澳门特别行政区内开设药房需具备以下条件：申请人居住或设址在澳门，若为法人须按法律组成；有需要开设药房，以弥补对公众供应药物的不足或改善该种供应；申请人或其管理人员、行政人员或领导人皆不从事提供医疗服务的活动，尤指从事医生及相关的职业；申请人及管理人员、行政人员或领导人（若为法人）具备从事药物活动的适当民事资格；按法例确保药房的技术指导；将在药房工作的员工，具备法例所要求从事有关职务的要件；药房的设施及设备，具有按法例及其他关于商业场所的安全、清洁及卫生的法例所指的适当条件。所有从事药剂师专业及那些具备从事该专业条件的人士，可优先获得开设药房的准照。药房的运作须包括长期及持续的技术指导，药剂师至少要在药房运作的三分之二或一半时间内担任职务。

在药房工作的员工，行使其药剂活动工作时，在职能上附属于技术主管，并通过这些人员传达有关指示。澳门卫生司可以在任何时间，下令在药房担任按处方配药的员工接受医生的体检，以便检查是否患有那些为公众健康着想而阻碍其从事职务的疾病。若检查的结果为该专业人士患有不能从事其专业的疾病时，卫生司司长将通过批示终止其药剂师执照。

澳门药房的活动需遵守以下规则：药房可向公众提供任何种类的药物及药物物质，但必须遵守卫生司关于药物供应的规定及指示。通过医生的处方方可供应的药物，不能按处方再配售超过一次，除非该医生在处方内以大写字注明及指出有关的期限，在处方上必须盖有药房印章及有关配药的日期。

在下列情况下，药房不得供应药物：须预先登记的药物，没有登记或登记被取消；须要求有医生处方时，没有医生处方或处方没有适当填写；麻醉药物及精神药物的使用，没有遵守关于其处方的法律规定；保存不善的药物，有效期已过的药物，无妥善贴上标签的完整包装的药物；有关的供应被澳门卫生当局禁止的药物。

除药物及药物物质，药房只可供应下列的物品：包扎及控制或诊断检验的物料；外科医学的物料；一般的义肢物品；营养产品；个人卫生产品；医药用的矿泉水；香水及化妆物品；植物药剂产品。这些产品，必须摆放及陈列在那些有别于用以放置药物的柜台内。

（四）澳门中药的配置与贸易管理

《澳门中药配制及贸易法》规定：为本法规之效力，依中医学及中医药理，凡用于预防或治疗疾病或调整器官功能之成药及植物或动物成分以及从该等成分提炼出来的物质，均属中药。在澳门特别行政区内从事中药的配置与贸易活动需遵照《澳门中药配制及贸易法》的有关规定。

三、台湾的药事管理

台湾出台了一系列的与药事管理有关的法规，涉及药商的管理、药局的管理及药品的调剂、药物的查验登记制度、药物的贩卖及制造、管制药品及毒剧药品的管理以及药物广告的管理等方面。

（一）台湾药商的管理

1. 登记。

凡申请为药商者，应申请直辖市或县（市）卫生主管机关核准登记，缴纳执照费，领得许可执照后，方准营业；其登记事项如有变更时，应办理变更登记。登记事项，由台湾地区卫生主管机关决定。药商分设营业处所或分厂，应依规定，分别进行药商登记。

2. 药品经营。

西药的经营活动，应由专任药师驻店管理；不进行麻醉药品销售活动的，可以由专任药剂生进行。中药的经营活动，应由专任中医师或修习中药课程达到适当标准的药师或药剂生驻店管理。西药、中药的经营者，如果需要分设营业处所，仍应依照上述规定开展经营活动。

3. 药品生产。

西药生产企业，应由专任药师驻厂监制；中药生产企业，应由专任中医师或修习中药课程达适当标准的药师驻厂监制。中药生产企业,以西药剂型制造中药,或掺入西药制造中药时,除依上述规定外,还应由专任药师监制。西药、中药生产企业,设立分厂,仍应依上述规定办理。

4.人员聘用。

药品经营企业聘用的药师、药剂生或中医师,如有解聘或辞聘,应立即另聘。

5.生物药品制造业者的要求。

从事人用生物药品制造业者,应聘用大学院校以上医药或生物学等系毕业,具有微生物学、免疫学药品制造专业知识,并有5年以上制造经验的技术人员,驻厂负责制造。

6.医疗器材业技术人员的聘用。

医疗器材贩卖或制造业者,应视其类别,聘其技术人员。前项医疗器材类别及技术人员资格,由台湾地区卫生主管机关决定。

7.推销员的要求。

药品经营企业雇用的推销员,应由该经营企业向当地的直辖市、县(市)卫生主管机关登记后,方准执行推销工作。

(二)药局的管理及药品的调剂

1.营业执照。

药局应请领药局执照,并于明显处标示经营者之身份姓名。药局兼营药品零售业务,应适用关于药商的规定,但无须另行请领药商许可执照。

2.药师的要求。

修习中药课程达到适当标准的药师,亲自主持的药局,得兼营中药调剂、供应或零售业务。

3.药师的鉴定义务。

药师亲自主持的药局,具有鉴定设备者,得执行药品的鉴定业务。

4.药品的调剂。

药品的调剂,应具有符合调剂条件的处所及设备。调剂应由药师开展,但不含麻醉药品的,可以由药剂生开展。医院中药品的调剂应由药师进行。中药的调剂,除法规另有规定外,应由中医师监督开展。

(三)药物的查验登记制度

1.制造、输入药品的检验登记。

制造、输入药品应将其成分、规格、性能、制法的要旨、检验规格与方法及相关资料或证件,连同标签、仿单及样品,并缴纳证书费、查验费,申请台湾地区卫生主管机关查验登记,经核准发给药品许可证后,才可以开展制造或输入。输入药品,应由药品许可证所有人及其授权的人开展。

2.制造、输入医疗器材的查验登记。

制造、输入医疗器材,应将其结构、材料、规格、性能、检验规格与方法及有关资料或证件,连同图样、仿单及样品,并缴纳证书费、查验费,申请台湾地区卫生主管机关查验登记,经核准发给医疗器材许可证后,才可以开展制造或输入活动。制造、输入医疗器材,如果其构造复杂、体积笨重,或有特殊原因,经查验机关核准者,可以免缴样品,但仍须附足以证明其构造、性能的照片。

3.有关奖励。

为提升药物制造工业水准,对于药物科技的研究发展,可以由台湾地区卫生主管机关会同工业主管机关进行奖励。

4.制造、输入药品的条件。

台湾地区卫生主管机关对于制造、输入的药品,需依中药药典及药品优良制造规范,作为核发药品许可证及展延许可证的基础。制造、输入药品的品质与规格,中华药典尚未收载者,可以依其他经台湾地区卫生主管机关规定的基准。

5.试验用药物的要求。

试验用药物,应经台湾地区卫生主管机关核准始得供经核可之教学医院临床试验,以确认其安全与医疗效能。

6.许可证有效期间及展延。

药物制造、输入许可证有效期间为5年,期满仍须继续制造、输入者,应事先向台湾地区卫生主管机关申请核准展延,但每次展延,不得超过5年。逾期未申请或不准展延者,撤销其许可证。许可证如有污损或遗失,应说明理由,申请原核发机关换发或补发,并应将原许可证同时缴销,或由核发机关公告注销。

7.许可证的重新评估及撤销。

药物制造、输入许可证在有效期间内,基于维护健康及确保药物安全与医疗效能的原因,卫生主管机关可以重新评估,必要时可以撤销。

(四)药物的贩卖及制造

药商不得买卖来源不明或无药商许可执照者的药品或医疗器材。须由医师处方的药品,非经医师处方,不得调剂供应。但下列各款情形不在此限:同业药商的批发、贩卖;医院、诊所及机关、团体、学校的医疗机构或检验及学术研究机构的购买;依中华药典、国民处方选辑处方的调剂。须经医师处方的药品,由台湾地区卫生主管机关就中、西药品分别规定。从事西药贩卖业的,不得兼售中药;从事中药贩卖业的不得兼售西药,但成药不在此限。从事药品贩卖业的,不得兼售农药、动物用药品或其他毒性化学物质。

药品贩卖业者输入的药品,不得分装出售。但原料药不在此限。原料药的分装,应依台湾地区卫生主管机关的规定。

药品或医疗器材经核准发给药物输入许可证后，为维护相关权益，台湾地区卫生主管机关可以加以管制。但在管制前已核准结汇签证者，不在此限。

经核准制售的药物，如输出境外销售时，其应输入地区要求证明文字的，应于输出前，由制造厂商申请台湾地区卫生主管机关发给输出证明书。卫生主管机关认为当台湾地区内需要不能有效满足时，可以限制其输出。

药物制造，没有领取工厂登记证的，不得开展制造活动。药物工厂的设备及卫生条件，应符合设厂标准。设厂标准，由台湾地区卫生主管机关会同工业主管机关制定。药物工厂，非经台湾地区卫生主管机关批准，不得委托其他工厂制造或接受委托制造药物。

（五）管制药品及毒剧药品的管理

西药贩卖业者及西药制造业者，购存或售卖管制药品及毒剧药品，应将药品名称、数量、详细登记成册，以备检查。管制药品还需要专设橱柜加锁贮藏。管制药品及毒剧药品的标签，应载明警示标语以及足以引起警惕的图案或颜色。

管制药品及毒剧药品，须有医师的处方，才可以调剂、供应。管制药品应凭领受人的身份证明并将其姓名、地址、统一编号及所领受品量，详细记录在册，连同处方笺一同保存，以备检查。管制药品的处方及调剂，台湾地区卫生主管机关可以适当限制。

管制药品由医师、药师或学术研究、试验机构、团体购为业务使用时，药商应将购买人及其机构、团体代表人的姓名、职业、地址及所购品量，详录簿册，连同购买人签名的单据一并保存，以备检查。麻醉药品以外的管制药品由药剂生购买为了业务使用的，也遵循前述的相关规定。医疗机构购买管制药品时，应提交负责医师或药师签名的单据。相关处方笺、单据、簿册，均应保存 5 年。

（六）药物广告的管理

只有药商才可以通过药物广告宣传药物。药商刊播药物广告时，应于刊播前将所有文字、图画或言词，申请省（市）卫生主管机关核准，并向传播业者送验核准文件。传播业者不得刊播未经省（市）卫生主管机关核准的药物广告。须由医师处方或经卫生主管机关公告指定的药物，其广告以登载于学术性医疗刊物为限。

药物广告不得通过下列不正当方式发布：假借他人名义为宣传；利用书刊资料保证其效能或性能；借采访或报道为宣传；以其他不正当方式为宣传。台湾药品法规定的药物以外的物质，不得采取包含有医疗效能内容的标示或宣传进行发布。采访、报道或宣传，其内容暗示或影射医疗效能的，视为药物广告。

第二节　国外药品监督管理体制

一、美国

美国食品药品管理局(FDA)隶属于美国人类健康服务部(Human and Health Service, HHS),它通过确保人用、兽用药物,生物产品,医疗器械,食品供应,化妆品和放射性产品的安全、疗效来保护公众健康。FDA有责任通过以下措施促进公众健康:加速促使药物更加安全、有效、可及的创新;帮助公众获取准确的基于科学的信息,以此保障公众用药安全与食品安全。FDA还有责任规管相关产品的生产、销售以及烟草制品的使用,以此保护公众健康并减少未成年人的烟草吸入。FDA通过确保食品供应的安全以及推动医疗产品的发展来应对故意的或自然发生的公共健康威胁。

(一)FDA的组织架构

FDA有一个局长办公室(Office of the Commissioner)统领食品药品管理工作,在局长办公室下面还有四个专门的核心职能办公室。在各个办公室下面,设有数量不一的专门办公室和科研中心。

1. 局长办公室。

局长办公室在科研,交流,立法,政策,规划,女性、少数族裔健康权益,机构运营和毒理研究方面扮演领导角色。

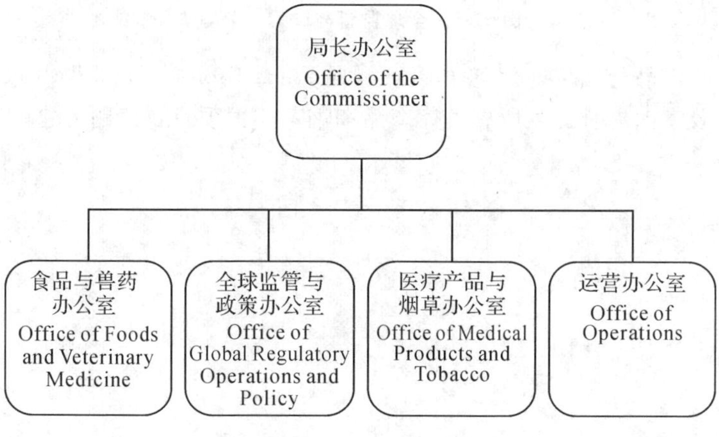

图17-3　FDA的组织架构

2. 食品与兽药办公室(Office of Foods and Veterinary Medicine)。

食品与兽药办公室领导着一个统一的FDA食品项目,该项目着重关注食品与喂养安全，营养以及其他公众健康的相关领域。

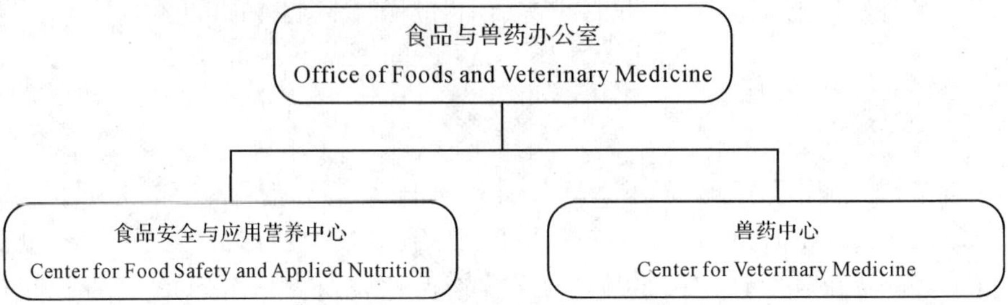

图 17-4　食品与兽药办公室

3. 全球监管与政策办公室(Office of Global Regulatory Operations and Policy)。

该办公室致力于 FDA 国内与国际上的产品质量与安全。

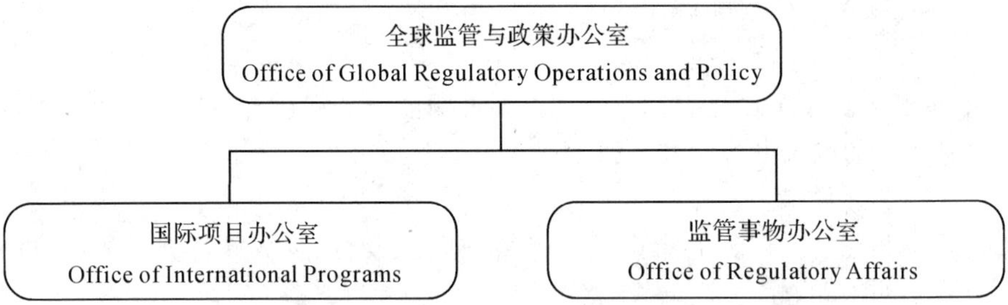

图 17-5　全球监管与政策办公室

4. 医疗产品与烟草办公室(Office of Medical Products and Tobacco)。

该办公室向局长提供所有医疗产品和烟草相关项目及议题的建议与咨询。

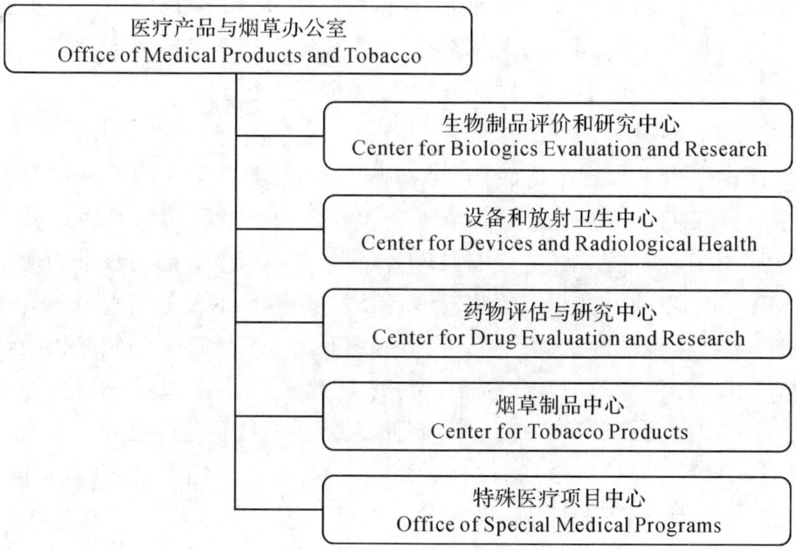

图 17-6　医疗产品与烟草办公室

5. 运营办公室(Office of Operations)。

该办公室提供局域范围的服务,包括信息科技、财政管理、采购、图书服务、信息自由、FDA 历史和设备管理。

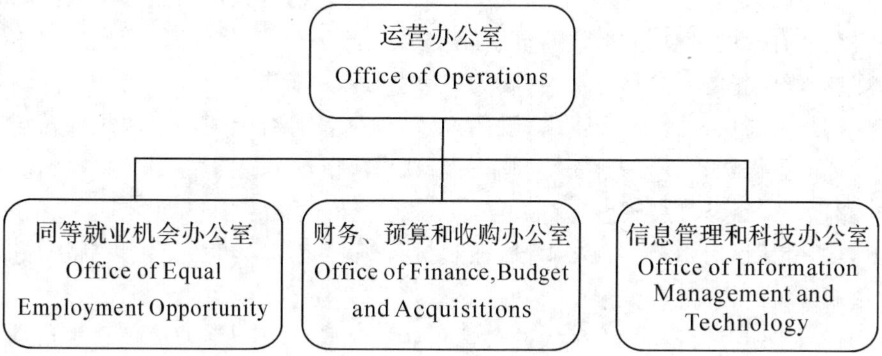

图 17-7　运营办公室

(二)检查和法律制裁

FDA 的调查员和检查员,每年都会走访美国各地的工厂设施,收集大量的国内外产品样本,供 FDA 的科学家检查分析或核查其标签是否正确,以此监督相关产品是否按正确的方法制造以及其标签是否正确和诚实。如果发现公司有违反 FDA 所执行的法律,FDA 可先动员这些公司自愿改正问题或从市场中回收有问题的产品；如果公司不能够或不愿意纠正其产品的危害公共卫生问题，FDA 可采取法律制裁，要求法院强制公司停止销售该产品或将已生产的产品没收并销毁，必要时可给予生产厂家或销售公司刑事处罚。

（三）产品的安全

FDA 的一个重大使命是保护食品的安全和完美。为达成这一使命，首先，FDA 的科学家们分析测试样品以便确定含有杀虫剂的残留量是否达到不可接受的程度，并且制订相关标签标准；其次，FDA 控制所喂养的肉食动物所吃的饲料和其他药物，以确定其是否威胁着消费者的健康。FDA 的调查员常规地检查血库从档案保存到测试污染物的运作流程；FDA 也要确保生物制品以及活体微生物和用其产品所制作的医用制剂的纯度和效果。FDA 对医疗器械根据其对公众的风险程度进行分类管理，支持生命、延缓生命或移植的医疗器械必须首先经过 FDA 批准方可进入市场。FDA 每年收集、分析已经上市的药品和医疗器械的报告以及大量的样品以便监督一切不良反应。化妆品的安全也属于 FDA 的监控范围。FDA 应负责将不安全的化妆品从市场中清除。药品、食品和化妆品中所用的色素和其他添加剂也接受 FDA 的监控，在经过 FDA 审评批准后，这些产品才能上市。

（四）FDA 的职责

1. FDA 应负责确保：

（1）食品是安全的、完美的和卫生的，人用药物、兽药、生物制品和医疗器械是安全和有效的，发出放射线的电子产品是安全的。

（2）所监督的产品具有正确、诚实和信息丰富的标签。

（3）产品符合法律和 FDA 法规的要求，任何不符合上述法律法规的情况一经发现即予以纠正，一切不安全和非法产品均从市场中撤除。

2. FDA 要努力做到：

（1）应用所有适当的合法手段，强制执行《联邦食品、药品和化妆品法》和其他法规。

（2）使一切法规均具有强大的科学和分析依据，开展各种卓越的科学活动并使用其研究成果。

（3）成为消费者得到安全有效产品的一股积极力量，并特别关注罕见病和威胁生命的疾病。

（4）为所监督的工业提供所要遵守的明确标准，并忠告工业界如何达到这些标准。

（5）及时发现并有效地提出由于使用 FDA 监管的产品而发生的重大公众健康问题。

(6)增加FDA和各州及地方政府的合作,增加与国内外及国际机构的合作,增加与工业界及学术界的合作以提高自己的效率。

(7)协助各新闻媒体、消费者组织和健康专业人员,使他们获得准确的、新颖的有关监管产品的信息以便提供给公众。

(8)始终不渝地、有效和高效率地使用其资源来履行其职责。

(9)通过建立、保持和支持一个高质量的工作向公众提供优质服务。

(10)在一切行动及决议中应保持诚信、公正和合理。

二、英国

英国药物与健康产品管理局(Medicine and Healthcare Products Regulatory Agency, MHRA)是英国卫生部(Department of Health)的一个执行机构,该机构组建于2003年4月1日,由原来的药物控制局(Medicines Control Agency, MCA)和医疗器械局(Medical Devices Agency, MDA)重组而成。MHRA负责规管英国药品与医疗器械,在保护、促进英国公众健康和支持科研创新与发展方面扮演着领导角色。

MHRA的管理运行由两部分组成,分别是局理事会(Agency Board, AB)和执行组(Corporate Executive Team, CET)。局理事会主要负责在MHRA的发展策略上提供建议且确保工作计划的完成。执行组(前执行理事会,Executive Board)是MHRA最高的决定执行主体。

MHRA包含两个中心:

(1)临床实践研究数据链接(Clinical Practice Research Datalink, CPRD),是一个致力于通过匿名使用英国国家健康服务系统NHS的临床数据来促进公众健康数据研究服务中心。

(2)英国生物学标准与控制研究院(National Institute for Biological Standards and Control, NIBSC),是一个生物药品标准化与控制的世界领先研究机构。

(一)MHRA的目的和目标

MHRA的主要目的就是通过确保英国市场上的所有药品都符合安全、质量和疗效的规范标准从而维护公众健康。MHRA通过实施以下职责来达到目标:药品上市前的许可制度;药品上市后监督并追踪关注其安全性;检验药品生产和批发销售的标准;强制要求;负责制定药品控制政策,在国际上代表英国的药品法规利益;公布通过英国药典的药物质量标准。

(二)MHRA的机构

MHRA聘用大量受过培训的医生、药剂师和其他科学工作者,组成多学科的工作团队以发挥职能。

1. 执照部门。对于要求获准在英国上市的药品，执照部门负责对其所有申请进行评价。这些药品范围不仅包括生物技术制品和新化学实体在内的高技术药品，还包括只要进行简略申请程序即可的药品或要求平行进口许可证的药品。该部门同时负责批准和监督在英国境内对患者进行的所有临床试验。在决定药品是否应该获得上市许可之前，该部门应详细检查所有的研究和试验结果，并对药品的安全、质量和疗效进行上市前的评估。

2. 许可后部门。在药品已获得许可上市后，该部门对药品每天的实际使用进行监督，以确认该药品以前未意识到的副反应或副反应形式的改变。必要的情况下可对上市许可进行更改。该部门同时负责药品合法分类的改变和药品供应的变化以及药品信息，并确保药品广告不得虚假和误导消费者，也不得暗示未经上市许可批准的适应证。其主要活动如下：

(1)药品监管工作，包括：监督药品的日常使用情况以确定以前未发现的不良反应及不良反应的类型变化；评价药品的利弊以确定如果可以采取一些措施，那么什么措施对于增加药品的安全使用是必要的；提供信息给使用者以尽可能地确保安全、有效地使用药品；监管采取的任何措施所致的影响。

(2)上市后的评价：该部门通过以下法规，对于已经上市的药品的有关临床使用的经验及其质量、安全性、有效性信息的变化发生的改进进行评价。

①产品信息法规：MHRA 负责所有类型的产品信息的政策与法规，提供给医生和药剂师的信息存放在《产品特性概述》(SPC)中；提供给病人和消费者的信息印在标签上，如果标签不能包含所有必要的信息的话，那么这项工作由病人信息手册(PILS)来完成。

②药品的广告与促销的法规：药品的广告是由法定措施以及医药行业的实施准则来综合管理的。MHRA 负责确保广告没有给人们提供虚假或误导的印象或暗示超出市场营销许可部门批准的适应证。

3. 检查与执行部门。该部门的设立是为了确认病人所用药品生产和销售的情形：药品的质量是令人满意的并且符合市场营销许可部门的要求。主要活动包括：

(1)检查生产者和批发商并发放许可证：药品检查人员通过现场检查评价药品生产者对药品的生产质量管理规范(GMP)及药品许可证中规定的加工和控制细节的遵守情况。检查批发商药品的销售规范(GDP)的遵守情况，由英国出口的第三国的生产者、进口商的检查执行部门实施质量控制的分析者进行。该部门的发证办公室负责为生产者、批发商和进口商发放及维护许可证。

(2)出口许可证：出口许可证可以在要求帮助出口商满足第三国的进口要求

时发放。英国现行的出口许可证证明了公司的产品在英国合法销售，且生产完全符合世界卫生组织(WHO)推荐的GMP要求。

(3)实验室管理规范(GLP)：MHRA的4个GLP检查员证实那些处理药品、农药、工业化学品、食品及化妆品的试验设施符合GLP要求，达到法规必要标准。英国GLP法规在1999年12月14日开始实施。

(4)临床管理规范(GCP)：GCP的执行单位是MHRA检查执行部门中检查小组的一部分。GCP检查员评价GCP准则及应用法规要求的遵守情况，这包括对药品资助人公司、合同研究组织、调查研究地点及涉及临床试验研究的其他设施进行检查。现今，这些检查均在上述单位、组织自愿的基础上进行。

(5)产品质量监督：对市场上出售的药品的质量进行监督，并对检举怀疑为劣药的报告进行评价。检测的结果将与生产企业进行讨论，必要时要求相关企业改进产品质量。

(6)劣药报告中心(Defective Medicines Report Centre，DM-RC)：受理对药品的投诉和质量问题的报告并做出评价。

(7)执法：执法小组根据委托对有非法生产、进口、销售或供应药品嫌疑的案件进行调查，该小组与警察局(Police office)、总办公室(Home Office)和皇家药学会(Royal Pharmaceutical Society)密切合作。案件以警告、严重警告的方式解决，必要时会提出诉讼。

(8)检查和执法的方针：该部门在欧洲和药品检查合作计划(Pharmaceutical Inspection Cooperation Scheme)范围内的世界各地积极推行GMP和GDP标准，它还为介于药品和食品添加剂、药品与化妆品之间的产品提供建议，也为进口和供应那些为满足个别患者特殊需要的无证药品提供建议。英国境内的所有药品生产企业、批发企业和进口企业都必须获得证书。该部门会定期检查企业的厂房设施，以确保达到并保持了质量保证所需的标准。该部门还对有非法嫌疑的活动进行调查，必要时可提起诉讼。该部门的工作人员还与英国药典委员会合作制定英国药典。

(三)MHRA咨询顾问体系

MHRA设立了一系列的独立的咨询委员会来为管理者们提供关于药物与医疗器械管理的公正的建议。这些委员会也可以设立针对专门问题的工作组。设立的委员会包括：

人类用药委员会(Committee for Medicinal Products for Human Use，CHMP)，草药顾问委员会(Herbal Medicines Advisory Committee)，顺势疗法产品注册顾问委员会(Advisory Board on the Registration of Homeopathic Products)，器械安全委员会(Committee on the Safety of Devices)等。其中，人

类用药委员会成立于2005年，由之前的药品委员会(the Medicine Commission)和药品安全委员会(Committee on Safety of Medicine, CSM)组成。

三、日本

(一)厚生劳动省(MHLW)

2001年，厚生省和劳动省合并组成了新的厚生劳动省(Ministry of Health, Labor, and Welfare)，负责提升公众健康、社会安全与福利。厚生劳动省负责日本的药事管理，药品与食品安全局(PFSB)承担厚生劳动省的主要职责与功能，负责临床试验与上市审评以及上市后安全性监测。卫生政策局负责推动研发、生产及销售。药品与医疗器械代理处(Pharmaceutical and Medical Devices Agency, PMDA)负责为新药和医疗器械的临床试验提供咨询，对申请审批的数据的可靠性进行调查。

(二)药品与食品安全局(PFSB)

厚生劳动省共设有11个局，药品与食品安全局是其中之一。药品与食品安全局负责保证药品、化妆品及医疗器械的安全有效和医疗机构的安全。此外，该局还负责处理与公众生活健康直接相关的问题，比如麻醉品和兴奋剂。药品与食品安全局下设5个处，分别是:综合事务处、审评与许可核发处、安全处、顺应性与麻醉品处、血液与血液制品处。

(三)药品与医疗器械代理处(PMDA)

药品与医疗器械代理处成立于2004年，该处的职能包括:

1.药物不良反应救济工作。

(1)为由于药物不良反应或生物来源感染导致疾病的患者或残疾者提供医疗帮助以解决医疗费用、残疾人抚恤金和幸存者抚恤金。

(2)为脊髓视神经病(SMON)患者的治疗、由于血液制品感染的HIV携带者和AIDS患者提供医疗补助。

2.审评相关工作。

(1)根据药事法进行新药和医疗器械的审评审批。

(2)为相关临床试验提供指导和建议。

(3)对申请附加的数据进行GLP和GCP合规性评估，对申请进行再审查和再评价。

(4)通过GMP检查评估生产设施、工艺和质量控制。

(5)据药事法对再审查和再评价进行确认。

3.安全措施。

(1)收集、分析与发布与药物和医疗器械的质量、有效性和安全性相关的信息。

(2)与消费者和其他关心药物和医疗器械的团体沟通。

(3)为药品和医疗器械生产等提供指导和建议,以改善其安全性。

(四)药事与食品卫生委员会(PAFSC)

药事与食品卫生委员会(Pharmaceutical Affairs and Food Sanitation Council, PAFSC)是厚生劳动省的一个顾问机构,其职责是评估和讨论重要的药品和食品卫生相关的事务。该委员会是由中央药事委员会和食品卫生研究委员会合并而来,分为药事科和食品卫生科。药事与食品卫生委员会汇集了多个领域的专家,包括医学和药物科学专家,由他们检查与评估重要的药学事务。

第三节　国外药事法规

一、美国药事法规

FDA 的权力来自美国国会为健康和人类服务部(Department of Health and Human Services, HHS)通过的法律。作为 HHS 的一个机构,FDA 被授权承担实施这些法律的职责。联邦法律规定了适用于从事州与州之间贸易的商业和工业的规则,以及实施每一个法律的机构的权力。执法机构必须制定规章,明确告知相关的行业和公众如何应用这些法律。FDA 负责实施若干法令,但其中三个特别重要:一是《联邦食品、药品和化妆品法》(Food, Drug, and Cosmetic Act);二是《公众健康服务法》(Public Health Service Act);三是《正确包装和标签法》(Fair Packaging and Labeling Act)。

(一)《联邦食品、药品和化妆品法》

FDA 90%左右的工作量是实施《联邦食品、药品和化妆品法》。该法及其修正案对食品(包括食品添加剂)、色素添加剂、人用和兽用药品(包括加入药品的动物饲料)、医疗器械和化妆品做了规定。该法授予 FDA 管理的,只是在州与州之间交易的以上产品。肉类和家禽基本上是由美国农业部实施的另一个法令所管理的。进口产品也适用《联邦食品、药品和化妆品法》。FDA 的检查员和审查员对仍在美国海关总署(US Customs Service)管制的进口商品实行检查。如果违法行为能被纠正,这些商品才被允许进入美国。该法所明确禁止的违法行为一般分为两类:掺假(adulteration)和冒牌(mis-branding)。此外,该法禁止违反新药条例和对某些食品的紧急许可控制。对违法行为,《联邦食品、药品和化妆品法》提出三种主要的法定制裁。

1.查扣违法物品是一种控制措施;一个产品的所有批号都可以交由美国法

院查封、扣押以将其从市场上消除。

2. FDA还可以建议对违法的责任人或(和)责任单位进行刑事诉讼。

3. 禁令权,联邦地区法院依此禁止或阻止违法产品装运进行州与州之间的贸易。

(二)《公众健康服务法》

该法有三个部分是由FDA实施的。

1.《联邦法典》第42篇第262～263节,如疫苗、血清和血液等生物制品的州与州之间销售由这一法律管理。这些产品必须是安全、纯正和有效的。血库以及疫苗、血清和抗毒素的生产企业必须经FDA特许。对特许的其他要求是,该产品必须符合由FDA建立的生产和产品检验标准。FDA通常还以批为基础检验产品。生物制品也可以按《联邦食品、药品和化妆品法》定义为药品或医疗器械,并能使用《联邦食品、药品和化妆品法》的制裁条款。

2.《联邦法典》第42篇第264节,在《公众健康服务法》的此部分,FDA保证消毒过的牛奶和贝壳类海鲜的安全;食品服务业的卫生;用于州与州之间的船、火车、飞机和公共汽车上旅行者的食品、水和卫生设备的卫生。

3.《联邦法典》第42篇第263b～263n节,《健康和安全的辐射控制法》(Radiation Control for Health and Safety Act)此部分保护公众免受诸如彩色电视机、微波炉和X射线等电子产品的不必要的射线辐射。FDA规定这些及类似产品设置性能标准,以保证产品符合FDA标准的要求。如果产品有缺陷,该法律规定生产者必须修理、更换或退款。在放射线产品还是医疗器械的情况下,该产品既要符合《联邦食品、药品和化妆品法》,也要符合《辐射控制法》的要求。

(三)《正确包装和标签法》

该法律要求产品标识应是诚实和资料性的,以便消费者知道他们购买的是什么以及如何正确使用。标识还必须写明生产者或销售者的名称和地址,联邦委员会(Federal Trade Commission)对除食品、药品、医疗器械和化妆品之外的所有产品实施该法。处方药的标识由《联邦食品、药品和化妆品法》管理。

(四)其他法律

FDA还实施其他几个联邦法律,包括《茶叶进口法》(Tea Importation Act)和《联邦进口牛奶法》(Federal Import Milk Act)以及若干由国会直接立法制定的食品标准。FDA还通过向毒品强制执法局(Drug Enforcement Agency)提供有滥用可能性的药品清单以及对获得这些药品设定限制,帮助实施《控制物质法》(Controlled Substances Act)。

二、英国药事法规

英国药事法规对如下问题做了相应规定:

(一)对标准条款的规定

执照局颁布的所有执照和证书中都包括了法规指定的标准条款,但是应申请企业的要求或有权添加其他条款的执照局审批,可以进行免除和修改条款。在所有执照和证书中,最重要的条款就是,要求其持有企业对药品安全产生怀疑的任何数据或信息都必须通知执照局。

(二)对基本药物目录(GSL)、药房药物和处方药(POM)用药的规定

根据法律和相关法规将零售的批发的人用药分为三类:基本药物目录(GSL)、药房药物和处方药(POM)。

1.基本药物目录。该目录所指定的药物是无须在药师监督下就可以合理安全销售或提供的。

2.药房药物。此类药必须在注册药房或在药师监督下销售或提供。药房药物没有目录,但除了 GSL 和 POM 以外的药物都自动归入药房药物目录。

3.处方药。此类药物必须由指定的药房出售并且要根据医生或牙医的处方销售或提供。这类药物需要在医生的监督下严格使用。

(三)对临床试验豁免方案(CTX)的规定

根据临床试验豁免方案的条款规定,从 1981 年起,未持有临床试验证书或产品执照的药品生产商、销售商可以为临床试验提供医药产品。在英国,临床试验豁免方案是目前厂商进行医药产品临床试验的常规做法。

(四)对医药产品审评的规定

按照 1968 年制定,1971 年生效的《药品法》的相关规定,某些执照可以被自动给予而无须考虑药品的质量、安全性和有效性。它与完整的产品执照具有完全一样的效果,并且将会按照与普通执照相同的标准来审查该执照。专利医药产品的所有产品执照必须符合欧共体指令 75/318。对已有的产品执照的审批开始于 1975 年,每一类产品的最初系统化审批现已被更加简单的审批方式所取代。现在的审批旨在每类产品执照更新的同时对单个产品的执照进行仔细的审查。

2011 年 5 月 1 日起,欧盟《传统植物药指令》全面实施,未经注册的中药将不得在欧盟市场上作为药品销售和使用,该指令要求包括中药在内的传统植物药必须向成员国主管部门申请注册,只有经审批同意后才能在欧盟市场上继续作为药品销售和使用。为让植物药行业完成注册,该法规预设了 7 年过渡期,注册程序也较西药有所简化,但仍须出示注册前 15 年的欧盟用药史证明以及高达数百万元的注册费用。

(五)对售后监督的规定

可以认为在规范医药市场的活动中,仅仅对药品在上市前进行控制是远远

不够的。然而，尽管在动物身上进行了广泛的临床前药物研究和开展临床试验，某些特定的副作用只有在大量的患者使用了药物以后才可能被发现。

（六）对不良反应报告的规定

对药品可能出现的不良反应的监控，顾问委员会尤其是用药安全委员会(CSM)，也包括牙科和外科材料委员会(CDSM)主张不良反应注册登记制度，它由医生和牙医在自愿的基础上所做的关于患者个体药品使用情况的机密性报告组成。这些报告通过特定的预付邮资的黄卡呈交给CSM。目前黄卡的供应依据医生的处方簿(FP-IOS)、英国国家处方集、英国制药工业协会(ABPI)的数据简编和医疗信息管理系统(MIMS)。储存在注册登记表中的信息概要只对那些报告了可疑性症状的报告者和某些被授权的人开放。在未获得报告医生的书面许可下，不得公开患者的身份资料。

（七）对执照范围和形式的规定

执照机构批准的执照的主要形式有产品执照、生产企业执照、批发商执照和临床试验证书。

1.产品执照。产品执照授权持有者从事与产品相关的：

(1)产品的销售、供应或出口。

(2)为产品的销售、供应或出口的准备活动。

(3)生产或配制销售、供应或出口所用的产品的准备活动。

(4)进口产品。

产品执照的申请应递交给执照局，并应附有药品质量的相关支持数据及宣称的安全性和有效性。执照局必须在发放执照之前要求申请执照的企业满足产品质量、安全性和有效性的要求。

2.生产企业执照。生产企业执照范围涵盖了各类别药品而不是个别药品的生产。执照持有企业必须具有与厂房、设备、人员及专有技术相适应的各种设施。

3.批发商执照。批发经营是指把药品销售给某人用于再卖给别人或提供给其他人，也指把药品销售给第一线医务工作者供给病人使用。对批发商的许可主要考察经销商的资格条件、用于药品储存的场所是否合适以及存货的周转是否恰当。

4.临床试验证书。现今英国超过95%的临床试验是根据1981年引荐的免除方案予以实施的，除此之外对患者进行的临床试验必须符合药品执照或临床证书。向执照局申请临床试验证书的方式与MAC颁布的对数据要求所需的详细指南是一样的，且该申请的评价方式与申请药品执照的评价方式也一样。

（八）对执照有效期、变更和转让的规定

1.有效期。执照的有效期是5年，并且要在期满之前向执照局提出换发申请。临床实验有效期是2年,也可以换证。根据有关法律的规定执照局可以变更、中止或吊销执照。通常,在执照局做出关于对现行产品执照变更、中止或吊销行为之前,执照持有人有权通过书面或口头的形式向顾问委员会就此行为提出申诉。

2.变更。当执照持有人提出变更申请时,执照局可以同意执照或许可证的变更。执照持有人应该采取正常的程序。

3.转让。产品执照和临床试验证书要在档案中注册其持有者的名字并不能转让给其他人。假如某人想从别人那里接受一个执照或证书,那么必须提出新的执照或证书的申请,并在申请中参照以前申请中的数据。

(九)对执照豁免的规定

《药品法》对一些重要的执照豁免的情形做出了规定,并制定了一系列办法对这类情形做出了进一步规定。

1.健康志愿者。健康人在生产企业的经营活动中或为了自身的利益服用某种物质,并且服用该物质仅仅是为了通过试验方式来确认其有效性,这样的研究活动不被看作临床试验,不需要取得临床试验证书以获准实施。

2.第一线医务工作者。对特殊病人的治疗,医生或牙医在按照为特殊病人开具的处方配制药物时无须持有产品执照或临床试验证书,他们也不必因此种目的持有生产企业执照。

3.临床试验。运用没有执照或证书的药品进行的临床试验必须在未受生产企业或第三团体影响的前提下由医生或牙医提出,并由医生或牙医对与试验有关的病人负全部责任。无须向执照局提供任何有关质量或安全性的数据证明,但执照局出于安全考虑,有权提出反对。

4.护士和助产士。注册护士或经资格认定的助产士在业余活动中配制药物时不需要持药品生产企业执照。

5.药师。药房药师按照医生处方配制药物、在注册药师的监督下配制非出于销售目的而仅对本药房做广告的药物,则该药房配制药物可以不需持有药品生产企业执照。

三、日本药事法规

在日本,药品管理法律法规主要分为三类:由日本议会批准通过的称法律;由日本政府内阁批准通过的称政令或法令;由厚生劳动省大臣批准通过的称告示或省令。日本议会批准颁布的关于药品管理的法律有《药事法》《药剂师法》《麻醉药品控制法》《阿片法》《大麻控制法》《兴奋剂控制法》《失血和献血控制法》等。

（一）日本药事法规的发展

日本药事管理法律法规起源于19世纪，1847年颁布的《医务工作条例》是日本药事管理史上的第一个法规，第二个法规是1884年制定的《医药条例》，它完全继承了《医务工作条例》体例模式。1871年，日本政府颁布了《专卖简则》，该简则规定了专利的先申请原则，允许延长有效期和缓缴专利费，并对使用发明和专利标志方面做了相关规定。这些规定突破了传统习俗与禁锢，在当时是非常进步的。1886年，日本政府发行了首部日本《药局方》（性质相当于我国的《药典》），以当时的德国和瑞士药典为蓝本而制定，前四版只有一部分册。1888年，《专利条例》颁布，这是日本的第一部专利法。1899年的《修改法》正式将《专利条例》更名为《专利法》，该法的诞生对日本药品研制和开发以及药品生产企业的发展都起到了一定的积极作用。第三个药品管理法规是1925年颁布的《药剂师法》，它是从《医药条例》中分出来的，后来发展成为1943年的旧《药事法》。1948年，对其做了进一步修订，把有关化妆品和医疗用具的管理规定写了进去。1960年再一次修订，即为日本《药事法》。

（二）日本现行新药事法

2005年4月1日，日本开始正式实施新的《药事法》，掀开了日本医药行政管理新的一页，它进一步完善了"上市售后药品安全性监测及不良反应的应对"，修改了"新药审批等部分法规"，重新评估了"医疗器械的安全对策"。新《药事法》的实施在确保民众安全性用药的基础上，尽可能地为企业发展提供了更宽松、更自由的环境。新《药事法》修订范围囊括了化学原料药及制剂、生物制品，针对医药品的审批、许可等相关制度进行了较大的改动。最重要的修改是首次许可医药品生产企业与销售企业可以不是同一实体，由此打开了医药品对外委托加工的大门。同时，对进口药品的管理也做了相应调整。由于制造与销售的分离，新《药事法》要求同一医药品的生产与销售双方须建立更完善的药品售后安全管理体系，企业将承担更大的市场责任。新《药事法》的另一个改变是首次将"医疗用具"更名为"医疗器械"，对严重影响生命健康的医疗器械制定了更为严厉的管理措施，除此之外的其他医疗器械的管理相较旧的《药事法》则更为缓和。新《药事法》的主要内容包括以下几方面：

1.任何人如果要生产（进口）药品等，必须获得生产（进口）许可，以及该物品的生产商（进口商）执照。人用药品等的生产（进口）许可及执照向厚生劳动省申请，而动物用的相应物品的生产（进口）许可及执照则需向日本农、林、渔业部申请。新药在被批准生产、进口6年后，生产商、进口商应申请对新药进行重新审查；其他药品应申请对疗效再评价。

2.任何人如果想设立一个药房或销售药品，都应获得所在地地方政府颁发的许可证。

3.应制定日本药典的药品标准以及相关标准(如生物制品的最低要求),禁止销售掺假药、冒牌药、未批准药、未分析的药,以及禁止夸张宣传药品。

4.药品等的安全供应是通过以下做法达到的:厚生劳动省指定对某些药的全国分析,现场视察,命令测试,命令销毁、撤回,命令改进、改正,取消许可及许可证,严格执行处罚条款。

5.制定有关临床试验条例,包括对临床试验负责人的要求。

6.制定对罕见疾病药品的研究开发条例。

第四节　国际药事组织

一、世界卫生组织(WHO)

世界卫生组织,简称“世卫组织”(WHO)是联合国下属的专门机构,其前身可以追溯到1907年成立于巴黎的国际公共卫生局和1920年成立于日内瓦的国际联盟卫生组织。战后,经联合国经社理事会决定,64个国家的代表于1946年7月在纽约举行了一次国际卫生会议,签署了《世界卫生组织组织法》。1948年4月7日,该法得到26个联合国成员国批准后生效。同年6月24日,世界卫生组织在日内瓦召开的第一届世界卫生大会上正式成立,总部设在瑞士日内瓦。截至2014年2月,世卫组织共有194个会员国。

世卫组织的宗旨是使全世界人民获得尽可能高水平的健康。该组织给健康下的定义为“身体、精神及社会生活中的完美状态”。世卫组织的主要职能包括:①促进流行病和地方病的防治;②改善公共卫生;③推动确定生物制品的国际标准等。有关药品方面由“诊断、治疗和康复技术处”管理。诊断、防治疾病药物方面的主要工作有:①制定药物政策和药物管理规划;②药品质量控制;③生物制品管理;④药品质量管理。

世界卫生组织的主要机构包括:世界卫生大会、执行委员会、秘书处以及地区组织和代表。世界卫生大会是世卫组织的最高权力机构,每年召开一次。主要任务是审议总干事的工作报告、规划预算、接纳新会员和讨论其他重要议题。执行委员会是世界卫生大会的执行机构,负责执行大会的决议、政策和委托的任务,它由32位有资格的卫生领域的技术专家组成,每位成员均由其所在的成员国选派,由世界卫生大会批准,任期3年,每年改选1/3。根据世界卫生组织的君子协定,联合国安理会5个常任理事国是必然的执委成员国,但席位第3年后轮空1年。常设机构秘书处下设非洲、美洲、欧洲、东地中海、东南亚、西太平洋

6个地区办事处，分别为：非洲地区办公室（ARFO）、美洲地区办公室（PAHO）、东南亚地区办公室（SEARO）、欧洲地区办公室（EURO）、东地中海地区办公室（EMRO）以及西太平洋地区办公室（WPRO）。

2006年11月9日在日内瓦举行的世界卫生大会特别会议上，陈冯富珍当选为世界卫生组织总干事，接替2006年5月22日因病去世的前总干事李钟郁博士。这是中国首次提名竞选并成功当选联合国专门机构的最高领导职位。每年的4月7日为“世界卫生日”。“世界卫生日”的目标是旨在促进在全球范围内对世界卫生组织所致力于将全人类健康问题提升到重要地位并予以优先考虑达成共识。而4月7日也成为为此所实施的长期从事致力于维护人类健康的组织活动和提供支持的长远规划的开端。“世界卫生日”是世界卫生组织每年一度的大事件，每一年都要选择一个受广泛关注的突出的公共卫生问题作为“世界卫生日”的主题。世界卫生组织的会员国分为三种：正式会员、副会员以及观察员。三种不同的会员国身份，有不同的申请条件与不同的责任义务。中国是世卫组织的创始国之一。1945年4月25日至6月26日，中国和巴西代表在参加联合国于旧金山召开的关于国际组织问题的大会上，提交的“建立一个国际性卫生组织的宣言”，为创建世界卫生组织奠定了基础。目前我国的世界卫生组织合作中心已达63个，其数目之多位居世界卫生组织西太平洋地区国家之首。现有的合作中心分布于我国14个省、自治区、直辖市，覆盖了医学12个学科30余个专业。2013年，世界卫生组织正式批准中国食品药品检定研究院生物制品检定所为世卫组织生物制品标准化和评价合作中心。这是全球第7个、也是发展中国家首个WHO生物制品标准化和评价合作中心。世界卫生组织合作中心作为我国与世界卫生组织开展卫生技术合作的窗口，在促进国际、国内卫生技术交流、人员培训等方面发挥了积极的辐射和示范作用，现已成为促进我国医学科学现代化，早日实现人人享有卫生保健目标的一支重要力量。

二、国际麻醉品管制局(INCB)

国际麻醉品管制局，简称“麻管局”（International Narcotic Control Board）是根据1961年《麻醉品单一公约》的规定设立独立的准司法机构，由13个成员国组成，均由联合国经社理事会选举产生。麻管局的总任务是促进各国政府为了整个国际社会的利益，按照麻醉品管理条约办事。其职责一般可以分为三个方面：①负责麻醉品和精神药物的合法流通，以达到使麻醉品的生产、制造、销售和使用完全限于满足医疗和科研需要；②与各国政府合作，设法保持正当的供求之间的平衡以满足对麻醉品的合法需求；③与各国政府合作，努力防止违法或非法种植、生产、制造、贩运和使用麻醉品。麻管局每年印发一份“年度报告”，向世界报告其综合审查世界各地麻醉品管制情况，并据此辨明或预测危险趋向，提出采取措施的建议。除年度报告以外，麻管局还编印出版5份技术性比较强的报告书：《世界麻醉品需求估计数》《麻醉药品统计数字》《麻醉药品估计数和统计数》《麻醉药品统计数和统计数比较表》以及《精神药物统计数字》。

三、国际药学联合会(FIP)

国际药学联合会，简称国际药联(FIP)，始建于1912年，是世界上最大的国际药学组织，总部在荷兰海牙，现有来自80多个国家的130多个团体会员。虽然国际药联是一个社团联合会，但药师或者药学科研人员可以以个人名义申请成为个人会员。国际药联与世界卫生组织以及其他国际性的医疗卫生组织建立了伙伴关系，其主要职责和作用是：①通过合作项目的开展，倡导药师在社区医疗中发挥积极作用；②通过药学实践项目的实施，药学服务宣言的传播，以及药师在烟草控制、慢性病治疗和打击假药等方面的努力和贡献，促进全球药师不断增强知识和技能，更好地完成医疗卫生事业赋予的使命。国际药联每年召开一次世界药学大会，在五大洲轮流举办，每次参会人数达3000多，现已举办第73届，是世界药学领域的盛会。2007年9月2日世界药学大会暨国际药学联合会第67届年会在北京召开。未来国际药联也将继续运用其所掌握的知识和技能为药学和卫生事业中的安全合理用药做出积极贡献，更好地完成为世界人民健康服务的这项使命。

第五节　境外执业药师注册制度

药师的注册制度作为执业药师管理法制化的核心内容之一被各国立法所确立。就目前资料而言，各国有关药师注册制度的法律规定的内容大致包括5个方面，分别为：年龄的规定、注册费用的规定、学历及其相关资格的规定、注册机构、再注册及注册的取消等。

一、美国执业药师注册制度

美国药师相关法律规定的予以注册的年龄起点在大多数州为21周岁，也有个别州规定为18周岁(如南达科他州)，这一点也多与美国各州的民事法律的规定相吻合；对注册费用美国规定不需考试者缴115美元(为执照工本费)，需考试者交考试费和执照工本费，合计为175美元，如需复试，则再交85美元，这是多数州的规定，少数州的规定有例外，如纽约州要交270美元，南达科他州则仅需交35美元；关于学历背景要求等方面的规定，我们所知的美国多数州要求具备药学专业本科学士学位或相当学力，当然超过更好。少数州规定了一种认可制度，即对相关专业外国以及外州的学士甚至要求更高的学位，要经本州专门机构的认可才被认为是有效的（如阿拉斯加州）；美国主管执业药师注册的机构一般为各州的药房理事会，在检查注册申请时，至少有三位理事会成员；对于继续教育，各州规定不一致，一般药师注册两年为一个周期，两年中需要完成相应学时继续教育课程，否则不予注册。

美国的药师法中还对注册申请者提出了诸如品行良好（此点由具声望的市民证明）、无吸烟及酗酒记录、一定的经验要求和法定的实习期限、应是美国公民或在美国有合法永久居住权的外国人等要求。获得的注册证书的放置也有规定要求。

二、加拿大执业药师注册制度

加拿大药师的注册未见明确的年龄限制；法律原则规定了注册需缴纳相关费用，具体数额则因时因地而有所变动；在学历方面则要求是被加拿大药学考试委员会认可的药学院毕业的本科文凭，或者由加拿大大学联合会确信的该申请人具有与认可药学院本科文凭相当的实际学术水平；加拿大药师的注册由专门的注册委员会进行，该委员会由药学院理事会制定，在注册时，还同时要求出示申请者通过考试的证明等，该委员会才予以登录注册并颁发注册证书。此后，执业药师应按规定履行年审义务，药剂师应在规定的期限前向注册官及任何注册官授权收费者（如某指定银行）交纳规定的年审费用，并且，要求该执业药师的注册未被中止或吊销，已达年度继续教育的最低学时要求，则颁发注册的年度证书。如年度犯有法定过错或发生了规定的情形，则不予注册。加拿大药师的注册还有一些一般性要求，如要求申请注册者未曾被任何一个药学行业协会除名，亦未曾因专业方面的渎职行为而遭到有关管理者协会的停职及其他的不良违法记录的存在，又有在加拿大永久居住的合法身份等。

三、欧洲及大洋洲国家执业药师注册制度

从执业药师的注册年龄要求来看，英国规定为21周岁，其他国家有的规定为成年人，有的则未做具体规定。从学历要求来看，英国要求具有英国大学药学相关学位或受过英国国家学术委员会药学方面奖励的人。对取得其他学位的人员，一般须经过非常严格的考试，而无论具有什么学位的人都必须经过学位注册前的培训。法国未规定明确的学历背景，只是强调对同为欧盟成员国的他国注册证书予以承认，注册时，提供政府证明，如未取得政府证明的，只要在国家卫生机构或参与公共卫生服务的私人卫生机构中在注册药剂师的指导下服务满三年

并精通法语，也可以申请执业注册，不过，所有申请执业者需通过国家能力的测试。立陶宛仅规定受过高等或中等专门药学教育的自然人，其执业资格由国家卫生部认可后，即可申请注册执业。

此外，医药相关法人也可申请注册执业执照，新西兰规定申请者须是药学本科专业，并在注册前要求原学校提供课程目录、学时及成绩单，注册前药学实践工作的证明材料并经药学委员会组织的培训，并通过道德法律考试；对于注册所需交的费用，除新西兰规定列出了详细的费用目录（如申请费、评估费、陈述费、考试费、注册费等各不相同），其他国家未做明确的规定；对于注册的主管机构，本项所列国家中，法国规定为国家药学委员会和药师公会，英国有专门的注册委员会，立陶宛由卫生部的药政部门负责，新西兰则为新西兰药学会。

四、日本及东南亚国家执业药师注册制度

在注册年龄的要求上，菲律宾明确为21周岁外，其余东南亚各国均界定为成年人，即各自依本国民法所确定的成年人的年龄标准；在注册费用的收取上，各国规定需缴纳一定的费用但未明确法定数额。关于学历及相关资格的注册要求，日本规定为普通大学药学院或药科大学修完正规课程的毕业生，国外药学院校毕业生或具备外国药剂师资格者须经厚生劳动省认定考试资格，然后参加药剂师考试合格后方可申请注册。新加坡则要求具备本国大学药学文凭，并参加1～2年的注册前的培训，其他的药学文凭经教育主管部门认定并且具备4年以上药学方面的经验。对无学位但有药学资格者，要有2个月以上的处方行为的实际经历并在新加坡相关场所工作2个月以上，经考试合格方可参加注册申请。马来西亚要求需在本国实践一年并通过相关考试，菲律宾则仅要求是药学类学校的毕业生。

各国的注册主管是政府主管部门或行业协会，日本由厚生劳动省负责，新加坡和菲律宾则为药学委员会。在再注册的要求方面，日本为每隔两年再注册一次，再注册主要考核继续教育和执业状况，新加坡则为年度再注册；与此同时，上述各国几乎都将取消注册作为严格执行的手段之一，对于执业过错者及丧失完全民事行为能力者（禁治产人）、吸毒者、有犯罪记录者、道德败坏者、违法执业者、违法取得执业资格者，各国均做了再注册取消的规定，并且在这一点上明显比美国、加拿大、欧洲及大洋洲国家的规定还要详细。在注册合格的要求上，上述各国共有的一点要求是申请执业者有良好的职业道德、身体健康、无犯罪和违法行为。

五、我国港澳台地区执业药师注册制度

港台地区的药师相关法规由于其深受英、日等国的影响，在其相关内容的规定上也有雷同之处，但在具体内容的规定上，又显现其独特的一面，在注册的费用上，两地法规都有交费的规定，但未明确数额；在注册的资格上，香港特区要求持有香港大学药学专业文凭，系英国皇家药学会注册药师或有英联邦药学研究院证书，目前已被视为在英国皇家药学会注册并已完成了培训和研究课程并通过考试，如无上述文凭，但有其他的大学专业文凭，且能通过考试并有证据表明其药学专业经验及技能者亦可申请注册；台湾地区则要求申请注册者具备经教育部门承认的药学专科以上学历、成绩优良、有毕业证书者，如果在境外领有药师证书，经主管机关认可者亦可申请注册，药师若想注册执业中药的资格，应提供修完“药师从事中药制剂的制造、供应及调剂须修习中药课程标准”规定的学分并有证明者即可提出。两地的注册主管机构，香港特区为药学会下设的专门委员会(由政府相关部门的官员参加)，台湾地区则为各地政府卫生主管机构。注册的取消港台两地均做了规定，主要亦用作违纪的处罚，具体规定与日本和东南亚国家相似，不再赘述。此外在获取申请注册资格时，也都有规定有犯罪记录者、吸毒者等的行业不准入。

台湾地区的中药执业资格的取得方式比较特殊，台湾地区药师法规定，药师资格为一个统一的资格，要获得中药执业资格，仅须在原药师资格基础上增加若干中药相关条件即可，而不另行设定中药执业药师资格及不同的注册。

在澳门特别行政区只有具备下列全部条件，方可开展药剂师的活动：取得药剂学学士学位，或具有法律认可的药剂学专业学历；具备健康、生理及心理条件执行此项专业者；在本地区居住；并无从事与药剂专业有抵触的活动；并无因违犯公共卫生的罪行而被判罪且判决执行者。

澳门药剂师的专业活动包括下列几项：担任药房或制药厂的技术指导；配制、保存及供应药物；进行证明药物成分及保存情况所需的分析，同时进行生物化学的分析。澳门药剂师的相关义务有：药剂师为公共卫生服务，其专业具有高度社会责任；药剂师不应做出违反其专业的尊严及严肃的行为，或使用违反其专业的尊严及严肃的方法或程序；专业守密；等。

参考文献

[1] 田侃,陈瑶. 医药卫生法[M]. 北京:科学出版社,2005.
[2] 田侃. 卫生法规[M]. 北京:中国中医药出版社,2010.
[3] 汪建荣. 卫生法[M]. 4 版. 北京:人民卫生出版社,2013.
[4] 田侃. 中国药事法[M]. 2 版. 南京:东南大学出版社,2011.
[5] 田侃. 药事管理与法规(专科)[M]. 长沙:湖南科技出版社,2012.
[6] 谢明,田侃. 药事管理与法规[M]. 北京:人民卫生出版社,2012.
[7] 田侃,王艳翚. 民商法概论[M]. 2 版. 南京:东南大学出版社,2014.
[8] 田侃,沈爱玲. 药品营销法律实务[M]. 北京:化学工业出版社,2014.
[9] 达庆东,田侃. 卫生法学纲要[M]. 上海:复旦大学出版社,2014.
[10] 田侃. 药事管理与法规[M]. 上海:上海科学技术出版社,2015.
[11] 杨世民. 药事管理学[M]. 5 版. 北京:人民卫生出版社,2012.
[12] 刘红宁. 药事管理学[M]. 北京:高等教育出版社,2009.
[13] 刘红宁, 田侃. 药事管理学[M]. 北京:中国中医药出版社,2015.
[14] 曾渝,何宁. 药事管理学[M]. 北京:中国医药科技出版社,2014.
[15] 邵蓉. 药品监管相关政策法规[M]. 北京:中国医药科技出版社,2011.
[16] 丁巍. 中华人民共和国药品管理法释义及实用指南[M]. 北京:中国民主法制出版社,2001.
[17] 卞耀武. 中华人民共和国药品管理法释义[M]. 北京:法律出版社,2002.
[18] 国家卫生和计划生育委员会法制司. 新编常用卫生与计划生育法规汇编[M]. 北京:法律出版社,2014.
[19] 国家食品药品监督管理局药品认证管理中心. 药品 GMP 指南[M]. 北京:中国医药科技出版社,2011.
[20] 杨万波,巩海涛. GSP 实务教程[M]. 北京:中国医药科技出版社,2014.
[21] 张伟. 中国药物 GLP 理论与实践[M]. 北京:中国医药科技出版社,2013.
[22] 杜晓曦. 药品不良反应报告和监测管理办法[M]. 北京:中国医药科技出版社,2012.
[23] 段金廒,周荣汉. 中药资源学[M]. 北京:中国中医药出版社,2013.
[24] 张文显. 法理学[M]. 4 版. 北京:高等教育出版社,2011.

[25] 国家药典委员会. 中华人民共和国药典(2010 年版)[M]. 北京:中国医药科技出版社,2010.

[26] 国家中医药管理局. 欧洲联盟药品管理与中医药[M]. 北京:国际文化出版公司,1998.

[27] 尤启东,田侃,等. 国外(地区)麻醉药品精神药品管理法规调研资料选编[G]. 北京:国家食品药品监督管理局药品安全监管司,2003.

[28] 张清奎. 医药及生物技术领域知识产权战略实务[M]. 北京:知识产权出版社,2008.

[29] 刘春田. 知识产权法[M]. 4 版. 北京:高等教育出版社,2010.

附　录

附录一　中华人民共和国药品管理法

（1984 年 9 月 20 日第六届全国人民代表大会常务委员会第七次会议通过，2001 年 2 月 28 日第九届全国人民代表大会常务委员会第二十次会议修订，根据 2013 年 12 月 28 日第十二届全国人民代表大会常务委员会第六次会议《关于修改〈中华人民共和国海洋环境保护法〉等七部法律的决定》修正）

第一章　总　则

第一条　为加强药品监督管理，保证药品质量，保障人体用药安全，维护人民身体健康和用药的合法权益，特制定本法。

第二条　在中华人民共和国境内从事药品的研制、生产、经营、使用和监督管理的单位或者个人，必须遵守本法。

第三条　国家发展现代药和传统药，充分发挥其在预防、医疗和保健中的作用。

国家保护野生药材资源，鼓励培育中药材。

第四条　国家鼓励研究和创制新药，保护公民、法人和其他组织研究、开发新药的合法权益。

第五条　国务院药品监督管理部门主管全国药品监督管理工作。国务院有关部门在各自的职责范围内负责与药品有关的监督管理工作。

省、自治区、直辖市人民政府药品监督管理部门负责本行政区域内的药品监督管理工作。省、自治区、直辖市人民政府有关部门在各自的职责范围内负责与药品有关的监督管理工作。

国务院药品监督管理部门应当配合国务院经济综合主管部门，执行国家制定的药品行业发展规划和产业政策。

第六条　药品监督管理部门设置或者确定的药品检验机构，承担依法实施药品审批和药品质量监督检查所需的药品检验工作。

第二章　药品生产企业管理

第七条　开办药品生产企业，须经企业所在地省、自治区、直辖市人民政府药品监督管理部门批准并发给《药品生产许可证》，凭《药品生产许可证》到工商行政管理部门办理登记注册。无《药品生产许可证》的，不得生产药品。

《药品生产许可证》应当标明有效期和生产范围，到期重新审查发证。

药品监督管理部门批准开办药品生产企业，除依据本法第八条规定的条件外，还应当符合国家制定的药品行业发展规划和产业政策，防止重复建设。

第八条　开办药品生产企业，必须具备以下条件：

（一）具有依法经过资格认定的药学技术人员、工程技术人员及相应的技术工人；

（二）具有与其药品生产相适应的厂房、设施和卫生环境；

（三）具有能对所生产药品进行质量管理和质量检验的机构、人员以及必要的仪器设备；

（四）具有保证药品质量的规章制度。

第九条　药品生产企业必须按照国务院药品监督管理部门依据本法制定的《药品生产质量管理规范》组织生产。药品监督管理部门按照规定对药品生产企业是否符合《药品生产质量管理规范》的要求进行认证；对认证合格的，发给认证证书。

《药品生产质量管理规范》的具体实施办法、实施步骤由国务院药品监督管理部门规定。

第十条　除中药饮片的炮制外，药品必须按照国家药品标准和国务院药品监督管理部门批准的生产工艺进行生产，生产记录必须完整准确。药品生产企业改变影响药品质量的生产工艺的，必须报原批准部门审核批准。

中药饮片必须按照国家药品标准炮制；国家药品标准没有规定的，必须按照省、自治区、直辖市人民政府药品监督管理部门制定的炮制规范炮制。省、自治区、直辖市人民政府药品监督管理部门制定的炮制规范应当报国务院药品监督管理部门备案。

第十一条　生产药品所需的原料、辅料，必须符合药用要求。

第十二条　药品生产企业必须对其生产的药品进行质量检验；不符合国家药品标准或者不按照省、自治区、直辖市人民政府药品监督管理部门制定的中药饮片炮制规范炮制的，不得出厂。

第十三条　经省、自治区、直辖市人民政府药品监督管理部门批准，药品生产企业可以接受委托生产药品。

第三章　药品经营企业管理

第十四条　开办药品批发企业，须经企业所在地省、自治区、直辖市人民政府药品监督管理部门批准并发给《药品经营许可证》；开办药品零售企业，须经企业所在地县级以上地方药品监督管理部门批准并发给《药品经营许可证》，凭《药品经营许可证》到工商行政管理部门办理登记注册。无《药品经营许可证》的，不得经营药品。

《药品经营许可证》应当标明有效期和经营范围，到期重新审查发证。

药品监督管理部门批准开办药品经营企业，除依据本法第十五条规定的条件外，还应当遵循合理布局和方便群众购药的原则。

第十五条　开办药品经营企业必须具备以下条件：

(一)具有依法经过资格认定的药学技术人员；

(二)具有与所经营药品相适应的营业场所、设备、仓储设施、卫生环境；

(三)具有与所经营药品相适应的质量管理机构或者人员；

(四)具有保证所经营药品质量的规章制度。

第十六条　药品经营企业必须按照国务院药品监督管理部门依据本法制定的《药品经营质量管理规范》经营药品。药品监督管理部门按照规定对药品经营企业是否符合《药品经营质量管理规范》的要求进行认证；对认证合格的，发给认证证书。

《药品经营质量管理规范》的具体实施办法、实施步骤由国务院药品监督管理部门规定。

第十七条　药品经营企业购进药品，必须建立并执行进货检查验收制度，验明药品合格证明和其他标识；不符合规定要求的，不得购进。

第十八条　药品经营企业购销药品，必须有真实完整的购销记录。购销记录必须注明药品的通用名称、剂型、规格、批号、有效期、生产厂商、购(销)货单位、购(销)货数量、购销价格、购(销)货日期及国务院药品监督管理部门规定的其他内容。

第十九条　药品经营企业销售药品必须准确无误，并正确说明用法、用量和注意事项；调配处方必须经过核对，对处方所列药品不得擅自更改或者代用。对有配伍禁忌或者超剂量的处方，应当拒绝调配；必要时，经处方医师更正或者重新签字，方可调配。

药品经营企业销售中药材，必须标明产地。

第二十条　药品经营企业必须制定和执行药品保管制度，采取必要的冷藏、防冻、防潮、防虫、防鼠等措施，保证药品质量。

药品入库和出库必须执行检查制度。

第二十一条　城乡集市贸易市场可以出售中药材，国务院另有规定的除外。

城乡集市贸易市场不得出售中药材以外的药品，但持有《药品经营许可证》的药品零售企业在规定的范围内可以在城乡集市贸易市场设点出售中药材以外的药品。具体办法由国务院规定。

第四章　医疗机构的药剂管理

第二十二条　医疗机构必须配备依法经过资格认定的药学技术人员。非药学技术人员不得直接从事药剂技术工作。

第二十三条　医疗机构配制制剂，须经所在地省、自治区、直辖市人民政府卫生行政部门审核同意，由省、自治区、直辖市人民政府药品监督管理部门批准，发给《医疗机构制剂许可证》。无《医疗机构制剂许可证》的，不得配制制剂。

《医疗机构制剂许可证》应当标明有效期，到期重新审查发证。

第二十四条　医疗机构配制制剂，必须具有能够保证制剂质量的设施、管理制度、检验仪器和卫生条件。

第二十五条　医疗机构配制的制剂，应当是本单位临床需要而市场上没有供应的品种，并须经所在地省、自治区、直辖市人民政府药品监督管理部门批准后方可配制。配制的制剂必须按照规定进行质量检验；合格的，凭医师处方在本医疗机构使用。特殊情况下，经国务院或者省、自治区、直辖市人民政府的药品监督管理部门批准，医疗机构配制的制剂可以在指定的医疗机构之间调剂使用。

医疗机构配制的制剂，不得在市场销售。

第二十六条　医疗机构购进药品，必须建立并执行进货检查验收制度，验明药品合格证明和其他标识；不符合规定要求的，不得购进和使用。

第二十七条　医疗机构的药剂人员调配处方，必须经过核对，对处方所列药品不得擅自更改或者代用。对有配伍禁忌或者超剂量的处方，应当拒绝调配；必要时，经处方医师更正或者重新签字，方可调配。

第二十八条　医疗机构必须制定和执行药品保管制度，采取必要的冷藏、防冻、防潮、防虫、防鼠等措施，保证药品质量。

第五章　药品管理

第二十九条　研制新药，必须按照国务院药品监督管理部门的规定如实报送研制方法、质量指标、药理及毒理试验结果等有关资料和样品，经国务院药品监督管理部门批准后，方可进行临床试验。药物临床试验机构资格的认定办法，由国务院药品监督管理部门、国务院卫生行政部门共同制定。

完成临床试验并通过审批的新药，由国务院药品监督管理部门批准，发给新药证书。

第三十条　药物的非临床安全性评价研究机构和临床试验机构必须分别执行药物非临床研究质量管理规范、药物临床试验质量管理规范。

药物非临床研究质量管理规范、药物临床试验质量管理规范由国务院确定的部门制定。

第三十一条　生产新药或者已有国家标准的药品的，须经国务院药品监督管理部门批准，并发给药品批准文号；但是，生产没有实施批准文号管理的中药材和中药饮片除外。实施批准文号管理的中药材、中药饮片品种目录由国务院药品监督管理部门会同国务院中医药管理部门制定。

药品生产企业在取得药品批准文号后，方可生产该药品。

第三十二条　药品必须符合国家药品标准。中药饮片依照本法第十条第二款的规定执行。

国务院药品监督管理部门颁布的《中华人民共和国药典》和药品标准为国家药品标准。

国务院药品监督管理部门组织药典委员会，负责国家药品标准的制定和修订。

国务院药品监督管理部门的药品检验机构负责标定国家药品标准品、对照品。

第三十三条　国务院药品监督管理部门组织药学、医学和其他技术人员，对新药进行审评，对已经批准生产的药品进行再评价。

第三十四条　药品生产企业、药品经营企业、医疗机构必须从具有药品生产、经营资格的企业购进药品；但是，购进没有实施批准文号管理的中药材除外。

第三十五条　国家对麻醉药品、精神药品、医疗用毒性药品、放射性药品，实行特殊管理。管理办法由国务院制定。

第三十六条　国家实行中药品种保护制度。具体办法由国务院制定。

第三十七条　国家对药品实行处方药与非处方药分类管理制度。具体办法由国务院制定。

第三十八条　禁止进口疗效不确、不良反应大或者其他原因危害人体健康的药品。

第三十九条　药品进口，须经国务院药品监督管理部门组织审查，经审查确认符合质量标准、安全有效的，方可批准进口，并发给进口药品注册证书。

医疗单位临床急需或者个人自用进口的少量药品，按照国家有关规定办理进口手续。

第四十条　药品必须从允许药品进口的口岸进口，并由进口药品的企业向口岸所在地药品监督管理部门登记备案。海关凭药品监督管理部门出具的《进口药品通关单》放行。无《进口药品通关单》的，海关不得放行。

口岸所在地药品监督管理部门应当通知药品检验机构按照国务院药品监督管理部门的规定对进口药品进行抽查检验，并依照本法第四十一条第二款的规定收取检验费。

允许药品进口的口岸由国务院药品监督管理部门会同海关总署提出，报国务院批准。

第四十一条　国务院药品监督管理部门对下列药品在销售前或者进口时，指定药品检验机构进行检验；检验不合格的，不得销售或者进口：

（一）国务院药品监督管理部门规定的生物制品；

（二）首次在中国销售的药品；

（三）国务院规定的其他药品。

前款所列药品的检验费项目和收费标准由国务院财政部门会同国务院价格主管部门核定并公告。检验费收缴办法由国务院财政部门会同国务院药品监督管理部门制定。

第四十二条　国务院药品监督管理部门对已经批准生产或者进口的药品，应当组织调查；对疗效不确、不良反应大或者其他原因危害人体健康的药品，应当撤销批准文号或者进口药品注册证书。

已被撤销批准文号或者进口药品注册证书的药品，不得生产或者进口、销售和使用；已经生产或者进口的，由当地药品监督管理部门监督销毁或者处理。

第四十三条　国家实行药品储备制度。

国内发生重大灾情、疫情及其他突发事件时，国务院规定的部门可以紧急调用企业药品。

第四十四条　对国内供应不足的药品，国务院有权限制或者禁止出口。

第四十五条　进口、出口麻醉药品和国家规定范围内的精神药品，必须持有国务院药品监督管理部门发给的《进口准许证》、《出口准许证》。

第四十六条　新发现和从国外引种的药材，经国务院药品监督管理部门审核批准后，方可销售。

第四十七条　地区性民间习用药材的管理办法，由国务院药品监督管理部门会同国务院中医药管理部门制定。

第四十八条　禁止生产（包括配制，下同）、销售假药。

有下列情形之一的，为假药：

（一）药品所含成份与国家药品标准规定的成份不符的；

（二）以非药品冒充药品或者以他种药品冒充此种药品的。

有下列情形之一的药品，按假药论处：

（一）国务院药品监督管理部门规定禁止使用的；

（二）依照本法必须批准而未经批准生产、进口，或者依照本法必须检验而未经检验即销售的；

（三）变质的；

（四）被污染的；

（五）使用依照本法必须取得批准文号而未取得批准文号的原料药生产的；

（六）所标明的适应症或者功能主治超出规定范围的。

第四十九条　禁止生产、销售劣药。

药品成份的含量不符合国家药品标准的，为劣药。

有下列情形之一的药品，按劣药论处：

（一）未标明有效期或者更改有效期的；

（二）不注明或者更改生产批号的；

（三）超过有效期的；

（四）直接接触药品的包装材料和容器未经批准的；

（五）擅自添加着色剂、防腐剂、香料、矫味剂及辅料的；

（六）其他不符合药品标准规定的。

第五十条　列入国家药品标准的药品名称为药品通用名称。已经作为药品通用名称的，该名称不得作为药品商标使用。

第五十一条　药品生产企业、药品经营企业和医疗机构直接接触药品的工作人员，必须每年进行健康检查。患有传染病或者其他可能污染药品的疾病的，不得从事直接接触药品的工作。

第六章　药品包装的管理

第五十二条　直接接触药品的包装材料和容器，必须符合药用要求，符合保障人体健康、安全的标准，并由药品监督管理部门在审批药品时一并审批。

药品生产企业不得使用未经批准的直接接触药品的包装材料和容器。

对不合格的直接接触药品的包装材料和容器，由药品监督管理部门责令停止使用。

第五十三条　药品包装必须适合药品质量的要求，方便储存、运输和医疗使用。

发运中药材必须有包装。在每件包装上，必须注明品名、产地、日期、调出单位，并附有质量合格的标志。

第五十四条　药品包装必须按照规定印有或者贴有标签并附有说明书。

标签或者说明书上必须注明药品的通用名称、成份、规格、生产企业、批准文号、产品批号、生产日期、有效期、适应症或者功能主治、用法、用量、禁忌、不良反应和注意事项。

麻醉药品、精神药品、医疗用毒性药品、放射性药品、外用药品和非处方药的标签，必须印有规定的标志。

第七章 药品价格和广告的管理

第五十五条 依法实行政府定价、政府指导价的药品，政府价格主管部门应当依照《中华人民共和国价格法》规定的定价原则，依据社会平均成本、市场供求状况和社会承受能力合理制定和调整价格，做到质价相符，消除虚高价格，保护用药者的正当利益。

药品的生产企业、经营企业和医疗机构必须执行政府定价、政府指导价，不得以任何形式擅自提高价格。

药品生产企业应当依法向政府价格主管部门如实提供药品的生产经营成本，不得拒报、虚报、瞒报。

第五十六条 依法实行市场调节价的药品，药品的生产企业、经营企业和医疗机构应当按照公平、合理和诚实信用、质价相符的原则制定价格，为用药者提供价格合理的药品。

药品的生产企业、经营企业和医疗机构应当遵守国务院价格主管部门关于药价管理的规定，制定和标明药品零售价格，禁止暴利和损害用药者利益的价格欺诈行为。

第五十七条 药品的生产企业、经营企业、医疗机构应当依法向政府价格主管部门提供其药品的实际购销价格和购销数量等资料。

第五十八条 医疗机构应当向患者提供所用药品的价格清单；医疗保险定点医疗机构还应当按照规定的办法如实公布其常用药品的价格，加强合理用药的管理。具体办法由国务院卫生行政部门规定。

第五十九条 禁止药品的生产企业、经营企业和医疗机构在药品购销中帐外暗中给予、收受回扣或者其他利益。

禁止药品的生产企业、经营企业或者其代理人以任何名义给予使用其药品的医疗机构的负责人、药品采购人员、医师等有关人员以财物或者其他利益。禁止医疗机构的负责人、药品采购人员、医师等有关人员以任何名义收受药品的生产企业、经营企业或者其代理人给予的财物或者其他利益。

第六十条 药品广告须经企业所在地省、自治区、直辖市人民政府药品监督管理部门批准，并发给药品广告批准文号；未取得药品广告批准文号的，不得发布。

处方药可以在国务院卫生行政部门和国务院药品监督管理部门共同指定的医学、药学专业刊物上介绍，但不得在大众传播媒介发布广告或者以其他方式进行以公众为对象的广告宣传。

第六十一条 药品广告的内容必须真实、合法，以国务院药品监督管理部门批准的说明书为准，不得含有虚假的内容。

药品广告不得含有不科学的表示功效的断言或者保证；不得利用国家机关、医药科研单位、学术机构或者专家、学者、医师、患者的名义和形象作证明。

非药品广告不得有涉及药品的宣传。

第六十二条　省、自治区、直辖市人民政府药品监督管理部门应当对其批准的药品广告进行检查，对于违反本法和《中华人民共和国广告法》的广告，应当向广告监督管理机关通报并提出处理建议，广告监督管理机关应当依法作出处理。

第六十三条　药品价格和广告，本法未规定的，适用《中华人民共和国价格法》、《中华人民共和国广告法》的规定。

第八章　药品监督

第六十四条　药品监督管理部门有权按照法律、行政法规的规定对报经其审批的药品研制和药品的生产、经营以及医疗机构使用药品的事项进行监督检查，有关单位和个人不得拒绝和隐瞒。

药品监督管理部门进行监督检查时，必须出示证明文件，对监督检查中知悉的被检查人的技术秘密和业务秘密应当保密。

第六十五条　药品监督管理部门根据监督检查的需要，可以对药品质量进行抽查检验。抽查检验应当按照规定抽样，并不得收取任何费用。所需费用按照国务院规定列支。

药品监督管理部门对有证据证明可能危害人体健康的药品及其有关材料可以采取查封、扣押的行政强制措施，并在七日内作出行政处理决定；药品需要检验的，必须自检验报告书发出之日起十五日内作出行政处理决定。

第六十六条　国务院和省、自治区、直辖市人民政府的药品监督管理部门应当定期公告药品质量抽查检验的结果；公告不当的，必须在原公告范围内予以更正。

第六十七条　当事人对药品检验机构的检验结果有异议的，可以自收到药品检验结果之日起七日内向原药品检验机构或者上一级药品监督管理部门设置或者确定的药品检验机构申请复验，也可以直接向国务院药品监督管理部门设置或者确定的药品检验机构申请复验。受理复验的药品检验机构必须在国务院药品监督管理部门规定的时间内作出复验结论。

第六十八条　药品监督管理部门应当按照规定，依据《药品生产质量管理规范》、《药品经营质量管理规范》，对经其认证合格的药品生产企业、药品经营企业进行认证后的跟踪检查。

第六十九条　地方人民政府和药品监督管理部门不得以要求实施药品检验、审批等手段限制或者排斥非本地区药品生产企业依照本法规定生产的药品进入本地区。

第七十条　药品监督管理部门及其设置的药品检验机构和确定的专业从事药品检验的机构不得参与药品生产经营活动，不得以其名义推荐或者监制、监销药品。

药品监督管理部门及其设置的药品检验机构和确定的专业从事药品检验的机构的工作人员不得参与药品生产经营活动。

第七十一条　国家实行药品不良反应报告制度。药品生产企业、药品经营企业和医疗机构必须经常考察本单位所生产、经营、使用的药品质量、疗效和反应。发现可能与用药有关的严重不良反应，必须及时向当地省、自治区、直辖市人民政府药品监督管理部门和卫生行政部门报告。具体办法由国务院药品监督管理部门会同国务院卫生行政部门制定。

对已确认发生严重不良反应的药品，国务院或者省、自治区、直辖市人民政府的药品监督管理部门可以采取停止生产、销售、使用的紧急控制措施，并应当在五日内组织鉴定，自鉴定结论作出之日起十五日内依法作出行政处理决定。

第七十二条　药品生产企业、药品经营企业和医疗机构的药品检验机构或者人员，应当接受当地药品监督管理部门设置的药品检验机构的业务指导。

第九章　法律责任

第七十三条　未取得《药品生产许可证》、《药品经营许可证》或者《医疗机构制剂许可证》生产药品、经营药品的，依法予以取缔，没收违法生产、销售的药品和违法所得，并处违法生产、销售的药品（包括已售出的和未售出的药品，下同）货值金额二倍以上五倍以下的罚款；构成犯罪的，依法追究刑事责任。

第七十四条　生产、销售假药的，没收违法生产、销售的药品和违法所得，并处违法生产、销售药品货值金额二倍以上五倍以下的罚款；有药品批准证明文件的予以撤销，并责令停产、停业整顿；情节严重的，吊销《药品生产许可证》、《药品经营许可证》或者《医疗机构制剂许可证》；构成犯罪的，依法追究刑事责任。

第七十五条　生产、销售劣药的，没收违法生产、销售的药品和违法所得，并处违法生产、销售药品货值金额一倍以上三倍以下的罚款；情节严重的，责令停产、停业整顿或者撤销药品批准证明文件、吊销《药品生产许可证》、《药品经营许可证》或者《医疗机构制剂许可证》；构成犯罪的，依法追究刑事责任。

第七十六条　从事生产、销售假药及生产、销售劣药情节严重的企业或者其他单位，其直接负责的主管人员和其他直接责任人员十年内不得从事药品生产、经营活动。

对生产者专门用于生产假药、劣药的原辅材料、包装材料、生产设备，予以没收。

第七十七条　知道或者应当知道属于假劣药品而为其提供运输、保管、仓储等便利条件的，没收全部运输、保管、仓储的收入，并处违法收入百分之五十以上三倍以下的罚款；构成犯罪的，依法追究刑事责任。

第七十八条　对假药、劣药的处罚通知，必须载明药品检验机构的质量检验结果；但是，本法第四十八条第三款第（一）、（二）、（五）、（六）项和第四十九条第三款规定的情形除外。

第七十九条　药品的生产企业、经营企业、药物非临床安全性评价研究机构、药物临床试验机构未按照规定实施《药品生产质量管理规范》、《药品经营质量管理规范》、药物非临床研究质量管理规范、药物临床试验质量管理规范的，给予警告，责令限期改正；逾期不改正的，责令停产、停业整顿，并处五千元以上二万元以下的罚款；情节严重的，吊销《药品生产许可证》、《药品经营许可证》和药物临床试验机构的资格。

第八十条　药品的生产企业、经营企业或者医疗机构违反本法第三十四条的规定，从无《药品生产许可证》、《药品经营许可证》的企业购进药品的，责令改正，没收违法购进的药品，并处违法购进药品货值金额二倍以上五倍以下的罚款；有违法所得的，没收违法所得；情节严重的，吊销《药品生产许可证、《药品经营许可证》或者医疗机构执业许可证书。

第八十一条　进口已获得药品进口注册证书的药品，未按照本法规定向允许药品进口的口岸所在地的药品监督管理部门登记备案的，给予警告，责令限期改正；逾期不改正的，撤销进口药品注册证书。

第八十二条　伪造、变造、买卖、出租、出借许可证或者药品批准证明文件的，没收违法所得，并处违法所得一倍以上三倍以下的罚款；没有违法所得的，处二万元以上十万元以下的罚款；情节严重的，并吊销卖方、出租方、出借方的《药品生产许可证》、《药品经营许可证》、《医疗机构制剂许可证》或者撤销药品批准证明文件；构成犯罪的，依法追究刑事责任。

第八十三条　违反本法规定，提供虚假的证明、文件资料样品或者采取其他欺骗手段取得《药品生产许可证》、《药品经营许可证》、《医疗机构制剂许可证》或者药品批准证明文件的，吊销《药品生产许可证》、《药品经营许可证》、《医疗机构制剂许可证》或者撤销药品批准证明文件，五年内不受理其申请，并处一万元以上三万元以下的罚款。

第八十四条　医疗机构将其配制的制剂在市场销售的，责令改正，没收违法销售的制剂，并处违法销售制剂货值金额一倍以上三倍以下的罚款；有违法所得的，没收违法所得。

第八十五条　药品经营企业违反本法第十八条、第十九条规定的，责令改正，给予警告；情节严重的，吊销《药品经营许可证》。

第八十六条　药品标识不符合本法第五十四条规定的，除依法应当按照假药、劣药论处的外，责令改正，给予警告；情节严重的，撤销该药品的批准证明文件。

第八十七条　药品检验机构出具虚假检验报告，构成犯罪的，依法追究刑事责任；不构成犯罪的，责令改正，给予警告，对单位并处三万元以上五万元以下的罚款；对直接负责的主管人员和其他直接责任人员依法给予降级、撤职、开除的处分，并处三万元以下的罚款；有违法所得的，没收违法所得；情节严重的，撤销其检验资格。药品检验机构出具的检验结果不实，造成损失的，应当承担相应的赔偿责任。

第八十八条　本法第七十三条至第八十七条规定的行政处罚，由县级以上药品监督管理部门按照国务院药品监督管理部门规定的职责分工决定；吊销《药品生产许可证》、《药品经营许可证、《医疗机构制剂许可证》、医疗机构执业许可证书或者撤销药品批准证明文件的，由原发证、批准的部门决定。

第八十九条　违反本法第五十五条、第五十六条、第五十七条关于药品价格管理的规定的，依照《中华人民共和国价格法》的规定处罚。

第九十条　药品的生产企业、经营企业、医疗机构在药品购销中暗中给予、收受回扣或者其他利益的，药品的生产企业、经营企业或者其代理人给予使用其药品的医疗机构的负责人、药品采购人员、医师等有关人员以财物或者其他利益的，由工商行政管理部门处一万元以上二十万元以下的罚款，有违法所得的，予以没收；情节严重的，由工商行政管理部门吊销药品生产企业、药品经营企业的营业执照，并通知药品监督管理部门，由药品监督管理部门吊销其《药品生产许可证》、《药品经营许可证》；构成犯罪的，依法追究刑事责任。

第九十一条　药品的生产企业、经营企业的负责人、采购人员等有关人员在药品购销中收受其他生产企业、经营企业或者其代理人给予的财物或者其他利益的，依法给予处分，没收违法所得；构成犯罪的，依法追究刑事责任。

医疗机构的负责人、药品采购人员、医师等有关人员收受药品生产企业、药品经营企业或者其代理人给予的财物或者其他利益的，由卫生行政部门或者本单位给予处分，没收违法所得；对违法行为情节严重的执业医师，由卫生行政部门吊销其执业证书；构成犯罪的，依法追究刑事责任。

第九十二条　违反本法有关药品广告的管理规定的，依照《中华人民共和国广告法》的规定处罚，并由发给广告批准文号的药品监督管理部门撤销广告批准文号，一年内不受理该品种的广告审批申请；构成犯罪的，依法追究刑事责任。

药品监督管理部门对药品广告不依法履行审查职责，批准发布的广告有虚假或者其他违反法律、行政法规的内容的，对直接负责的主管人员和其他直接责任人员依法给予行政处分；构成犯罪的，依法追究刑事责任。

第九十三条　药品的生产企业、经营企业、医疗机构违反本法规定，给药品使用者造成损害的，依法承担赔偿责任。

第九十四条　药品监督管理部门违反本法规定，有下列行为之一的，由其上级主管机关或者监察机关责令收回违法发给的证书、撤销药品批准证明文件，对直接负责的主管人员和其他直接责任人员依法给予行政处分；构成犯罪的，依法追究刑事责任：

(一)对不符合《药品生产质量管理规范》、《药品经营质量管理规范》的企业发给符合有关规范的认证证书的，或者对取得认证证书的企业未按照规定履行跟踪检查的职责，对不符合认证条件的企业未依法责令其改正或者撤销其认证证书的；

(二)对不符合法定条件的单位发给《药品生产许可证》、《药品经营许可证》或者《医疗机构制剂许可证》的；

(三)对不符合进口条件的药品发给进口药品注册证书的；

(四)对不具备临床试验条件或者生产条件而批准进行临床试验、发给新药证书、发给药品批准文号的。

第九十五条　药品监督管理部门或者其设置的药品检验机构或者其确定的专业从事药品检验的机构参与药品生产经营活动的，由其上级机关或者监察机关责令改正，有违法收入的予以没收；情节严重的，对直接负责的主管人员和其他直接责任人员依法给予行政处分。

药品监督管理部门或者其设置的药品检验机构或者其确定的专业从事药品检验的机构的工作人员参与药品生产经营活动的，依法给予行政处分。

第九十六条　药品监督管理部门或者其设置、确定的药品检验机构在药品监督检验中违法收取检验费用的，由政府有关部门责令退还，对直接负责的主管人员和其他直接责任人员依法给予行政处分。对违法收取检验费用情节严重的药品检验机构，撤销其检验资格。

第九十七条　药品监督管理部门应当依法履行监督检查职责，监督已取得《药品生产许可证》、《药品经营许可证》的企业依照本法规定从事药品生产、经营活动。

已取得《药品生产许可证》、《药品经营许可证》的企业生产、销售假药、劣药的，除依法追究该企业的法律责任外，对有失职、渎职行为的药品监督管理部门直接负责的主管人员和其他直接责任人员依法给予行政处分；构成犯罪的，依法追究刑事责任。

第九十八条　药品监督管理部门对下级药品监督管理部门违反本法的行政

行为，责令限期改正；逾期不改正的，有权予以改变或者撤销。

第九十九条　药品监督管理人员滥用职权、徇私舞弊、玩忽职守，构成犯罪的，依法追究刑事责任；尚不构成犯罪的，依法给予行政处分。

第一百条　依照本法被吊销《药品生产许可证》、《药品经营许可证》的，由药品监督管理部门通知工商行政管理部门办理变更或者注销登记。

第一百零一条　本章规定的货值金额以违法生产、销售药品的标价计算；没有标价的，按照同类药品的市场价格计算。

第十章　附　则

第一百零二条　本法下列用语的含义是：

药品，是指用于预防、治疗、诊断人的疾病，有目的地调节人的生理机能并规定有适应症或者功能主治、用法和用量的物质，包括中药材、中药饮片、中成药、化学原料药及其制剂、抗生素、生化药品、放射性药品、血清、疫苗、血液制品和诊断药品等。

辅料，是指生产药品和调配处方时所用的赋形剂和附加剂。

药品生产企业，是指生产药品的专营企业或者兼营企业。

药品经营企业，是指经营药品的专营企业或者兼营企业。

第一百零三条　中药材的种植、采集和饲养的管理办法，由国务院另行制定。

第一百零四条　国家对预防性生物制品的流通实行特殊管理。具体办法由国务院制定。

第一百零五条　中国人民解放军执行本法的具体办法，由国务院、中央军事委员会依据本法制定。

第一百零六条　本法自2001年12月1日起施行。

附录二　英汉、汉英词汇对照表

英汉词汇对照表

A

adverse drug reaction，ADR　药品不良反应

adulteration　掺假

Association of the British Pharmaceutical Industry，ABPI　英国制药工业协会

adverse drug event, ADE　药物不良事件

anesthetics　麻醉药

China Pharmacists Association　中国药师协会

B

batch number　批号

brand name　药品商品名称

business to business,B2B　企业与企业之间的电子商务

business to customer,B2C　企业与消费者之间的电子商务

C

China Food and Drug Administration,CFDA　国家食品药品监督管理总局

Center for Biologic Evaluation and Research　生物制品评价与研究中心

Center for Drug Evaluation　药物审评中心

Center for Drug Reevaluation　药物评价中心

Center for Qualification of Licensed Pharmacists　执业药师资格认证中心

China Pharmacopoeia Association　国家药典委员会

Chinese Pharmaceutical Association　中国药学会

clinical study　临床研究

clinical trial　临床试验

community pharmacy　社会药房

Convention for Psychotropic Substances　精神药物公约

copyright　著作权

Clinical Practice Research Datalink　临床实践研究数据链接

Controlled Substances Act　控制物品法案

Drug Safety Committee,CSM　用药安全委员会

cross tolerance　交叉耐受性

certificate　许可证

D

drug　药品

drug standard　药品标准

Drug Price Competition and Patent Term Restoration Act　药品价格竞争和专利期恢复法

DAF　药物事务厅(澳门)

Defective Medicines Report Center　劣药报告中心

Drug Enforcement Agency　毒品强制执法局

Department of Health　卫生署

drug abuse　药品滥用

drug advertisement　药品广告

drug dependence　药品依赖性
drug addiction　药品成瘾性
drug manufacturer　药品生产企业
drug misuse　药品不合理使用
drug store　药店
drug supervision　药品监督管理
drug wholesaler　药品批发企业
drug distribution　药品流通

E

Essential drug list,EDL　基本药物目录
Ethics Committee　伦理委员会
Effectiveness　有效性
Ethical Standards for Medicines Promotion　药品促销道德准则
experimental study　实验研究

F

Food and Drug Administration,FDA　美国食品药品监督管理局
Federal Food,Drug,and Cosmetic Act,FDCA　联邦食品、药品和化妆品法案
Fair Packaging and Labeling Act　正确包装和标签法
International Pharmaceutical Federation,FIP　国际药学联合会
fake medicine　假药

G

Good Clinical Practice,GCP　药物临床研究管理规范
Good Laboratory Practice,GLP　药物非临床研究管理规范
Good Manufacturing Practice,GMP　药品生产质量管理规范
Good Supply Practice,GSP　药品经营质量管理规范
Good Pharmaceutical Practice,GPP　优良药房管理规范
Good Agricultural Practice,GAP　中药材生产质量管理规范
General Agreement on Tariffs and Trade　关税与贸易总协定
generic name　通用名称
generic drug　仿制药
generic drug application　仿制药申请
Good Use Practice,GUP　药品使用质量管理规范

H

Human and Health Service,HHS　美国人类健康服务部

Health Action International, HAI　国际卫生行动组织
health care　卫生保健
hospital pharmacy　医院药房

I

International Conference on Harmonization, ICH　国际协调会议
International Nonproprietary Names, INN　国际非专利名
informed consent　知情同意
informed consent form　知情同意书
International Narcotics Control Board, INCB　国际麻醉药品管制局
import drug application　进口药品申请
indication　适应症
industrial property　工业产权
inferior drugs　劣药
institutional pharmacy administration　医疗机构药事管理
International Criminal Police Organization, ICPO　国际刑警组织
International Standardization Organization, ISO　国际标准化组织

L

licensed pharmacist　执业药师
license　许可

M

Medicines And Healthcare Products Regulatory Agency, MHRA　英国药品及保健品管理署
Ministry of Health, Labour and Welfare, MHLW　厚生劳动省
mis-branding　冒牌
medicare　医疗保险
medical toxic drugs　医疗用毒性药品

N

New Chemical Entities, NCEs　新化学实体
National Association Of Boards Of Pharmacy, NABP　美国全国药房委员会
National Center for ADR Monitoring　国家药品不良反应监测中心
national essential medicines　国家基本药物
National Health Service, NHS　英国医疗保健制度
national medicine policy　国家药物政策
new drug application　新药申请

O

Over The Counter,OTC　非处方药
observational period　监测期

P

Pharmacist　药师
prescription drug　处方药
Public Health Service Act　公众健康服务法
package insert　药品说明书
pharmaceutical economics　药物经济学
Pharmacists Law　药师法
pharmaceutical service　药学服务
pharmacy jurisprudence　药事法学
Patent Law　专利法

Q

quality management　质量管理

R

Royal Pharmaceutical Society　皇家药学会
Radiation Control for Health and Safety ACT　健康和安全辐射控制法

S

State Drug Administration,SDA　国家药品监督管理局
State Food and Drug Administration,SFDA　国家食品药品监督管理局

T

Agreement On Trade-related Aspects of Intellectual Property Right,TRIPs　与贸易有关的知识产权协定

U

US Customs Service　美国海关总署

W

World Intellectual Property Organization,WIPO　世界知识产权组织
World Health Organization,WHO　世界卫生组织
World Medical Association　世界医疗协会

汉英词汇对照表

C

处方药　prescription drug

掺假　adulteration

D

毒品强制执法局　Drug Enforcement Agency

F

非处方药　Over The Counter,OTC

仿制药　generic drug

仿制药申请　generic drug application

G

国家药品监督管理局　State Drug Administration,SDA

国家食品药品监督管理局　State Food and Drug Administration,SFDA

国家食品药品监督管理总局　China Food and Drug Administration,CFDA

国际协调会议　International Conference on Harmonization,ICH

国际非专利名　International Nonproprietary Names,INN

公众健康服务法　Public Health Service Act

国际麻醉药品管制局　International Narcotics Control Board,INCB

国际药学联合会　International Pharmaceutical Federation,FIP

国家药典委员会　China Pharmacopoeia Association

关税与贸易总协定　General Agreement on Tariffs and Trade

国际卫生行动组织　Health Action International,HAI

工业产权　industrial property

国际刑警组织　International Criminal Police Organization,ICPO

国际标准化组织　International Standardization Organization,ISO

国家基本药物　national essential medicines

国家药品不良反应监测中心　National Center for ADR Monitoring

H

皇家药学会　Royal Pharmaceutical Society

厚生劳动省　Ministry of Health,Labour and Welfare,MHLW

J

健康和安全辐射控制法　Radiation Control for Health and Safety ACT

基本药物目录　Essential drug list,EDL

精神药物公约　Convention for Psychotropic Substances

交叉耐受性　cross tolerance

假药　fake medicine

进口药品申请　import drug application

监测期　observational period

K

控制物品法案　Controlled Substances Act

L

联邦食品、药品和化妆品法案　Federal Food,Drug,and Cosmetic Act,FDCA
伦理委员会　Ethics Committee
临床实践研究数据链接　Clinical Practice Research Datalink
劣药报告中心　Defective Medicines Report Center
临床研究　clinical study
临床试验　clinical trial
劣药　inferior drugs

M

美国食品药品监督管理局　Food and Drug Administration,FDA
美国人类健康服务部　Human and Health Service,HHS
美国海关总署　US Customs Service
冒牌　mis-branding
麻醉药　anesthetics
美国全国药房委员会　National Association Of Boards Of Pharmacy,NABP

P

批号　batch number

Q

企业与企业之间的电子商务　business to business,B2B
企业与消费者之间的电子商务　business to customer,B2C

S

世界卫生组织　World Health Organization,WHO
世界知识产权组织　World Intellectual Property Organization,WIPO
生物制品评价与研究中心　Center for Biologic Evaluation and Research
社会药房　community pharmacy
实验研究　experimental study
适应证　indication
世界医疗协会　World Medical Association

T

通用名称　generic name

W

卫生署　Department of Health
卫生保健　health care

X

新化学实体　New Chemical Entities,NCEs
许可　license
新药申请　new drug application
许可证　certificate

Y

药品　drug
英国药品及保健品管理署　Medicines And Healthcare Products Regulatory Agency,MHRA
药物非临床研究管理规范　Good Laboratory Practice,GLP
药物临床研究管理规范　Good Clinical Practice,GCP
药品生产质量管理规范　Good Manufacturing Practice,GMP
药品经营质量管理规范　Good Supply Practice,GSP
药师　pharmacist
优良药房管理规范　Good Pharmaceutical Practice,GPP
药品不良反应　adverse drug reaction,ADR
与贸易有关的知识产权协定　Agreement On Trade-related Aspects of Intellectual Property Right,TRIPs
药品价格竞争和专利期恢复法　Drug Price Competition and Patent Term Restoration Act
药物事务厅(澳门)　DAF
用药安全委员会　Drug Safety Committee,CSM
英国制药工业协会　Association of the British Pharmaceutical Industry,ABPI
药物不良事件　adverse drug event,ADE
药品商品名称　brand name
药物审评中心　Center for Drug Evaluation
药物评价中心　Center for Drug Reevaluation
药品滥用　drug abuse
药品广告　drug advertisement
药品依赖性　drug dependence
药品成瘾性　drug addiction

药品生产企业　drug manufacturer
药品不合理使用　drug misuse
药店　drug store
药品监督管理　drug supervision
药品批发企业　drug wholesaler
药品流通　drug distribution
有效性　effectiveness
药品促销道德准则　Ethical Standards for Medicines Promotion
药品使用质量管理规范　Good Use Practice,GUP
医院药房　hospital pharmacy
医疗机构药事管理　institutional pharmacy administration
医疗保险　medicare
医疗用毒性药品　medical toxic drugs
英国医疗保健制度　National Health Service, NHS
国家药物政策　national medicine policy
药品说明书　package insert
药物经济学　pharmaceutical economics
药师法　pharmacists law
药学服务　pharmaceutical service
药事法学　pharmacy jurisprudence

Z

执业药师　licensed pharmacist
质量管理　quality management
中药材生产质量管理规范　Good Agricultural Practice,GAP
知情同意　informed consent
知情同意书　informed consent form
正确包装和标签法　fair packaging and labeling act
执业药师资格认证中心　Center for Qualification of Licensed Pharmacists
中国药师协会　China Pharmacists Association
中国药学会　Chinese Pharmaceutical Association
著作权　copyright
专利法　patent law

附录三　现行有效的药事法律、行政法规、部门规章及规范性文件

法　律

《药品管理法》1984年9月20日,2001年2月28日修订,2013年12月28日修正

《执业医师法》1998年6月26日,2009年8月27日修正

《传染病防治法》1989年2月21日,2004年8月28日修订,2013年6月29日修正

《国境卫生检疫法》1986年12月2日,2007年12月29日修订,2013年8月27日修正

行政法规

《医疗用毒性药品管理办法》1988年12月27日

《放射性药品管理办法》1989年1月13日,2011年1月8日修订

《国境卫生检疫法实施细则》1989年3月6日,2010年4月24日修订

《化妆品卫生监督条例》1989年11月13日

《传染病防治法实施办法》1991年12月6日

《中药品种保护条例》1992年10月14日

《医疗机构管理条例》1994年2月26日

《医疗器械监督管理条例》2000年1月4日,2014年3月7日修订

《药品管理法实施条例》2002年8月4日

《中医药条例》2003年4月7日

《医疗废物管理条例》2003年6月16日,2011年1月8日修订

《麻醉药品和精神药品管理条例》2005年8月3日,2013年12月7日修订

《放射性同位素与射线装置安全和防护条例》2005年9月14日

部门规章及规范性文件

《化妆品卫生监督条例实施细则》1991年3月27日,2005年5月20日修改

《处方药与非处方药分类管理办法(试行)》1999年6月18日

《医疗机构制剂配置质量管理规范(试行)》2001年3月13日

《药物临床试验质量管理规范》2003年8月6日

《药品进口管理办法》2003年8月18日,2012年8月24日修改

《医疗器械临床试验规定》2004年1月17日

《互联网药品信息服务管理办法》2004年7月8日

《医疗器械说明书、标签和包装标识管理规定》2004 年 7 月 8 日
《卫生行政许可管理办法》2004 年 11 月 17 日
《医疗机构制剂配置监督管理办法(试行)》2005 年 4 月 14 日
《医疗机构制剂注册管理办法(试行)》2005 年 6 月 22 日
《药品说明书和标签管理规定》2006 年 3 月 15 日
《药品流通监督管理办法》2007 年 1 月 31 日
《药品召回管理办法》2007 年 12 月 10 日
《医疗器械广告审查办法》2009 年 4 月 7 日
《互联网医疗保健信息服务管理办法》2009 年 5 月 1 日
《医疗器械临床使用安全管理规范(试行)》2010 年 1 月 14 日
《药品生产质量管理规范(2010 年修订)》2011 年 1 月 17 日
《药品不良反应报告和监测管理办法》2011 年 5 月 4 日
《医疗器械召回管理办法(试行)》2011 年 5 月 20 日
《药品经营质量管理规范》2013 年 1 月 22 日
《关于建立医药购销领域商业贿赂不良记录的规定》2013 年 12 月 25 日
《食品药品行政处罚程序规定》2014 年 4 月 28 日